Co-Enzym Q$_{10}$

Dr. med. Michael Weber

Co-Enzym Q$_{10}$

Die Erfolgsgeschichte eines Vitalstoffes

Bibliografische Information der Deutschen Nationalbibliothek
Die Deutsche Nationalbibliothek verzeichnet diese Publikation
in der Deutschen Nationalbibliografie; detaillierte bibliografische
Daten sind im Internet über http://dnb.d-nb.de abrufbar.

© 2009 Dr. med. Michael Weber
Umschlagdesign: Werbeagentur „MotionMind" (Chuchrak/Schweflinghaus GbR), Bochum
Satz, Herstellung und Verlag: Books on Demand GmbH, Norderstedt

ISBN 978-3-8370-2385-5

„Wenn man eine Krankheit behandelt,
sollte zuerst eine Ernährungstherapie erfolgen.
Erst wenn diese nicht hilft,
muss man es mit Medikamenten versuchen."

Sun Si Miao
581-682 n.Chr.
Genannt 药王, Yàowáng
„König der Medizin"

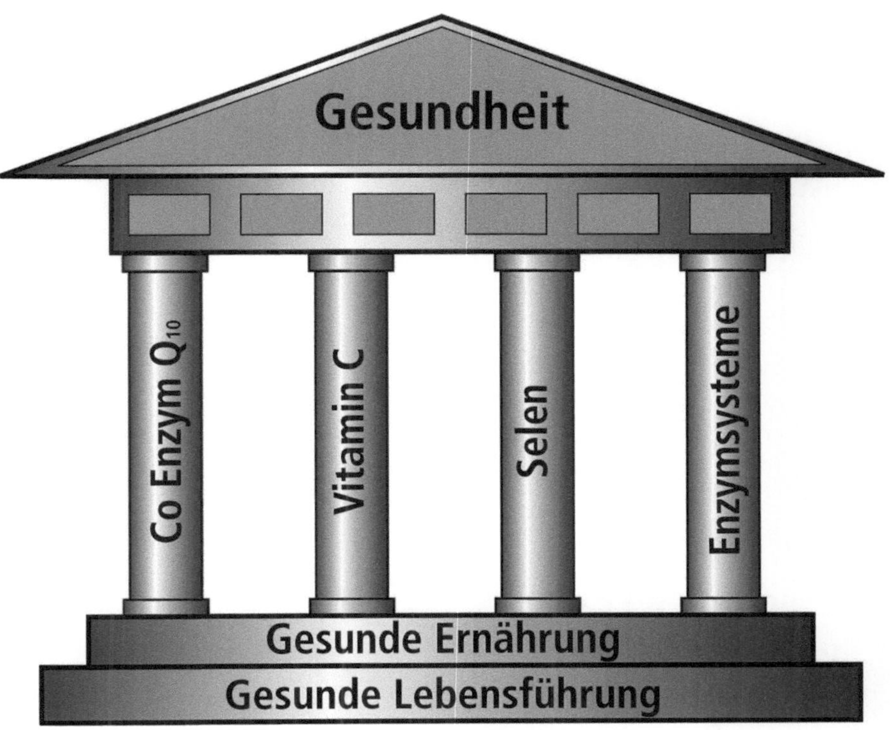

Das Haus der Gesundheit

Co-Enzym Q₁₀

Eine Schlüsselsubstanz
für ein gesundes Leben

Inhaltsverzeichnis

Vorwort

Seit der ersten Auflage meines Buches „Co-Enzym Q_{10} – Die Schlüsselsubstanz für ein gesundes Leben" hat sich das Wissen um „Q 10" vervielfacht. Sowohl in der Grundlagenforschung als auch in der Anwendung haben sich ungezählte neue Erkenntnisse und Möglichkeiten aufgetan. All dies hat eine vollständige Überarbeitung des Buches erforderlich gemacht. Fast alle Kapitel sind überarbeitet, zahlreiche neue sind dazu gekommen. Auch der Titel, das Layout und das Cover wurden neu gestaltet.

Selten hat sich in der Forschung, der Medizin und der Anwendung in den letzten Jahrzehnten ein vergleichbarer Wissenszuwachs ergeben. Vor dreißig Jahren hatte kaum ein Mediziner von „Oxidativem Streß" und der universellen Bedeutung von „Q 10" gewusst, vor zwanzig Jahren wurden von vielen namhaften Instituten die ersten großen Studien ins Leben gerufen, heute hat „Q 10" in der Orthomolekularen Medizin und Nahrungsergänzung einen nicht mehr weg zu denkenden Stellenwert. Darüber hinaus wird Co-Enzym Q_{10} auch in der klassischen westlichen Medizin bei zahlreichen Erkrankungen mit großem Erfolg therapeutisch eingesetzt.

Mehr denn je ist diese Schlüsselsubstanz für ein gesundes Leben fester Bestandteil vieler „AntiAging" – oder lassen Sie uns treffender sagen „Well-Aging" – Konzepte geworden. Die Medizin hat erkannt, dass die Vorbeugung von Erkrankungen und Alterungsprozessen viel wichtiger sind als spätere Heilungsversuche. Von Anfang an profitiert der Körper von einer Unterstützung auf breiter Linie. „Q 10" ist eine Substanz, die in jeder Zelle des menschlichen Körpers vorkommt und wesentlich wirksamer ist als die viel gerühmten Vitamine A und E. Anders als alle anderen „Radikalenfänger" zeichnet sich „Q 10" durch sein zusätzliches *Bioenergetisches Potential* aus!

Der gezielte vorbeugende und therapeutische Einsatz von Co-Enzym Q_{10} ermöglicht einen völlig neuen medizinischen Ansatz, die moderne Co-Enzym Q_{10}-Forschung hat das Tor für die besonders von Prof. Dr. Luft und Dr. Franz Enzmann progagierte *Mitochondriale Medizin* geöffnet. Darüber hinaus können in einem ganzheitlichen Ansatz die Möglichkeiten der *Mitochondrialen Medizin* unter anderem sinnvoll mit den jahrtausende alten Erkenntnissen der

Traditionellen Chinesischen Medizin (TCM) und der *Akupunktur* verknüpft und zum Wohle der Gesundheit eingesetzt werden. Der *Chinesischen Medizin* liegt traditionell ein energetisches Menschenbild zu Grunde, in dem Gesundheit als ausgewogenes Gleichgewicht zwischen Yin und Yang mit harmonischem Energiefluss verstanden wird.

Diese neu überarbeitete Auflage des Buches will über die neuen Erkenntnisse informieren und zum eigenverantwortlichen Umgang und Einsatz von „Q 10" ermutigen. Jeder hat die Möglichkeit durch konsequente Lebensführung und gezielte Unterstützung der vielfachen Stoffwechselvorgänge unseres Körpers seine individulle Gesundheit zu fördern.

Dr. med. Michael Weber
April 2009

Einführung zur Erstauflage

„Co-Enzym Q$_{10}$ – Die Schlüsselsubstanz für ein gesundes Leben"

Das vorliegende Buch will – basierend auf neueren wissenschaftlichen Untersuchungen – einen allgemeinverständlichen Überblick über die Bedeutung von sogenannten *„Sauerstoffradikalen"* in der Entstehung, Vorbeugung und Behandlung von verschiedensten Erkrankungen geben. Zahlreiche Forschungsergebnisse der letzten Jahre geben Hinweise darauf, daß eine optimale Zufuhr von Co-Enzym Q$_{10}$ und anderen *„Radikalenfängern"* helfen können, das Auftreten von Gefäßverkalkungen, Herzschwäche, bestimmten Tumoren sowie zahlreichen weiteren Erkrankungen zu verhindern oder zumindest zu verzögern!

Im ersten Kapitel wird die universelle Bedeutung des Sauerstoffs dargestellt. Der Sauerstoff ist für die Energiegewinnung des Körpers von elementarer Bedeutung, gleichzeitig ist freier Sauerstoff jedoch eine sehr aggressive Substanz. Über Millionen von Jahren ist es den verschiedenen Lebewesen gelungen, ein kompliziertes, ineinandergreifendes Verteidigungssystem gegen die Sauerstoffschädigung zu entwickeln: das *Antioxidative Orchester*. Zu diesem *Antioxidativen Orchester* gehören neben Co-Enzym Q$_{10}$ unter anderem Vitamin C, Selen und Selenenzyme, verschiedene Spurenelemente aber auch unbekanntere Substanzen wie die *SOD* und die *Katalase*.

Unter „normalen Bedingungen", das heißt ohne besondere körperliche Belastung, geistige Anspannung oder andere äußere Einflüsse, bietet die *„antioxidative Strategie"* des Körpers einen wirksamen Schutz vor einer Schadenssetzung durch Sauerstoff. Solange *„freie Radikale"* und *„Radikalenfänger"* miteinander im Gleichgewicht stehen, bedeuten die Sauerstoffradikalen keine Gefährdung. Durch Umwelteinflüsse wie radioaktive Strahlung, Ozonbelastung, Rauchen, intensive Sonnenbestrahlung, bestimmte Medikamente, ungesunde Ernährung und Lebensführung und vieles andere mehr kann das Gleichgewicht empfindlich und anhaltend gestört werden. Kommt es zu einem vermehrten Anfall von freien Radikalen, so können alle Strukturen der Zelle geschädigt werden: die Zellwände, Enzyme und auch die DNA-Erbsubstanz. Schwere Krankheiten können die Folge sein! **Am Ende des ersten Kapitels** findet sich daher eine

Auflistung von Erkrankungen, die von Wissenschaftlern in den letzten Jahren im Zusammenhang mit *„Oxidativem Streß"* diskutiert worden sind!

Das **zweite Kapitel** setzt das erste inhaltlich fort. Hier werden **die wichtigsten Substanzen** vorgestellt, die für die **Abwehr von** *„freien Radikalen"* verantwortlich sind. Die meisten *„Radikalenfänger"* – auch *„Antioxidantien"* genannt – haben bestimmte Bereiche, in denen sie sich wohl fühlen: Die Wissenschaftler unterscheiden zwischen wasserliebenden bzw. wasserlöslichen und fettliebenden bzw. fettlöslichen *„Radikalenfängern"*. Unter den wasserlöslichen Antioxidantien nimmt die *Ascorbinsäure (Vitamin C)* eine Schlüsselrolle ein, unter den lipophilen, das heißt den fettliebenden, ist Co-Enzym Q_{10} von zentraler Bedeutung. Der **Darstellung von** *Co-Enzym Q_{10}* ist daher **im 3. Kapitel** ein besonderer Rahmen gegeben worden. Neben der Vorstellung der beiden Stoffe werden hier auch erste Hinweise auf erfolgversprechende und erfolgreiche medizinische Ansätze gegeben. Exemplarisch werden dann **im vierten Kapitel einige spezielle Krankheitsbilder** unter besonderer Berücksichtigung der Bedeutung des oxidativen Streßes genauer vorgestellt.

Das vorliegende Buch will keine falschen Hoffnungen auf eine „totale Tablette" oder „Wundermittel" wecken, auch wenn in den letzten Jahren einige spektakuläre Veröffentlichungen zum therapeutischen Einsatz von Antioxidantien erschienen sind und für zahlreiche Erkrankungen gesicherte Studien vorliegen. Vielmehr sollen theoretische Grundlagen erläutert und einige neuere wissenschaftliche Untersuchungsergebnisse verständlich dargestellt werden. Es soll gezeigt werden, daß der *Oxidative Streß* wohl viele Krankheiten entstehen läßt und den Verlauf zum Teil stark erschweren kann. Basierend auf den neueren Ergebnissen der Grundlagenforschung haben sich vielversprechende Ansätze entwickelt und daher ist davon auszugehen, daß in den kommenden Jahren das Interesse der Medizin an einer *Antioxidativen Therapie* weiter zunehmen wird. Der *Oxidative Streß* kann heute mit Biofaktoren und Nahrungsmitteln, die eine therapeutische Bedeutung besitzen, aufgefangen werden.

Die meisten Erkrankungen führen zu einer vermehrten Freisetzung von Freien Radikalen und damit zu **Oxidativem** Streß. Es muß hervorgehoben werden, dass die **Hauptindikation** für die Nahrungsergänzung mit Q_{10} **der Oxidative Streß** ist und das damit verbundene **„Bioenergetische Defizit"** mit Co-Enzym Q_{10} erfolgreich behandelt werden kann.

An dieser Stelle möchte ich auch meinen Dank an Frau Rita Hartmann richten, die durch zahlreiche Vorträge sowie durch die Herausgabe der Zeitschrift „Gerivital" sowohl bei Ärzten, Heilpraktikern und Apothekern als auch bei Laien eine breite Akzeptanz von Co-Enzym Q_{10} erzielt hat.

Leider sind bis heute, trotz vieler international anerkannter Veröffentlichungen, die Krankenkassen nur selten bereit, Q_{10} zu akzeptieren. Doch gerade in der heutigen Zeit, in der Streß, Hektik und unregelmäßige Ernährung häufig ein Q_{10}-Defizit zur Folge haben, könnte eine regelmäßige Einnahme von Q_{10} die Abwehrkräfte des Körpers stärken, vor Krankheiten schützen und somit die Kosten im Gesundheitswesen durchaus senken.

Zum Schluß möchte ich Herrn Dr. Franz Enzmann danken, der sich bereits seit mehreren Jahrzehnten mit Co-Enzym Q_{10} beschäftigt. Während meiner wissenschaftlichen und ärztlichen Tätigkeit habe ich zahlreiche Anregungen durch ihn bekommen. Viele stundenlange Diskussionen mit Herrn Dr. Enzmann auf verschiedenen Kongresssen und bei diversen Vorträgen sind mir in guter Erinnerung.

In diesem Sinne würde ich mich freuen, wenn das Buch zur Diskussion und zur weiteren Beschäftigung mit Co-Enzym Q_{10} beiträgt.

Dr. med. Michael Weber

Danksagung

Immer wenn ich ein größeres Projekt wie die Fertigstellung dieses Buches zum Abschluss gebracht habe, erfüllt mich eine große Dankbarkeit gegenüber den Menschen, die mich auf diesem Weg begleitet haben.

Da sind natürlich meine Lehrer, die meine Sinne für das immer wieder faszinierendste in der Medizin geschärft haben: für den Patienten als Menschen, das ganz und gar einzigartige Individuum, das immer wieder vertrauensvoll unsere ganze Aufmerksamkeit sucht. So danke ich auch meinen Patienten, die mich täglich aufsuchen und meinen Rat und meine Hilfe suchen.

Mein Dank geht wie bei fast all meinen Büchern und Publikationen an meine Eltern Maria und Albert Weber, die stets meine ersten und kritischsten Leser sind.

Vor allem aber danke ich meiner ganzen Familie, die wieder einmal an so vielen Abenden und Wochenenden auf mich verzichten musste.

Ich widme also dieses Buch meiner Frau Anina, meinen vier Kindern Christopher, Katharina, Giovanna und Valentino.

Michael Weber

1. Was heißt „*Oxidativer Streß*"?

Oxidativer Streß ist wesentlich an der Entstehung und dem Verlauf vieler chronischer Erkrankungen (wie Altersdiabetes, Rheuma, Katarakt, Arterienverkalkung u.v.a.) sowie an Alterungsprozessen beteiligt.

Der Begriff „*Oxidativer Streß*" hat sich in den letzten Jahren in der medizinischen Fachliteratur zunehmend etabliert und beschreibt ein Mißverhältnis zwischen Radikalenproduktion und Radikalenabwehr. Mediziner und Biologen sprechen hier von einem Mißverhältnis zwischen *Prooxidantien* und *Antioxidantien*. Dabei sind die *Antioxidantien* für die Abwehr von freien Radikalen verantwortlich. Überwiegen die *Prooxidantien*, so können Zellen und Zellbestandteile geschädigt werden. Die *freien Radikale* können sowohl exogenen (von außen kommend), als auch endogenen, d.h. körpereigenen Ursprungs sein.

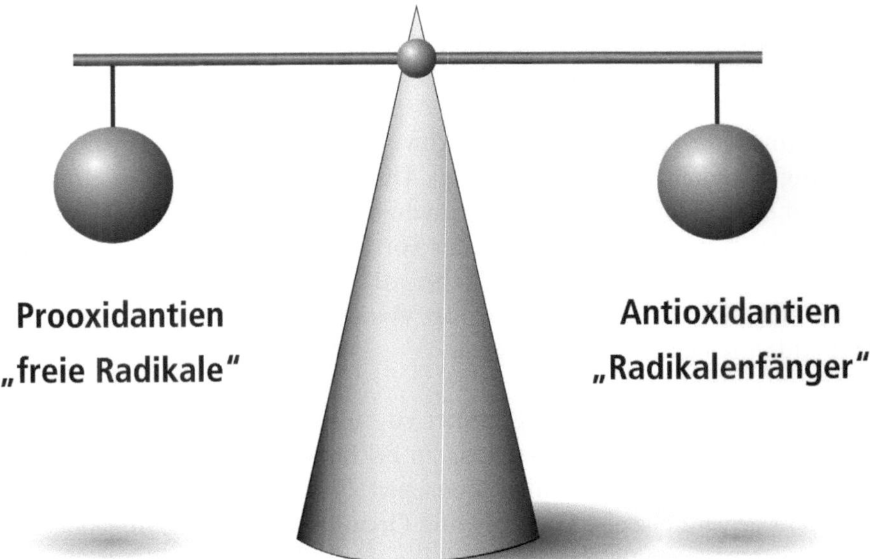

Gesundheit als Gleichgewicht zwischen Pro- und Antioxidantien

Vereinfachend kann man die Zelle mit einer Waage vergleichen. Bei der gesunden Zelle, die keinen belastenden äußeren Störfaktoren ausgesetzt ist, stehen die beiden Schalen der Waage im Gleichgewicht; denn auch im „Normalzustand" findet ständig Radikalenproduktion und Radikalenabwehr statt. In diesem schematisierten Konzept kann Gesundheit als Gleichgewicht zwischen *Prooxidantien* und *Antioxidantien* verstanden werden.

Kommt es jedoch zu einer zusätzlichen Belastung der Zelle durch *Sauerstoffradikale*, so schlägt die Waage in Richtung *Prooxidantien*. Ein Beispiel hierfür ist das Rauchen: durch den prooxidativen Effekt des Rauchens wird die „Waagschale" der Freien Radikale erheblich schwerer. Die Waage gerät aus dem Gleichgewicht. Die freien Radikale nehmen zu, der im Blut meßbare Vitamin C-Spiegel fällt.

Wie kann ein Ungleichgewicht zwischen *Prooxidantien* und *Antioxidantien* hervorgerufen werden? – Im Alltag ist unser Körper einer ungeheuren Vielzahl von negativen (exogenen) Einflüssen unterworfen: durch Schadstoffe in der Luft, im Wasser, in Nahrungsmitteln, hohe Strahlenbelastung durch intensives Sonnenlicht, hohe Anforderungen an geistige und körperliche Leistungsfähigkeit mit psychischem und physischem Streß.

All diese Faktoren können unseren Körper aus dem Gleichgewicht werfen. Unser Immunsystem und unsere Abwehrkräfte werden geschwächt, die Leistungsfähigkeit wird beeinträchtigt. Der Begriff „Streß" ist zu einem bekannten Schlagwort geworden. Die medizinische Grundlagenforschung hat den Ausdruck in etwas abgewandelter Form übernommen und spricht vom „*Oxidativen Streß*", wenn das über Jahrmillionen durch die Evolution entwickelte, ausgefeilte, vielfach miteinander vernetzte System zwischen Pro- und Antioxidantien aus der Balance gerät.

Anhaltender „*Oxidativer Streß*" führt zu Störungen des Bioenergetischen Gleichgewichts und damit langfristig zu Erkrankungen. Die Antioxidantien bilden bei jungen und gesunden Menschen ein hochwirksames chemisches Netzwerk gegen die Zell-, Gewebe- und Organtoxischen Wirkungen aggressiver Sauerstoffradikale.

Auch wenn Co-Enzym Q_{10} im Netzwerk der Antioxidantien an vielen Stellen eine Schlüsselrolle einnimmt, so ist es doch eingebettet in ein komplexes

 Dr. med. Michael Weber | Co-Enzym Q_{10}

Funktionsgefüge. Die optimale Funktionsfähigkeit des schützenden Antioxidativen Orchesters ist auf das harmonische und synergistische Zusammenspiel verschiedener „Instrumente" angewiesen. Zur Behandlung und Vorbeugung von Krankheiten sollten daher immer gezielt entsprechende antioxidativ wirksame Stoffe eingesetzt werden.

Als Beispiel für vermeidbaren „Oxidativen Streß" sei an dieser Stelle das Rauchen erwähnt, dass das „Antioxidative Netzwerk" auf das Schwerste belastet: Ein (!) Zigarettenzug enthät 100 Billionen freie Radikale!

„OXIDATIVER STRESS"

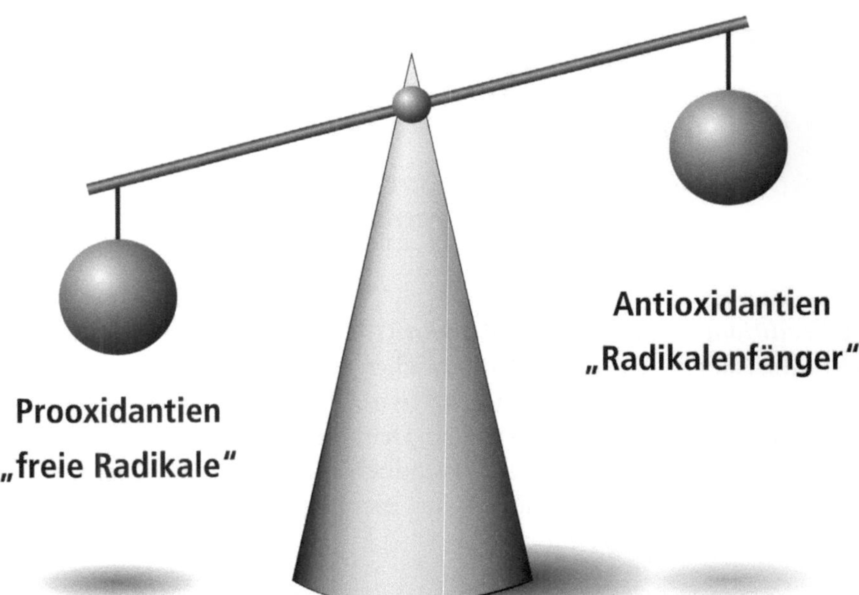

Drohende Erkrankung als Ungleichgewicht zwischen Pro- und Antioxidantien durch das Überwiegen von „freien Radikalen"

Uwe Gröber empfiehlt in seinem Buch „Mikronährstoffe – Beratungsempfehlungen für die Praxis" (2. Auflage; wbg; 2006) folgende Antioxidantien-Blutspiegel für gesunde Erwachsene zur Primärprävention von Krebs- und Herz-Kreislauf-Erkrankungen:

Antioxidanz	Blutspiegel (Plasma / Serum)
Vitamin C	> 60 µmol / l
α-Tocopherol (Vitamin E)	> 30 µmol / l
Selen	> 120 µg / l
β-Carotin (Vitamin A)	> 0,4 µmol / l
Co-Enzym Q$_{10}$	**> 1,2 µg / ml**

> *FAZIT:* 1. *Der Körper verfügt über ein fein abgestimmtes „Antioxidatives Orchester" zur Abwehr von aggressiven „freien Radikalen"!*
>
> 2. *Durch den „Oxidativen Streß" können zahlreiche Krankheiten ausgelöst werden!*

Die *Traditionelle Chinesische Medizin („TCM")* hat ein sehr verwandtes Gesundheitskonzept. Auch der Chinesischen Medizin liegt ein „energetisches Menschenbild" zu Grunde. Der Mensch wird als Teil eines kosmischen, energetischen Wirkungsgefüges verstanden. Der chinesische Arzt interessiert sich im Rahmen eines ganzheitlichen Gesundheitsmodells für alle energetischen Phänomene, weil sie Disharmonien des energetischen Gesamtgefüges eines Menschen anzeigen können.

Die TCM gehört zu den ältesten erfolgreich angewandten Heilmethoden der Welt. Die Lehre von Yin und Yang ist die wichtigste Theorie in der TCM. Nach der alten chinesischen Philosophie lassen sich alle Dinge in der Natur in die zwei Polaritäten Yin und Yang einteilen: alle Veränderungen des Lebens lassen sich aus dem Wechselspiel von Yin und Yang ableiten.

Die TCM entwickelt daraus eine ganzheitliche Betrachtungsweise. Gesundheit und Krankheit werden als Störung im Fluss der körpereigenen Energie, des sogenannten „Qi" verstanden.

Im Mittelpunkt des chinesischen Denkens über die Natur steht die Vorstellung über eine universelle Lebenskraft, bzw. Lebensenergie, „Qi" genannt. Das Qi ist die allem Lebendigen inne wohnende Lebenskraft der Natur. Qi kann aus seinen Wirkungen und Funktionen im menschlichen Körper erfasst werden.

Die in den Leitbahnen fließende Lebensenergie ist nur eine Form des „Qi". Das „Leitbahn-Qi" speist sich aus:

1. Qi aus der Atemluft („Zong-Qi")
2. Qi aus der Nahrung („Gu-Qi")
3. Qi als von den Eltern ererbte Lebenskraft („Ursprungs-Yuan-Qi").

Ähnlich der oben schematisch dargestellten Vorstellung zum Oxidativen Streß definiert die TCM Gesundheit als Gleichgewicht zwischen Yin und Yang bei ausreichendem und ungehindert fließenden „Qi". Im Alter lässt der Qi-Fluss nach, bei chronischen Erkrankungen kommt es zum Mangel an Qi-Energie und zum Yin und Yang-Mangel.

Das Symbol „Yin" und „Yang" ist das bekannteste und weltweit am meisten eingesetzte Sinnbild überhaupt. „Yin" ist der dunkle Anteil des Zeichens, „Yang" der helle. Nach der Theorie der TCM kann es zu Störungen in jeweils einem Anteil kommen oder beide können vermindert sein. Durch gesunde Lebensführung und ausgewogene Ernährung sollen Yin und Yang im Gleichgewicht bleiben und ausreichend Lebensenergie Qi gebildet werden. Ausgeprägter Mangel an Qi-Energie entspricht daher einer chronischen Erkrankung oder einem Bioenergetischen Defizit-Syndrom.

Eine der bekanntesten lebenden Akupunkturärzte, Frau Dr. Radha Thambirajah aus Birmingham / Großbritannien, hebt immer wieder hervor, dass gute Akupunktur viel mehr sein kann als „nur" symptomatische Therapie ohne Einsatz von Medikamenten. In ihrem Buch *Energetik in der Akupunktur* (Elsevier; Urban & Fischer; 2. Auflage 2008) schreibt sie: „Man kann mit Akupunktur

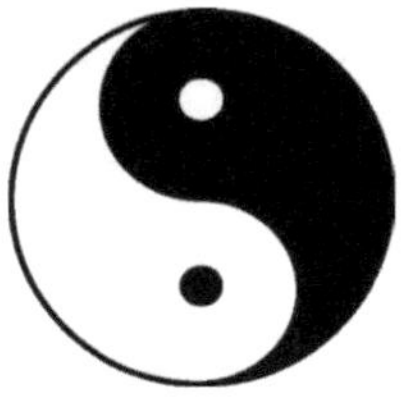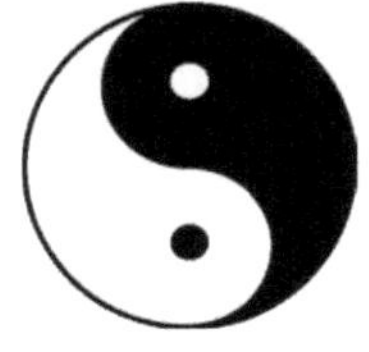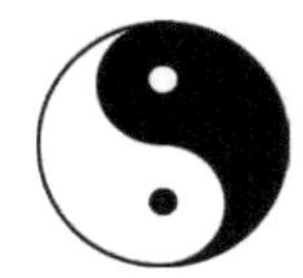

Das Energetische Konzept der „TCM"

<u>Normalzustand</u>

„Gesundheit"

<u>Yin und Yang-Schwäche</u>

<u>Yin und Yang-Mangel</u>

„Chronische Krankheit"

Bioenergetisches Defizit

Energie bewegen, von da, wo zu viel ist, dorthin, wo weniger ist; man kann sogar nur YIN zu einem Organ schicken oder nur YANG von einem Organ ableiten. Man kann mit Akupunktur präzise und vorausschauend arbeiten. Dieser Aspekt der Akupunktur wird häufig nicht genug beachtet und ist daher bisher nicht ausführlich beschrieben worden. Die Prinzipien des Energieausgleichs müssen individuell auf den Patienten abgestimmt werden. – Lokal- und Fernpunkte, symptomatische Punkte und Punktekonzepte für Zustände, die mit westlich-medizinischer Sichtweise diagnostiziert wurden, haben ihre Berechtigung. Aber das Verständnis des Energieausgleichs ist für die adäquate Anwendung der Akupunktur von überragender Bedeutung.".

Das Therapieprinzip einer guten Behandlung im Rahmen der „Mitochondrialen Medizin" beruht auf denselben Grundsätzen: individuelle Zusammenstellung einer ausgewogenen Ernährung mit gezielter Unterstützung durch ausgewählte Nahrungsergänzungsmittel nach ausführlicher Anamnese, Untersuchung und Erstellung eines Bioenergetischen Ist-Zustandes. In vielen Fällen ergibt sich eine sinnvolle, einander ergänzende und in der Wirkung unterstützende Behandlung durch die Kombination der beiden Bioenergetischen Verfahren: TCM und Mitochondriale Medizin.

Wie kann der Körper – mit Hilfe von Q_{10} – Energie gewinnen?

Im Folgenden soll zunächst die universelle Bedeutung des Sauerstoffs für die Energiegewinnung dargestellt werden. Dabei tritt der *„Oxidative Streß"* zunächst in den Hintergrund. Da es jedoch zum Verständnis der krankmachenden Vorgänge notwendig ist, den „normalen" Sauerstoff-Stoffwechsel in seinen Grundzügen zu verstehen, soll dieser vereinfachend dargestellt werden. Auch bei der „alltäglichen" Energiegewinnung des Körpers tauchen Substanzen auf, welche bei der späteren Darstellung der Antioxidantien eingehend beschrieben werden. An dieser Stelle sei bereits das Co-Enzym Q_{10} hervorgehoben, welches in der Energiebereitstellung eine ganz zentrale Rolle einnimmt. Die Bedeutung von Co-EnzymQ_{10} für die Energieversorgung wurde bereits im Jahr 1975 erkannt. Prof. P. Mitchell erhielt für seine Forschungsarbeiten drei Jahre später sogar den Nobelpreis.

1.1. „Normale und krankmachende" Sauerstoffreaktionen

Unsere Nahrung besteht aus drei verschiedenen Nährstoffen: Fett, Eiweiß und Zucker. Die Biologen und Mediziner sprechen von: Lipiden, Proteinen und Kohlenhydraten. Alle drei Substanzgruppen können einen Beitrag zur Energieversorgung des Körpers liefern, wobei ihr Brennwert sehr unterschiedlich ist. Dementsprechend setzt 1 Gramm Fett auch viel mehr an als 1 Gramm Eiweiß oder Zucker!

Bevor die aufgenommene Nahrung der Energieerzeugung zugeführt werden kann, muß sie zunächst in ihre Bausteine zerlegt werden: die Proteine in Aminosäuren, die Mehrfachzucker (Polysaccharide) in Einfachzucker (Monosaccharide) und die Lipide in Fettsäuren und Glycerin. Die Energiegewinnung aus der Nahrung erfolgt dann letztendlich in den „Kraftwerken" der Körperzellen, in den *Mitochondrien*.

Die Energie, die beispielsweise in den einzelnen Zuckerbausteinen gespeichert ist, muß jedoch noch mit Hilfe von Sauerstoff in eine Form überführt werden, die von der Zelle universell einsetzbar ist. Dieser wichtige Energiebaustein heißt *Adenosin-Tri-Phosphat* oder kurz *ATP*. *ATP* ist unabdingbar für alle energieverbrauchenden Stoffwechselvorgänge, zum Aufbau von Hormonen oder auch für die Muskelkraft. In begrenztem Rahmen können Mensch und Tier *ATP* auch ohne Sauerstoff produzieren, jedoch ist dieser Weg der völlig unökonomische. Es bleiben große chemische Bausteine (Moleküle) mit einem sehr hohen Restenergiegehalt zurück.

Erst durch die *Oxidation* der Einfachzucker, unter Anwesenheit von Sauerstoff in den Mitochondrien, können große Mengen an Energie für die Zellen und damit für den Organismus bereit gestellt werden. Dieser entscheidende Schritt der Energieerzeugung unter Einfluß von Sauerstoff wird in der Wissenschaft *Atmungskette, Oxidative Phosphorylierung* oder auch *Endoxidation* genannt. Die Zellen arbeiten auf diesem Weg mit einem so hohen Wirkungsgrad, wie er in der Technik wohl nie erreicht werden kann. Können ohne Sauerstoff pro Glucose-Einfachzucker nur 2 Moleküle *ATP* erzeugt werden, so entstehen unter Vorhandensein von Sauerstoff im Rahmen der *Oxidativen Phosphorylierung* 36 Moleküle *ATP*.

Die **Oxidative Phosphorylierung** beruht auf einem gut kontrollierten Fluß von elektrisch geladenen Teilchen in Anwesenheit von Sauerstoff. Dieser Fluß von geladenen Teilchen ist in der inneren *Membran* der Mitochondrien lokalisiert. An dieser Stelle der zentralen Energiegewinnung finden sich auch die höchsten Konzentrationen von Co-Enzym Q_{10}. **Co-Enzym Q_{10}** ist äußerst beweglich in der Wand der Mitochondrien (Membran) und in der Lage, verschieden geladene Teilchen zu übertragen! Co-Enzym Q_{10} besitzt also für die Energiegewinnung der Zelle eine vitale Funktion!

Nach Prof. G. P. Littarru von der Medizinischen Fakultät der Universität von Ancona / Italien ist ein möglicher Co-Enzym Q_{10}-Mangel der begrenzende Faktor für die Geschwindigkeit der Atmungskette und damit für die Energiebereitstellung. Die Konzentration von Co-Enzym Q_{10} in der Wand der Mitochondrien bestimmt die Geschwindigkeit der ATP-Gewinnung. Bereits kleine Schwankungen der Q_{10}-Konzentration in der inneren Mitochondrialmembran können Veränderungen der Atmungsrate hervorrufen! Prof. Littarru knüpft an dieser Stelle den Zusammenhang zwischen **der bioenergetischen Funktion von Co-Enzym Q_{10} und seiner wichtigen antioxidativen Rolle**. Alle Zustände, die mit vermehrtem *Oxidativen Streß* verbunden sind, verbrauchen den Radikalenfänger Co-Enzym Q_{10}! So wird die Verfügbarkeit von Co-Enzym Q_{10} für die *Oxidative Phosphorylierung* herabgesetzt: die Energiebereitstellung über Q_{10} wird erschwert.

   Dr. med. Michael Weber | Co-Enzym Q_{10}

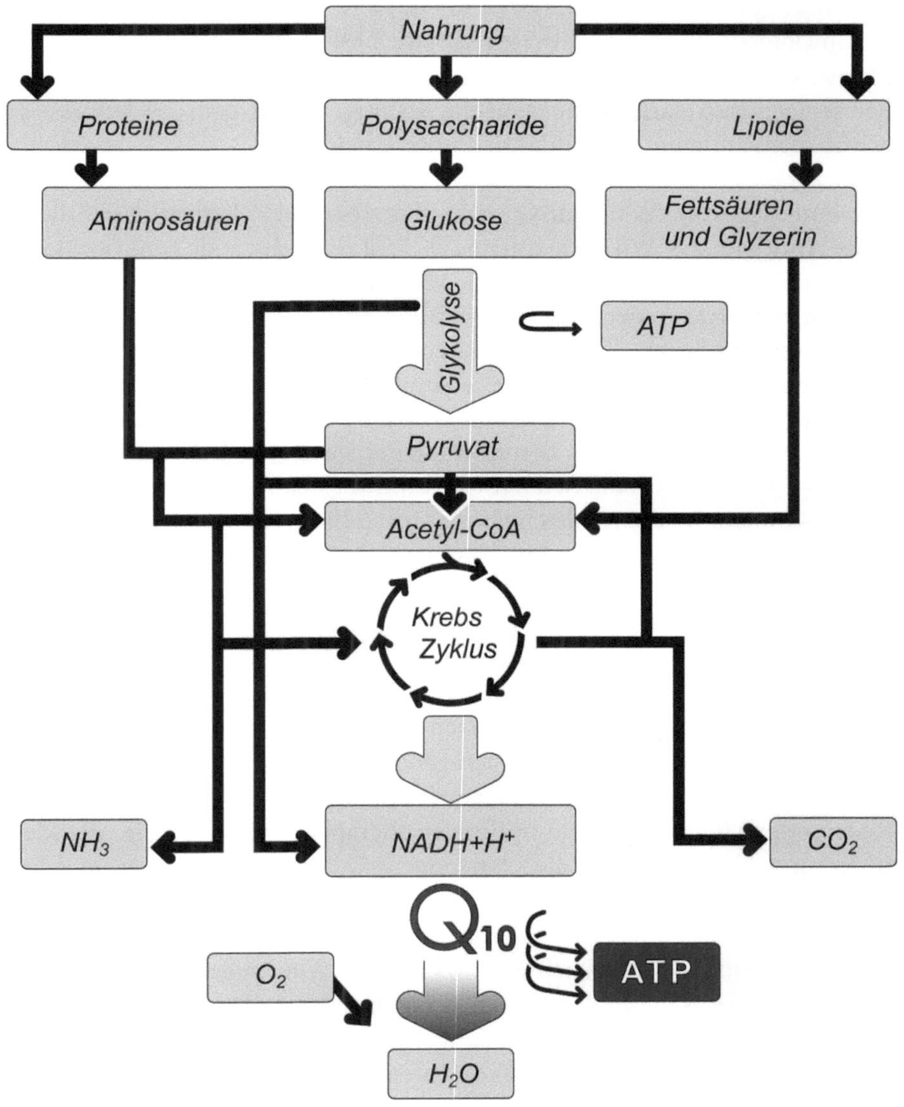

Die Schritte zur körpereigenen ATP-Energiegewinnung

Gleichzeitig konnten Prof. Littarru und andere Wissenschaftler in verschiedenen Untersuchungen nachweisen, daß die Beseitigung eines Co-Enzym Q_{10}-Mangels zu einem höheren Energiefluß führte. Co-Enzym Q_{10} besitzt also neben seiner antioxidativen Funktion eine wichtige bioenergetische Aufgabe, die es von allen anderen Antioxidantien unterscheidet.

Die Funktion von Co-Enzym Q_{10} geht aber über die Zellenergie und die direkte Antioxidative Wirkung hinaus. Q_{10} hält die Zellwände funktionsfähig; denn es wird zum Teil direkt in die Membrandoppelschichten eingelagert. Dort ist es zentral an der Steuerung – die Wissenschaftler sprechen vom *„Gating"* – verschiedener „Kanäle" beteiligt, die für den Stoffwechsel der Zellen unentbehrlich sind. Diese „Kanäle" erlauben den Austausch von Wasser oder geladenen Teilchen (Ionen). Hoth konnte in einer Grundlagenforschungsarbeit im Jahr 2000 zeigen, dass Q_{10} besonders an der Steuerung der Kalium (K+) und Calcium (Ca++) – Kanäle beteilgt ist. Kommt es zur Störung dieser kleinen Ionen – Kanäle wird das Gleichgewicht im Zellinneren gestört. So führt ein übermäßiger Calcium-Ionen Einstrom zum Zelltod.

Prof. Dr. Frederick L. Crane, einer der Pioniere der Q_{10}-Forschung, hob im November 2007 auf der *Fifth Conference of the International Coenzyme Q_{10}-Association* in Kobe / Japan über das oben gesagte hinaus hervor, dass auch für weitere Zellorganellen wie den sogenannten Golgi - Apparat, Mikrosomen und die Lysosomen Q_{10} von herausragender Bedeutung sind. – Crane sieht neben der Suche nach bestmöglichen Präperationen von Q_{10} (Nanochinon; Reduziertes Ubichinon) zum optimalen therapeutischen Einsatz, die Identifizierung der Genorte für die körpereigene Q_{10}Synthese als vorrangige Forschungsziele.

Die Co-Enzym Q_{10}-Spiegel nehmen im Laufe des Alterungsprozesses langsam ab. Eine schwedische Forschergruppe um Doktor A. Kalén aus Stockholm konnte dies im Rahmen einer groß angelegten Vergleichsstudie für verschiedene Organsysteme eindrucksvoll nachweisen.

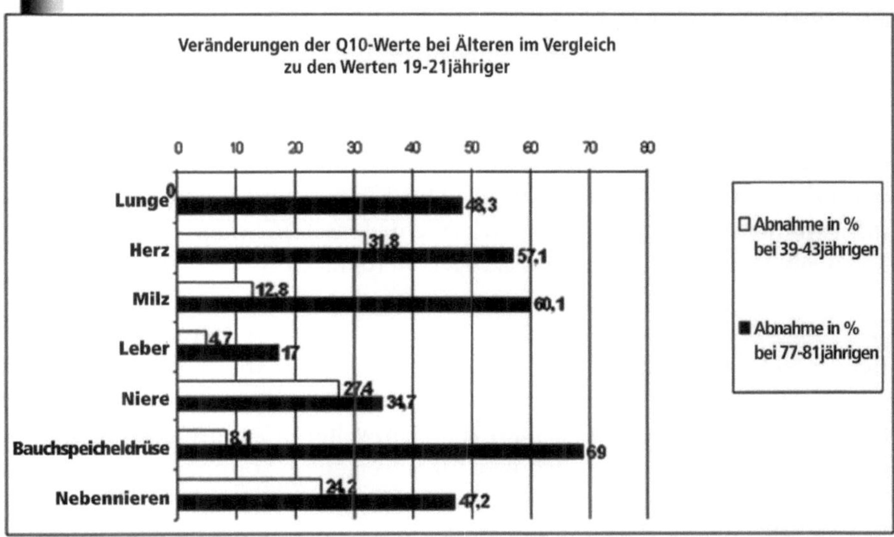

Abnahme des Q_{10}- Spiegels durch Alterung

FAZIT:

1. *Für eine ausreichende Energieversorgung sind Sauerstoff und Co-Enzym Q_{10} notwendig.*

2. *Co-Enzym Q_{10} besitzt in der Energiegewinnung eine Schlüsselrolle!*

3. *Die Energieversorgung des Körpers erfolgt mit Hilfe von Co-Enzym Q_{10} in den Mitochondrien.*

4. *Co-Enzym Q_{10} hat eine wichtige Schutzfunktion und ist ein bedeutender Bestandteil der Zell- und Mitochondrialmembranen!*

 Erkrankungen durch *Sauerstoffradikale*

Freie Sauerstoffradikale können alle biologischen Strukturen schädigen: Zellwände, Fette, Enzyme und andere Eiweißstoffe der Zelle sowie die Erbsubstanz im sogenannten Zellkern. Dadurch können einzelne Zellbestandteile verletzt werden oder ganze Zellen und Zellverbände abgetötet werden. Die *radikalische Schädigung* betrifft also unter Umständen nicht nur einzelne Zellen, sondern auch deren umgebende Strukturen. Der Körper besitzt eine umfangreiche *antioxidative Strategie*, und durch verschiedene *antioxidative Mechanismen* kann ein oxidativer Angriff abgefangen werden.

Die Wissenschaft unterscheidet im Wesentlichen zwischen vier verschiedenen Verteidigungslinien. Die **Prävention**, d.h. die Vorbeugung steht natürlich an erster Stelle. Soweit es möglich ist, sollte man den Körper vor Streßsituationen oder auch schädlichen Umwelteinflüssen schützen. Schwere körperliche Anstrengung bei hohen Ozonwerten im Sommer sollte beispielsweise ebenso vermieden werden wie das Joggen an einer stark befahrenen Straße. Die zweite Verteidigungslinie gegen oxidative Angriffe beruht auf dem **Abfangen von freien Radikalen**. Hier wirken Co-Enzym Q_{10} und andere Antioxidantien schützend! Die dritte Verteidigungsreihe besteht aus **Reparaturmechanismen**, greift also erst dann, wenn bereits Schäden gesetzt worden sind. Es liegt auf der Hand, daß ein wirksamer Schutz immer günstiger ist als eine spätere Reparatur! Geschädigte biologische Strukturen werden – soweit möglich – durch neue ersetzt. Darüber hinaus kann bei „chronischem" oxidativen Streß eine gewisse Anpassung durch vermehrte Bereitstellung von Antioxidantien und Reparaturenzymen erfolgen. Das körpereigene Abwehrsystem kann durch die **gezielte Einnahme von Antioxidantien** optimiert werden.

Sind die dargestellten antioxidativen Verteidigungslinien dauerhaft überfordert, so kann es zur Entstehung von verschiedensten Krankheiten kommen.

Die folgende Liste soll einen Überblick über verschiedene Erkrankungen geben, die in der medizinischen Fachliteratur immer wieder im Zusammenhang mit einer Schädigung durch freie Sauerstoffradikale diskutiert werden. Die Zusammenstellung erhebt dabei weder einen Anspruch auf Vollständigkeit, noch soll auf der anderen Seite an dieser Stelle der Eindruck erweckt werden, daß die „radikalische Schädigung" bei den genannten Erkrankungen der einzige krankmachende Mechanismus ist. Krankheiten haben fast immer zahlreiche Ursachen und sind nur selten auf ein einfaches Prinzip zurückzuführen.

Gleichzeitig gibt es jedoch zahlreiche Hinweise darauf, daß eine vermehrte Belastung des Körpers durch freie Radikale den Körper schwächt und so die Gefahr erhöht, daß weitere Erkrankungen hinzutreten. Freie Radikale können Krankheiten verschlimmern und den Heilungsprozeß ungünstig beeinflussen.

Diese Untersuchungen haben dazu geführt, daß Co-Enzym Q_{10} und andere Antioxidantien als Radikalenfänger bei vielen der hier aufgeführten Erkrankungen bereits eingesetzt wurden, zum Teil mit sehr gutem Erfolg! Dabei wurden die Antioxidantien in fast allen Untersuchungen nicht als alleinige Behandlung, sondern als Ergänzung der sonst üblichen Therapie eingesetzt. Vielfach konnte ein beschleunigter Heilungsprozeß beobachtet bzw. die Dosierung der eingesetzten Medikamente reduziert werden. Auf diese Weise wurden zahlreiche Nebenwirkungen verhindert. Ein verantwortungsbewußter und aufgeschlossener Arzt wird seine Patienten hierbei gern unterstützen und beraten. So kann nach Erreichen optimaler Co-Enzym Q_{10}-Blutspiegel gegebenenfalls eine niedrigere Dosierung der bisherigen Medikamente vorgenommen werden.

Erkrankungen, die im Zusammenhang mit Freien Radikalen diskutiert werden:

SYSTEMISCHE ERKRANKUNGEN
- Autoimmunerkrankungen (z.B. Rheuma, best. Schilddrüsenerkrankungen etc.)
- Diabetes mellitus
- Rheuma
- Vasculitiden (Gefäßentzündungen)
- Glomerulonephritis (Entzündung der Nieren)
- Perfusions-Reperfusionsstörungen (Durchblutungsstörungen)
- Schocksyndrome
- Eisenüberlastung
- Krebserkrankungen
- Amyloidose (krankhafte Eiweißablagerungen in verschiedenen Organen)
- Alterungsprozesse
- Avitaminosen (schwere Vitamin-Defizite)
- Infektionen
- Behcets-Erkrankung (chronische Geschwüre der Schleimhäute)

BLUTERKRANKUNGEN
- Hämochromatose (pathologische Eisenspeicherung)
- Thalassämie (angeborene Störung der roten Blutkörperchen)
- Bleivergiftungen
- Malaria
- Sichelzellanämie (angeborene Blutarmut bei Störung der roten Blutkörperchen)
- Favismus (vererbbare Enzymstörung der roten Blutkörperchen)
- Fanconi-Anämie (schwere Störung der gesamten Blutbildung)

LUNGENERKRANKUNGEN
- Pro-Oxidative Wirkung des Rauchens
- Ozonbelastung
- Asthma
- Chronische Atemwegserkrankungen (COPD)
- Lungenemphysem (Aufblähung der Lunge, z.B. bei Asthma)
- Zystische Pankreasfibrose (auch: Mucoviscidose)

     Dr. med. Michael Weber | Co-Enzym Q_{10}

- Bronchopulmonale Dysplasie (Beatmungslunge bei Früh- und Neugeborenen)
- Acute Respiratory Distreß Syndrome / ARDS (schwere, beatmungspflichtige Lungenerkrankung)

HERZ-KREISLAUFERKRANKUNGEN
- Bluthochdruck
- Artheriosklerose (Gefäßverkalkung)
- Herzinsuffizienz (Herzschwäche)
- Herzinfarkt
- Alkoholinduzierte Kardiomyopathie (Herzmuskelschwäche)
- Herzrhythmusstörungen
- Schlaganfall
- periphere Durchblutungsstörungen im Bereich der Finger oder Zehen
- Keshan-Krankheit (oft tödliche Herzschwäche durch schweren Selenmangel)

NIERENERKRANKUNGEN
- Glomerulonephritis (Nierenentzündung)
- Abstoßungsreaktion nach Nierentransplantation
- Schwermetallnephropathie (Nierenfunktionsstörung durch Schwermetalle)
- Dialyse

ERKRANKUNGEN DES MAGEN-DARM-TRAKTS
- Pankreatitis (Bauchspeicheldrüsenentzündung)
- Colitis ulcerosa (chronisch-entzündliche Darmerkrankung)
- Morbus Crohn (chronisch-entzündliche Darmerkrankung)
- Abetalipoproteinämie (erbliche Fettstoffwechselstörung)

ERKRANKUNGEN DES NERVENSYSTEMS
- Schlaganfall
- Multiple Sklerose („MS")
- Parkinson
- Bluthochdruckschädigung des Zentralen Nervensystems
- Migräne
- Neuromuskuläre Erkrankungen (Erkrankungen des Nervensystems und der Muskulatur)
- Neuronale Ceroid-Lipofuszinose (erbliche Fettstoffwechselerkrankung)

- Entmarkungserkrankungen des Zentralen Nervensystems
- Aluminiumschädigung des Zentralen Nervensystems
- Ataxie-Teleangiektasie-Syndrom (erbliche Erkrankung des Nervensystems mit Pigmentflecken und anderen Auffälligkeiten der Haut)
- Alzheimer

AUGENERKRANKUNGEN

- Frühgeborenenretinopathie (Augenhintergrundsveränderungen bis zur Blindheit bei unreifen Frühgeborenen)
- Katarakt (Grauer Star)
- Makuladegeneration (Erkrankung des Augenhintergrundes mit fortschreitendem Sehverlust)
- Photooptische Retinopathie („Verblitzung" des Augenhintergrundes)
- Degenerative Retinopathie (fortschreitende Veränderungen der Netzhaut)
- Glaukom

HAUTERKRANKUNGEN

- Sonnenbrand
- Verbrennungen und Verbrühungen
- Malignes Melanom (bösartiger Hauttumor)
- Kontaktdermatitis (z.B. Latexhandschuhallergie)
- Neurodermitis
- Psoriasis (Schuppenflechte)

SONSTIGE

- Medikamente
- Vergiftungen / Chemikalien
- Alkohol
- Röntgenstrahlen
- Radioaktive Strahlung / "Strahlenkrankheit"(radioaktive Unfälle)
- Radioaktive Strahlung / Strahlentherapie
- UV-Strahlung
- Dieselrußpartikel
- Asbestfasern

Der oxidative Angriff auf Zellstrukturen

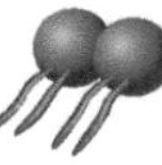

Membranen. *Die Schädigung von Lipiden und Proteinen durch freie Radikale beeinträchtigen schwerwiegend die Permeabilität und Integrität der Plasmamembran sowie der Inneren Membranen der Organellen.*

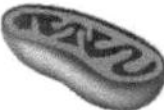

Mitochondrien. *Da die Mitochondrien die Hauptzentrale der Energiegewinnung sind, gefährdet eine Funktionsstörung durch oxidative Schädigung viele essentielle, energieabhängige Zellfuntionen, die sogar zum Zelltod führen kann.*

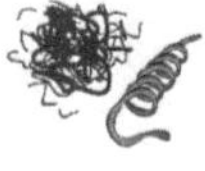

Proteine und Enzyme. *Durch oxidativen Stress werden sowohl intrazelluläre als auch extrazelluläre Proteine geschädigt, und Enzyme werden inaktiviert.*

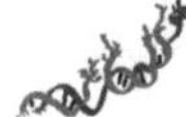

Chromosomen. *Oxidativer Stress kann eine Schädigung der DNA-Stränge bewirken, wodurch die Kernfunktionen beeinflußt werden, die von höchster Wichtigkeit für die Zellintegrität sind.*

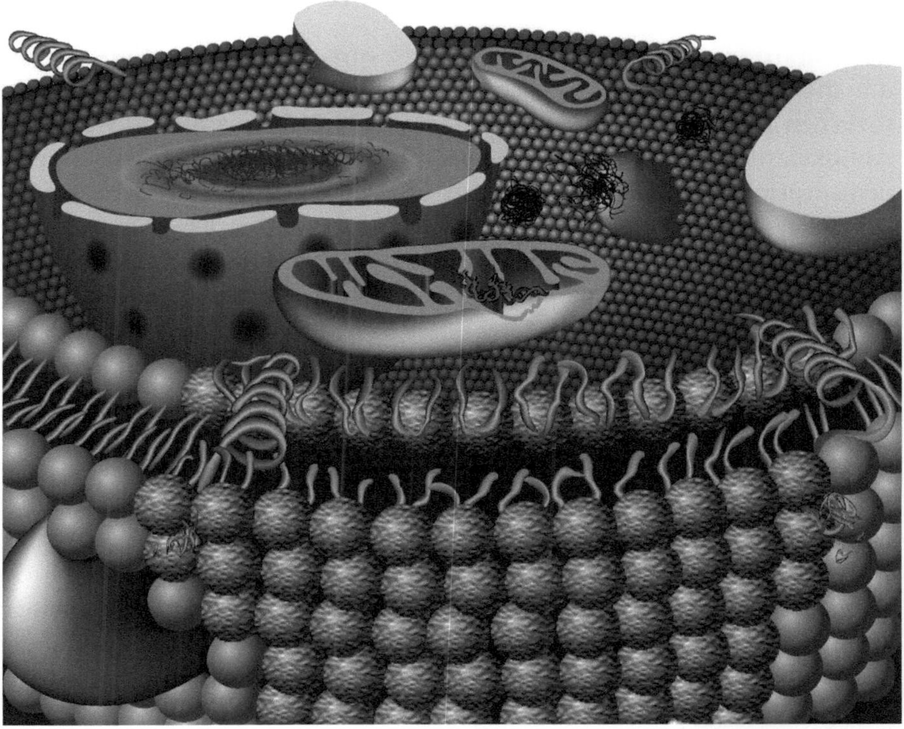

Der Angriff von Sauerstoffradikalen auf Zellstrukturen

2. Die Radikalenfänger

Was sind *Radikalenfänger*? Wie wirken *Antioxidantien*? Sind *Antioxidantien* das gleiche wie *Radikalenfänger*? – Die Begriffe *Antioxidantien* und *Radikalenfänger* werden in der medizinischen Fachliteratur zumeist „synonym" benutzt, d.h. sie haben die gleiche Bedeutung. Die Liste der *Radikalenfänger* ist lang. Neben Co-Enzym Q_{10} und den Vitaminen gibt es noch viele weitere Antioxidantien, die von unterschiedlicher Bedeutung für den Körper sind. Allgemein werden körpereigene (in der Medizin „*endogene*") Antioxidantien und körperfremde („*exogene*") Antioxidantien unterschieden. Die verschiedenen Antioxidantien arbeiten in einem mehrfach vernetzten System miteinander, dem *Antioxidativen Orchester*".

Die Antioxidantien sind in der Lage, aggressive, *freie Radikale* abzufangen, d.h. diese unschädlich zu machen. Damit helfen die Antioxidantien, die natürlichen Zellfunktionen aufrecht zu erhalten. Dabei hängt die Stärke der Antioxidativen Verteidigungslinien sowohl von den körpereigenen, als auch den körperfremden Antioxidantien ab. Das Antioxidative System kann dementsprechend durch eine gezielte Zufuhr gestärkt werden. Um jedoch ein ungezieltes Übergewicht einzelner Antioxidantien zu vermeiden, sollten keine Vielfachkombinationspräparate eingesetzt werden. Es gilt hierbei das gleiche Prinzip wie in einem „echten" Orchester: Wenn der erste Geiger ausfällt, ersetzt der Dirigent diesen nicht durch ein halbes neues Orchester, sondern sucht sich gezielt einen neuen Geiger!

Was bedeutet diese Antioxidative Funktion auf zellulärer Ebene? Fast jeder Bestandteil in einer lebenden Zelle kann durch Sauerstoffradikale geschädigt werden. Oxidative Veränderungen durch Sauerstoffradikale können an Proteinen (Eiweißen), Kohlenhydraten (Zuckern) und Lipiden (Fetten) auftreten. Da sämtliche Zellstrukturen und damit der ganze Körper aus diesen Bausteinen aufgebaut ist, können Schädigungen an Zellwänden, Zellorganellen und der DNA-Erbsubstanz hervorgerufen werden.

Welche Möglichkeiten der Radikalenabwehr existieren? Zunächst kann man versuchen, den Körper vor der Entstehung von freien Radikalen zu schützen: Vermeidung von (radioaktiven) Strahlenquellen, Reduktion von

Röntgenstrahlen auf das medizinisch notwendige Maß, Schutz vor intensiver UV-Strahlung, Vermeidung von intensiver körperlicher Aktivität bei hoher Ozonbelastung in den Sommermonaten, usw.. Ist es zur exogenen oder endogenen Entstehung von Sauerstoff-, Stickstoff- oder organischen Radikalen gekommen, so sind die *Antioxidantien* im engeren Sinne gefordert. Die freien Radikale müssen abgefangen werden, um so eine mögliche Kettenreaktion frühzeitig abzubrechen. Bei chronischem *Oxidativen Streß* besitzt der Organismus – in gewissem Rahmen – die Fähigkeit der Hochregulation des körpereigenen Antioxidativen Orchesters.

Die Abwehr von im Körper entstandenen freien Radikalen erfordert eine breite antioxidative Strategie. Die relative Bedeutung der verschiedenen Radikalenfänger ist von folgenden Faktoren abhängig:

- Welche Sauerstoffradikale sind gebildet worden?
- Wo sind sie entstanden?
- Wie oder warum wurden sie erzeugt?
- Welche Strukturen sind durch die Sauerstoffradikalen primär gefährdet?

Ähnlich wie die reaktiven Sauerstoff- oder reaktiven Stickstoffverbindungen kann man die Radikalenfänger in verschiedene Gruppen unterteilen. Hier soll ein einfaches Schema dargestellt werden mit der Unterteilung in Antioxidantien, die überwiegend in den wässrigen Anteilen der Zelle (in der Medizin: *Zytoplasma*) eine Funktion haben und demgegenüber die fettlöslichen (lipophilen) Antioxidantien, die besonders im Bereich der Zellmembranen ihre Wirkungen zeigen.

2.1. Das „Antioxidative Orchester"

Der Sauerstoff ist auf der Erde für den Fortbestand der derzeitigen Artenvielfalt unabdingbar. Jeder Mensch und jedes andere Säugetier können ohne ausreichende Sauerstoffversorgung nicht überleben, bereits bei kurzzeitigen Sauerstoffmangelzuständen können schwere, bleibende Schäden an verschiedenen Organen entstehen.

Um den Sauerstoff zur Energiegewinnung nutzen zu können, muß der Körper den Sauerstoff jedoch erst aktivieren. Bei der Nutzung des Sauerstoffs entstehen dann aber nicht nur gewünschte Sauerstoffgruppen, sondern auch aggressive Sauerstoffradikale. Die lebensnotwendige Nutzung des Sauerstoffs ist also eine Art Gradwanderung zwischen der Aktivierung und der „Giftigkeit" von Sauerstoffradikalen. Die Natur hat daher ein komplexes, miteinander vernetztes „Antioxidatives Abwehrsystem" entwickelt, um Sauerstoffradikale frühzeitig unschädlich zu machen. Die einzelnen Instrumente in diesem „Antioxidativen Orchester" müssen gut aufeinander abgestimmt sein. Die moderne medizinische Wissenschaft eröffnet heute neue Möglichkeiten zur Optimierung der Ernährung durch den gezielten Einsatz von z.T. hochgereinigten Einzelsubstanzen (Monopräparate).

Im Rahmen einer ausgeglichenen und gesunden Ernährungsweise haben Spurenelemente, Mineralstoffe, Vitamine und andere Stoffwechselkatalysatoren eine zunehmend wichtige Bedeutung erlangt. Aufgeklärte Patienten können in Zusammenarbeit mit informierten Ärzten ihre Nahrung gezielt weiter optimieren und so in erheblichem Maß zur Vorbeugung von Krankheiten beitragen. Bei genauer Kenntnis der Ernährungsweise, dem Wissen um die Zeichen von Mangel an bestimmten Stoffen und gegebenenfalls Blutuntersuchungen kann durch Monopräparate gezielt eine Vorbeugung und Behandlung erreicht werden. Damit wird es jedem einzelnen möglich, das Antioxidative Orchester zu stimmen.

Welche Stoffe gehören zu dem „Antioxidativen Orchester"?

Ein oxidativer Angriff auf den Körper oder einzelne Organe erfolgt in verschiedenen Phasen und findet ständig millionenfach im ganzen Organismus statt. Der Körper muß daher auf allen Ebenen gegen die ständigen Angriffe gerüstet sein.

Im Allgemeinen hat sich die Einteilung der Antioxidantien in zwei große Gruppen durchgesetzt: die **wasserlöslichen** (hydrophilen) und die **fettlöslichen** (lipophilen) Radikalenfänger. Zu den wasserlöslichen Antioxidantien gehören unter anderem bestimmte Bluteiweiße (Albumin), Harnsäure, das Abbauprodukt des roten Blutfarbstoffs (Bilirubin), eisenbindende Substanzen

     Dr. med. Michael Weber | Co-Enzym Q_{10}

(Transferrin), Selen, Selenenzyme und besonders Vitamin C (Ascorbinsäure). Diese sogenannten wasserlöslichen Antioxidantien haben ihre Hauptfunktion im Blut und im „Zellwasser" (Zytoplasma). Demgegenüber wirken die fettlöslichen Radikalenfänger vor allem im Bereich der inneren und äußeren Zellwände und Zellbestandteile. Einige der fettlöslichen Antioxidantien sind Vitamin E (Tocopherol), Vitamin A (Carotinoide) und das Co-Enzym Q_{10} (Ubichinon).

Die eigentliche antioxidative Wirksamkeit all dieser Substanzen steht nicht nur im Zusammenhang mit ihrer Konzentration, sondern auch mit ihrer Bioverfügbarkeit, ihrer antioxidativen Kapazität und dem Zusammenspiel im Antioxidativen Orchester. So konnte zum Beispiel gezeigt werden, daß „verbrauchtes Vitamin E" wirksam durch Vitamin C rückgebildet (regeneriert) werden kann. Eine andere Möglichkeit das „Vitamin E-Radikal" (Tocopheryl-Radikal) wieder in aktives Vitamin E umzuwandeln, besteht darin, daß dieses mit aktivem Co-Enzym Q_{10} (*Ubichinol*) reagiert. Co-Enzym Q_{10} entfaltet seine antioxidative Wirkung jedoch auch unabhängig von Vitamin E.

K. Mukai und Mitarbeiter stellten im November 2007 auf der *Fifth Conference of the International Coenzyme Q_{10} Association* ihre Forschungsarbeiten zum Vergleich zwischen Q_{10} und Vitamin E (α-Tocopherol) vor. In allen von ihnen untersuchten Geweben (Herz, Leber, Nieren, Muskulatur unf Gehirn) zeigte sich *Ubiquinol* als weitaus stärkerer und schneller wirksamerer Radikalenfänger. Das Forscherteam publzierte die eindrucksvollen Daten im gleichen Jahr im *Journal of Physiology and Chemestry*.

> **FAZIT:**   - Co-Enzym Q_{10} regeneriert „verbrauchtes Vitamin E"!
>
>   - Vitamin C regeneriert „verbrauchtes Vitamin E"!
>
>   - Der Körper besitzt ein vernetztes „Antioxidatives Orchester".

Neben den oben beschriebenen „klassischen" Radikalenfängern gibt es noch eine fast endlose Zahl weiterer Stoffe, Enzyme oder Eiweisse, die Oxidativem Streß vorbeugen können. Besonders hervozuheben sind dabei die *SOD*

(Superoxid-Dismutase), die Selen abhängige *GPx (Glutathion-Peroxidase)* und die *Kat (Katalase)*. Alle drei zuletzt genannten Enzyme spielen besonders in den roten Blukörperchen eine entscheidende Rolle.

2.2. Vitamin C

Vitamin C (Ascorbinsäure) findet sich in einer Vielzahl von Lebensmitteln und gehört zu den wichtigsten wasserlöslichen Radikalenfängern. Es arbeitet im „Antioxidativen Orchester" in vielfacher Weise mit anderen Radikalenfängern zusammen. Das „Multitalent" Vitamin C hat dabei nicht nur in der Abwehr von „Freien Radikalen" eine zentrale Funktion im menschlichen Körper. Auch für den Informationsfluß im Gehirn ist es unersetzlich.

Trotz der besseren Verfügbarkeit von Vitamin C-reichen Nahrungsmitteln finden sich sogar in der medizinischen Literatur unseres Jahrhunderts zahlreiche Berichte über schwerste Vitamin C-Mangel bedingte Erkrankungen.

Vitamin C findet sich im Körper in verschiedenen Aktivitätsstufen und bildet ein bedeutsames „Redoxsystem". Die Ascorninsäure ist die aktive, reduzierte Form, Dehydro-Ascorbinsäure die oxidierte Form.

Vitamin C findet sich in relativ hohen Konzentrationen in frischen Früchten, besonders in schwarzen Johannisbeeren, Kiwis, Erdbeeren, Mangos, Zitronen und anderen Zitrusfrüchten. Auch einige Gemüsesorten sind reich an Ascorbinsäure: Paprika, Grün-, Rosen- und Blumenkohl, Petersilie u.v.a.. Leider geht das in der Nahrung enthaltene Vitamin C oft zu einem großen Teil durch Lagerung, lange Transportwege und Bearbeitung verloren.

Ursachen des Vitamin C-Mangels sind neben unzureichender Zufuhr lang anhaltendes Fieber, starke körperliche Belastung, unnötiges Erhitzen, Rauchen usw.. Auch während der Schwangerschaft ist der Vitamin C-Bedarf gesteigert. Außerdem nimmt der Anteil der Menschen mit niedrigen Vitamin C Blutplasmakonzentrationen vom 18.-44. Lebensjahr bei beiden Geschlechtern deutlich zu.

                          Dr. med. Michael Weber | Co-Enzym Q$_{10}$

Die allgemeinen Zeichen eines Vitamin C-Mangels sind unspezifisch: Antriebslosigkeit, Müdigkeit, Glieder- und Gelenkschmerzen sowie Reizbarkeit. Als laborchemischer Hinweis findet sich bereits im normalen Blutbild als Zeichen eines Vitamin C-Mangels eine „hypochrome, mikrozytäre Anämie", d.h. Blutarmut mit zu kleinen roten Blutkörperchen. Außerdem kann man teilweise im Blut eine Erniedrigung der Thrombocyten (Blutplättchen) und Granulocyten (bestimmte weiße Blutkörperchen) nachweisen. Die Granulocyten sind von großer Bedeutung für das Immunsystem, so dass es unter anderem aus diesem Grund zu einer vermehrten Infektanfälligkeit kommt. Durch eine erhöhte Brüchigkeit der kleinen Blutgefäße (Kapillaren) findet man regelmäßig kleine Blutungen in der Haut und den Schleimhäuten. Häufige Zahnfleischblutungen mit schwammig aufgelockertem Zahnfleisch (Paradontopathien) oder Wundheilungsstörungen können zum Besispiel ein Hinweis auf einen Vitamin C Mangel sein. Aber auch psychische Veränderungen wie Depressionen und Hyperaktivität sind im Zusammenhang mit Vitamin C-Mangelzuständen beschrieben worden.

Im Gegensatz zu den fettlöslichen Vitaminen A, E, D und K kann Vitamin C im Körper nicht gespeichert werden. Einfache Ascorbinsäure in Pulverform verabreicht wird daher zum größten Teil innerhalb kurzer Zeit wieder über die Nieren ausgeschieden. Mittels einfacher Urinteststreifen läßt sich die Ascorbinsäureausscheidung in Sekundenschnelle nachweisen.

Bei der therapeutischen Verabreichung von Vitamin C sollten daher nur Präparationen zum Einsatz kommen, in denen die Ascorbinsäure **in retardierter Form** vorliegt und eine langsame Abgabe von Vitamin C erfolgt. Dabei liegt die angenommene optimale Plasmakonzentration von Vitamin C bei >50 µmol / l.

Vitamin C besitzt zahlreiche wichtige Funktionen im menschlichen Organismus. So fördert Vitamin C die Aufnahme von Eisen im Darm und die Aufnahme in die roten Blutzellen. Damit trägt das Vitamin zur Vermeidung von *Anämien* bei. Es ist Cofaktor in vielen enzymatischen Reaktionen, spielt für die Kollagen-Bindegewebssynthese (*Epithel, Endothel*) eine wichtige Rolle, ist bei Um- und Aufbauprozessen des Knochens von Bedeutung (Stimulation von *Fibro-, Chondro-* und *Osteoblasten*) u.v.m..

Des weiteren besitzt Vitamin C starke reduzierende Eigenschaften, hat somit in den komplizierten *Redoxsystemen* der Zellen eine zentrale Funktion und ist in der Lage, Oxidationsprozesse zu unterbinden. Es kann daher in der wässrigen Phase der Zelle aggressive freie Sauerstoffradikale abfangen. Vitamin C kann darüber hinaus auch „verbrauchtes", d. h. oxidiertes Vitamin E („Tocopheryl-Radikal") regenerieren und in die aktive, reduzierte Form (Alpha-Tocopherol) umwandeln. Einige Autoren sprechen in diesem Zusammenhang von „Vitamin E-Spareffekt".

Vitamin C-Mangelzustände können aufgrund der vielfachen Wirkungen der Ascorbinsäure mannigfaltig und schwer verlaufen! Im Kindesalter kommt es zum sog. *Infantilen Skorbut (Möller-Barlow)* mit Störungen vor allem im Knochengewebe: Osteoporose, Trümmerfeldzonen der Knochenenden und Gliederschmerzen können die Folge sein! Eine vermehrte Blutungsneigung durch Brüchigkeit der kleinen Gefäße mit blutigem Urin sowie Zahnfleischblutungen tritt auf.

Geistige und körperliche Belastungen führen zu erhöhter Radikalenbildung und durch den Verbrauch von Radikalenfängern – wie Q_{10}, Vitamin C und Selen – zur vermehrten Anfälligkeit des Organismus. Kurzfristig steigt das allgemeine Infektionsrisiko, langfristig die Gefahr von bösartigen Tumoren. Gleichzeitig kommt es zum Nachlassen der körperlichen Leistungsfähigkeit und Abnahme des Konzentrationsvermögens.

In wissenschaftlichen Untersuchungen konnte ein Absinken des Vitamin C-Gehaltes in Streßsituationen um bis zu 40 % nachgewiesen werden. In besonderen Belastungssituationen (geistige Anspannungen, Verletzungen, chronischen Erkrankungen, …) sollte daher einem Vitamin C-Mangel frühzeitig effektiv vorgebeugt werden! Auch Schwangerschaft und Stillzeit sind mit einem erhöhten Vitamin C-Bedarf verbunden.

Vitamin C scheint unter anderem über die Beeinflußung von Botenstoffen (*Interferonstimulierung*) einen günstigen Einfluß auf das Immunsystem und damit die allgemeine Abwehrlage des Körpers zu nehmen und sollte daher bereits in der Prävention von Erkrankungen einen festen Platz einnehmen.

Vitamin C kann nicht nur im Blut sondern auch in fast allen Geweben nachgewiesen werden. Die relativ höchsten Konzentrationen finden sich (in absteigender Reihenfolge) im Gehirn, in der Leber, in der Lunge, in den Nieren und im Herzen.

Es liegen beispielsweise eine Vielzahl wissenschaftlicher Studien zur Bedeutung von Vitamin C in der Vorbeugung des Alterskatarakts vor. Eine der neuesten Arbeiten ist die einer Arbeitsgruppe aus Tokyo / Japan, die Anfang 2007 im *European Journal of Nutrition* veröffentlicht wurde. Yoshida und Mitarbeiter zeigten, dass eine regelmäßige Nahrungsanreicherung mit Vitamin C zu einem verminderten Risiko der Entstehung eines Alterskataraktes führt.

Während die Bedeutung von Vitamin C für das Abwehrsystem seit langem allgemein bekannt ist, beginnt man erst in den letzten Jahren die hohen Vitamin C-Konzentrationen im Nervengewebe zu untersuchen. Durch einen energieverbrauchenden Prozeß wird Vitamin C vom Blut in das Gehirnwasser transportiert. Die Nervenfasern können dann das Vitamin C aus dem Hirnwasser entnehmen und in hohen Konzentrationen aufnehmen.

Welche Funktion hat Vitamin C im Nervengewebe? – Vitamin C ist ein unentbehrlicher Cofaktor in der Regulation von zentralnervösen Botenstoffen. Die ausreichende Versorgung mit Vitamin C ist für diese sogenannte „*Alpha-Amidierung*" der limitierende Faktor. Neben der Regulation ist Vitamin C auch für den körpereigenen Aufbau von Botenstoffen mitverantwortlich.

Eine ausreichende Versorgung des Körpers mit Vitamin C ist also nicht nur für die Infekt- und Radikalenabwehr von großer Bedeutung, auch der reibungslose Ablauf von komplexen Informationsprozessen im Gehirn ist an dieses „Multitalent" gebunden.

In der Literatur sind eine Vielzahl von Zuständen und Erkrankungen mit erhöhtem Vitamin C-Bedarf beschrieben: Alter, Leistungssport, chronische Infekte, fieberhafte Infekte, Verbrennungen, Schwangerschaft, Stillzeit, AIDS, Diabetes mellitus, Arthrose, Hyperthyreose, Katarakt, Koronare Herzkrankheit, bösartige Tumoren, Osteoporose, Rheuma, Rauchen, körperlicher und geistiger Streß, Gastritis, Magen-Darm-Geschwüre.

Nach einer großen Bundesdeutschen Studie verzehren etwa 15 % der Männer und Frauen selten Obst und Gemüse, so daß die empfohlene Zufuhr von

Vitamin C – auch von gesunden Erwachsenen, die keinem speziellen oxidativen Streß unterliegen – nur selten erreicht wird!

Die regelmäßige Einnahme eines Vitamin C- Präparates mit Verzögerungswirkung (retardierter) oder in mikroverkapselter (coated) Form gewährleistet eine gleichmäßige und lang anhaltende Schutzwirkung.

> **FAZIT:**
>
> *- Vitamin C ist in der Abwehr von Infekten unentbehrlich.*
>
> *- Vitamin C regeneriert „verbrauchtes Vitamin E".*
>
> *- Vitamin C ist ein bedeutender „Radikalenfänger".*

2.3. Selen

Über viele Jahrzehnte erlebte das Spurenelement Selen ein Schattendasein. Erst in den letzten 20 Jahren entdeckten Grundlagenforscher zunehmend die Bedeutung dieser essentiellen Substanz und erst seit ein paar Jahren wird auch die klinisch-therapeutische Relevanz erkannt. Selen ist eine Schlüsselsubstanz zahlreicher Stoffwechselreaktionen und in vielen Proteinen enthalten. Selen ist aber außerdem über die *Glutathionperoxidase* von wichtiger Bedeutung in der antioxidativen Verteidigungslinie. Die Selen-abhängige *Thioredoxin-Reductase* kann „verbrauchtes" (oxidiertes) Q_{10} wieder in seine aktive, antioxidative Form umwandeln.

Die Wirksamkeit einer Selensubstitution bei vielen akuten und chronischen Erkrankungen ist durch nationale und internationale Untersuchungen vielfach belegt. Organische Selenverbindungen wie *Selen in Spirulina platensis* gewährleisten eine gleichmäßige Versorgung mit diesem wichtigen Spurenelement.

Vor knapp 200 Jahren entdeckte Berzelius das chemische Element „Selen" und taufte es nach der griechischen Mondgöttin „Selene". Es dauerte dann jedoch bis zur Mitte unseres Jahrhunderts, bis im Tierversuch gezeigt wurde, daß ein

                Dr. med. Michael Weber | Co-Enzym Q_{10}

Selenmangel viele Krankheiten begünstigt. Selenarm ernährte Ratten entwickelten einen rasch zum Tode führenden Leberzellzerfall (*Lebernekrosen*). So begann eine sich rasch ausweitende Forschung um dieses essentielle Spurenelement. Viele Forscher sprechen mittlerweile von „Antikanzerogenen Effekten" des Selens: Selen hemmt die Zellteilung vieler bösartiger Zellen („antiproliferative Wirkung auf Tumorzellen") und stärkt die Immunkompetenz.

Heute weiß man um die Bedeutung des Selens als Cofaktor der Glutathionperoxidase und damit um die antioxidative Wirkung in der „wässrigen Phase" der Zellen: als Gegenspieler von Schwermetallen (z.B. Cadmium, Quecksilber), als Modulator im Immunsystem, als Schlüsselsubstanz im Schilddrüsenstoffwechsel, als Bestandteil einer Vielzahl von Selenproteinen. Außerdem hat Selen über Wechselwirkungen mit bestimmten Gewebehormonen (*Prostaglandine*, *Leukotriene*) eine antientzündliche Wirkung.

Im internationalen Vergleich nimmt Deutschland die Stellung eines Selenmangelgebietes ein: die Böden sind selenarm, dementsprechend auch die darauf angebauten Produkte. Etwas höhere Selenmengen finden sich lediglich in fleischlichen Nahrungsmitteln. Es erklärt sich in einer weiteren logischen Kette, daß die tägliche Selenaufnahme in Deutschland mit etwa 40 µg / Tag sowie die durchschnittliche Serumkonzentration von 50-90 µg / l relativ gering ist. Zum Vergleich sind hier die Zahlen aus Canada genannt: tägliche Aufnahme von 80-180 µg / Tag bzw. Serumspiegel von 80-200 µg / l oder sogar bis zu 600 µg / Tag in einigen Teilen Asiens.

Das in Nahrungsmitteln vorkommende Selen ist überwiegend an Aminosäuren, d.h. Eiweißbausteine gebunden und wird ebenso wie das therapeutisch zugeführte Selen gut im Magen-Darm-Trakt aufgenommen. Dabei spielen aktive Transportmechanismen eine wichtige Rolle. Die Ausscheidung des Selens erfolgt im Wesentlichen über den Stuhl und besonders den Urin, z.T. jedoch auch über die Atemluft. Werden sehr große Mengen an Selen verabreicht, so findet man einen charakteristischen knoblauchartigen Atemgeruch (Abatmung von Dimethylselenit).

Erhöhter Bedarf an Selen wird bei folgenden Erkrankungen in der Fachliteratur beschrieben: Schwangerschaft, Stillzeit, vegetarische / vegane Ernährung, AIDS, Akutes Atemnotsyndrom („ARDS"), Hepatitis, akute Pankreatitis,

Krebs, Lymphödemen, Herzinfarkt, Mukoviszidose, Rheuma, Sepsis, ausgedehnte Verbrennungen, Niereninsuffizienz / Dialyse, Schwermetallbelastung durch Quecksilber, Blei oder Cadmium.

Die Schwermetalle verdrängen essentielle Spurenelemente wie Selen (oder auch Zink) aus dem Aktivitätszentrum von verschiedenen Proteinen. In der Folge kommt es zu enzymatischen Dysfunktionen. Die Organe lagern dabei Schwermetalle in unterschiedlicher Menge ab. Die Hauptablagerungsorte sind Nieren, Leber, Pankreas und das Zentrale Nervensystem.

Zur Entgiftung bei Schwermetallbelastung werden in der medizinischen Literatur therapeutische Gaben von Selen, Zink, Glutathion, Vitamin C, Vitamin B-Komplex und Magnesium angeraten.

Es gibt viele Anwendungsgebiete für den therapeutischen Einsatz von Selen. In China erkannte man beispielsweise bereits 1935 den Zusammenhang zwischen Selen und dem Auftreten von bestimmten Kardiomyopathien, d.h. Erkrankungen des Herzmuskels. Tausende von Menschen verstarben seiner Zeit dort unter dem Bild des akuten Herzversagens. Obduktionen der Verstorbenen zeigten ausgedehnte Untergänge von Herzmuskelgewebe. Dabei waren besonders die Mitochondrien, die „Kraftwerke" der Zellen betroffen. In späteren großen Studien konnte durch die tägliche Gabe von Selen das Auftreten dieser Erkrankung verhindert werden.

Die Forschung hat in den vergangenen Jahren eine Vielzahl von Erkrankungen erkannt, die häufig mit niedrigen Selenserumwerten verbunden sind: Muskelschwäche (*Muskeldystrophien*), Herz-Kreislauf-Erkrankungen (kardiovaskuläre Erkrankungen), Leberzirrhose (auch alkoholbedingt), Patienten mit künstlicher Blutwäsche (*Hämodialyse*), rheumatische Gelenkserkrankungen (*rheumatoide Arthritis*), bösartige Tumoren, verschiedene Hauterkrankungen, Lungenerkrankungen (*zystische Fibrose*), Bluterkrankungen (*Sichelzellanämie*), Lymphödemen und Schilddrüsenerkrankungen. Auch die übliche künstliche (*totale parenterale*) Ernährung über Dauertropf führt unweigerlich über längere Zeit zur Selenverarmung.

Die Zeichen eines beginnenden Selenmangels sind zunächst oft unspezifisch: Infektanfälligkeit, Müdigkeit und depressive Verstimmungen. – Bei deutlich erniedrigten Blutselenkonzentrationen unter 10 µg / l beobachtet man zunächst eine Muskelschwäche der Beine und auch die oben genannten Zeichen der Herzschwäche (Kardiomyopathie; *„Keshan-Krankheit"*) können auftreten. Viele weitere Nebenwirkungen eines Selenmangels wie Wechselwirkungen auf das Immunsystem (auch erhöhte Allergieneigung mit *[Th1 / Th2-Shift]*) und antientzündliche Effekte, das Abfangen von freien Radikalen usw. werden heute leider meist nicht erkannt.

Zur Vorbeugung oder Therapie eines bereits manifesten Selenmangels kann schnell anflutendes Natriumselenit oder besser organisch gebundenes Selen (zum Beispiel an Spirulina platensis) eingesetzt werden.

Es gibt somit eine Fülle von wissenschaftlichen Beweisen für die Bedeutung des essentielen Spurenelements Selen sowohl in der Therapie als auch in der Vorbeugung von verschiedensten Erkrankungen. Ein Selenmangel sollte daher in jedem Fall vermieden werden. Besonders in einem relativen Selenmangelgebiet wie der Bundesrepublik ist Selen ein wichtiges Nahrungsergänzungsmittel.

FAZIT: ***- Selen ist für viele Stoffwechselreaktionen unentbehrlich.***

       - Selen arbeitet im „Antioxidativen Orchester" mit.

       - Deutschland gilt als „Selenmangelgebiet".

2.4. Vitamin B 3

Vitamin B 3 (Niacinamid; Nicotinamid; Nicotinsäure) kommt in allen Zellen des menschlichen Körpers vor. Nicotinsäure ist am Eiweiß-, Fett- und Kohlenhydratstoffwechsel beteiligt. Wie CoEnzymQ$_{10}$ ist es eine wichtige Substanz in der Energiebereitstellung für den Körper im Rahmen der Atmungskette. Sie hat eine antioxidative Wirkung und nimmt an vielen enzymatischen Vorgängen teil. Nicotinsäure ist wichtig für die Regeneration der Haut, Muskeln, Nerven und DNA.

Fachgesellschaften in Deutschland, Österreich und der Schweitz empfehlen für Jugendliche und Erwachsene eine tägliche Aufnahme von 13-17 mg Vitamin B 3. Der Nachweis von Vitamin B 3 erfolgt labortechnisch sehr einfach über seine Abbauprodukte im Mittelstrahlurin.

Niacinamid gehört zu den wasserlöslichen Vitaminen und wird teilweise mit dem Kochwasser ausgewaschen. Verluste können auch durch Lagerung und Transport der Nahrungsmittel entstehen. – Natürliche Lieferanten von Nicotinsäure sind Nahrungsmittel wie Geflügel, Wild, Fisch, Pilze, Milchprodukte und Eier. Auch Leber, Kaffee, Vollkornprodukte, verschiedene Gemüse und Obst enthalten Nicotinsäure, wobei es aus tierischen Produkten grundsätzlich besser vom Organismus verwertet wird. Veganer müssen konsequent auf eine ausreichende Versorgung achten, sie können ihren Bedarf beispielsweise aus Erdnüssen, Weizenkleie, Datteln, Champignons, Bierhefe, getrockneten Aprikosen und Hülsenfrüchten decken.

Besonders ältere Menschen mit einem nachlassenden Eiweißstoffwechsel und einseitiger Ernährungsweise neigen zur ernährungsphysiologischen Unterversorgung. Die Mangelerscheinungen („Hypovitaminose") sind zunächst unspezifisch: Appetitlosigkeit, Konzentrations- und Schlafstörungen, Reizbarkeit, Nervosität, Erschöpfungszustände. Erst bei anhaltender Unterversorgung kommt es zu hartnäckigen Durchfällen, schweren Hauterkrankungen (gerötete, rissige, schuppige Haut), Schleimhauterkrankungen (Himbeerzunge, Zungenbrennen, Mundwinkelrhagaden, Entzündungen der Speiseröhre) und psychischen Dekompensationen bis zu Depressionen.

Nicotinsäure wird nicht nur als Nahrungsergänzunsmittel eingesetzt, sondern auch in sehr hohen medizinisch zu verordnenden Dosen zur Absenkung erhöhter Blutfettwerte, um der Arteriosklerose vorzubeugen. Dabei senkt Nicotinsäure in einer Dosis von 500-1000 mg / Tag den LDL-Wert des Cholesterins (dies ist das „bösartige" Cholesterin, das einen besonders hohen Anteil an der vorzeitigen Arterienverkalkung hat), es erhöht den HDL-Wert und erniedrigt die Triglyzeride. – Erhöhter Vitamin B 3-Bedarf besteht darüber hinaus in der Schwangerschaft und Stillzeit, bei Sportlern, bei Alkoholabusus, AIDS, Tuberkulose und Dialyse.

                    Dr. med. Michael Weber | Co-Enzym Q_{10}

2.5.　**Zink**

Zink ist im eigentlichen Sinne kein Radiakalenfänger, ist aber ein lebensnotwendiges (essentielles) Spurenelement für den Stoffwechsel. Zink ist Bestandteil oder Cofaktor von über 300 Enzymen, beispielsweise der RNA-Polymerase und der selenabhängigen Glutathionperoxidase, die eine antioxidative Wirkung hat. Auch die körpereigene Bildung der *SOD (Superoxid-Dismutase)* ist abhängig von einer ausreichenden Versorgung mit Zink. Weitere zinkabhängige Enzyme sind: die für den Knochenstoffwechsel wichtige *„Alkalische Phosphatase"*, die für den Alkoholabbau notwendige *„Alkoholdehydrogenose"* oder die für die Blutbildung bedeutende *„Aminolävulinsäure-Dehydratase"*.

Die Zink-abhängigen *Flavoenzyme* Lipoamid-Dehydrogenase und Glutathion-Reductase können „verbrauchtes", oxidiertes Q_{10} wieder reduzieren, das heißt in seine antioxidativ wirksame Form umwandeln.

Zink erfüllt im Körper viele verschiedene Funktionen. So nimmt es Schlüsselrollen im Zucker-, Fett- und Eiweißstoffwechsel ein und ist beteiligt am Aufbau der Erbsubstanz (DNA) und beim Zellwachstum. Zink ist Baustein von über 300 Eiweißstrukturen. Sowohl das Immunsystem als auch viele Hormone benötigen Zink für ihre Funktion. Eine bedeutende Rolle spielt es bei der Wundheilung. Die Integrität vieler Sinnesfunktionen ist von einer ausreichenden Versorgung mit Zink abhängig: Hören, Sehen (Nachtsehen), Riechen und Schmecken. Das Spurenelement kann im Körper nicht gespeichert werden, es muss regelmäßig von außen zugeführt werden.

Zink ist auch ein „Erkältungsmittel", dessen krankheitslindernde und -verkürzende Wirkung in Studien nachgewiesen werden konnte. Zinkmangel führt zu einer Unterfunktion der Keimdrüsen, Wachstumsstörungen, Blutarmut und Haarwachstumsstörungen.

Zink ist nur in sehr geringen Mengen im Blut vorhanden (2 %), der durchschnittliche Blutserumspiegel liegt bei 80 – 120 mg / ml. Es findet sich vor allem innerhalb der Zellen (98 %), besonders in Knochen- und Muskelzellen. Einige andere Organe und Körperflüssigkeiten weisen gleichfalls höhere Zinkkonzentrationen auf, wie zum Beispiel die Bauchspeicheldrüse und Sperma.

Gute Zinkquellen sind rote Fleischsorten, Fisch und andere Meeresfrüchte, Kuhmilch, Vollkornprodukte, Weizenkeime, Erdnüsse, Pilze, Linsen sowie Ölsaaten (Mohn, Sesam, Kürbis- und Sonnenblumenkerne).

Die Zinkmangelsymptome sind auf Grund der weiten Verbreitung von Zink – abhängigen Enzymen äußerst vielfältig: Antriebslosigkeit, Appetitlosigkeit, chronische Müdigkeit, Blutarmut, Blutgerinnungsstörungen, dünne Haare, Haarausfall, Störungen der Wundheilung, Neigung zu Pilzinfektionen, Brüchigkeit und Weißfleckung der Nägel, Sehstörungen, Nachtblindheit, Makuladegenerationen, Geruchsstörungen, Geschmacksstörungen, Innenohrschwerhörigkeit, Mundschleimhautentzündungen, Infektanfälligkeit, Depressionen, Konzentrationsstörungen, Hyperaktivität, Lernschwäche bis hin zu Gewichtsverlust und Wachstumsstörungen.

Wie kann ein Zinkmangel entstehen? – Aufgrund von falschen Ernährungsgewohnheiten ist Zinkmangel auch in westlichen Ländern nicht selten, insbesondere bei Jugendlichen, die aufgrund des Wachstums besonders viel Zink benötigen. Auch in der Schwangerschaft und Stillzeit besteht ein höherer Zinkbedarf. Andere Ursachen sind Streß oder unausgewogene vegetarische Diäten.

Aber auch bestimmte Medikamente wie zum Beispiel orale Kontrazeptive („die Pille") und vermehrter Verbrauch von Abführmitteln können einen erhöhten Zinkverbrauch zur Folge haben. Verschlechterungen der Zinkaufnahme sind außerdem beschrieben bei Therapie mit Säurebindnern (Antazida), Antibiotika (z.B. Tetrazykline), Zytostatika (wie Methotrexat, Cisplatin u.a.) sowie Alkohol. Äußere Faktoren wie Umweltbelastungen durch Ozon, UV-Strahlung erfordern ebenfalls einen höheren Zinkbedarf.

Die Deutsche Gesellschaft für Ernährung empfiehlt für Jugendliche und Erwachsene eine tägliche Zufuhr von 7-10 mg, für Schwangere und Stillende 10-11 mg, für Kinder von 4 bis 7 Jahre 5 mg. Die durchschnittliche Zinkaufnahme liegt jedoch in Europa unter dieser Empfehlung. – Die Amerikanische Gesellschaft für Ernährung hat auf ihrer Konferenz in San Diego sogar 20 mg für Kinder gefordert; denn in einer Studie konnten sie nachweisen, dass eine deutliche Verbesserung der geistigen Leistungsfähigkeit unter dieser täglichen Einnahme erreicht werden konnte. Zink verbesserte das visuelle

Gedächtnis, die Leistungen in einem Wortfindungstest und die Konzentrationsfähigkeit.

Eiweißgebundenes Zink / organische Zinksalze – zum Beispiel in Spirulina platensis gebundenes Zink II – gewährleisten eine gute Zinkaufnahme durch den Körper und eignen sich besser als die Einnahme von freien Zinksalzen (Zinkoxid; Zinksulfat), die relativ leicht über die Niere ausgeschieden werden. Ein zweistündiger Abstand zu den Mahlzeiten verbessert die Bioverfügbarkeit.

2.6. L-Carnitin

Carnitin, genauer L-Carnitin, ist eine natürlich vorkommende, vitaminähnliche Substanz, die in den letzten Jahren als sogenannter „Fettburner" das Interesse einer breiten Öffentlichkeit gefunden hat. L-Carnitin besitzt durch seine zentrale Stellung im Stoffwechsel wichtige Schutzfunktionen gegen metabolische Störungen der Zelle und der Zellbestandteile und verfügt über Antioxidative Schutzfunktionen.

L-Carnitin (auch: Trimethylbetain) spielt eine lebensnotwenige („essentielle") Rolle im Energiestoffwechsel menschlicher, tierischer und pflanzlicher Zellen. L-Carnitin fungiert als Rezeptormolekül für aktivierte Fettsäuren im Zellplasma und in Zellorganellen wie den Mitochondrien. Es übt diese Funktion im Wechselspiel mit Coenzym A aus. Langkettige Fettsäuren können nur gebunden an das wasserlösliche L-Carnitin durch die Mitochondrienmembranen transportiert werden, um so der Energiegewinnung zur Verfügung gestellt zu werden.

L-Carnitin hat vielfältige Funktionen im menschlichen Organismus. Die wichtigste Aufgabe liegt im Bereich des Energie- und Fettstoffwechsels in den Mitochondrien: Transport der Fettsäuren und Oxidativer Abbau der Fettsäuren (β-Oxidation, ATP-Produktion mit CoEnzymQ$_{10}$). Außerdem ist Carnitin mit an der Regulation der Acetyl-CoEnzym A Verfügbarkeit beteiligt und vermittelt mit CoEnzym A in den Mitochondrien den Austausch von Acyl- und Acetyl-Gruppen. Die Wissenschaftler beschreiben noch zahlreiche weitere L-Carnitin Funktionen: Produktion von Ketonkörpern, Regulation der

Gluconeogenese („körpereigene Zuckerherstellung"), Abbau verzweigtkettiger Aminosäuren, Neuroprotektion, Verbesserung der Immunkompetenz durch Entzündungshemmung, Leberzellschutz, Zellmembranstabilisierung und Antioxidative Schutzfunktion.

Der menschliche Körper kann L-Carnitin aus den Aminosäuren Methionin und Lysin selbst herstellen, nimmt es jedoch hauptsächlich über Fleisch auf. L-Carnitin befindet sich in großen Mengen in rotem Fleisch, insbesondere in Schaf- und Lammfleisch sowie Wild. Geflügelfleisch dagegen ist deutlich carnitinärmer, während vegetarische Lebensmittel wenig oder gar kein L-Carnitin enthalten. Bei einer gemischten Kost werden täglich zwischen 100 und 300 mg L-Carnitin durch die Nahrung aufgenommen. Vegetarier führen sich mit der Nahrung durchschnittlich etwa 2-10 mg Carnitin zu. Der restliche Bedarf wird durch die körpereigene Herstellung (endogene Synthese) gedeckt, wenn die essentiellen Kofaktoren Vitamin C, Vitamin B6, Niacin und Eisen in ausreichender Menge zur Verfügung stehen.

Wissenschaftler schätzen den täglichen L-Carnitin Bedarf auf 100-300 mg, wobei rund ein Viertel durch den Körper selbst (endogen) gebildet wird. Bei Krankheiten und hoher körperlicher Belastung kann der Carnitinbedarf auf über 1000 mg / Tag ansteigen.

Der Gesamtbestand an L-Carnitin im Körper beträgt etwa 20-25 g, wobei der Anteil in Geweben mit einem hohen Fettsäurestoffwechsel besonders hoch ist. In Herz- und Skelettmuskulatur sind 98 % der Reserven gespeichert. Über die Nieren werden täglich etwa 20 mg in den Urin ausgeschieden. Da L-Carnitin ein wasserlösliches Molekül ist, wird es bei einer Hämodialyse mit aus dem Blut der Nierenpatienten entfernt. Dies hat die Folge, dass Dialysepatienten sehr niedrige L-Carnitin-Blutwerte haben. Patienten mit fortgeschrittener Niereninsuffizienz sollten daher L-Carnitin einnehmen, um diese Verluste wieder auszugleichen.

Welches sind die Anzeichen eines L-Carnitin Mangels? Als wichtige Substanz im Energiestoffwechsel finden sich vor allem muskuläre Störungen bei L-Carnitinmangelzuständen: Müdigkeit („Fatigue"), Burn-Out, Leistungsschwäche, Muskelschmerzen („Myalgien"), Muskelzerfall („Rhabdomyolyse"), Herzrhythmusstörungen, Herzinsuffizienz und Herzmuskelschwäche

(„Kardiomyopathie"). Dazu kommen Stoffwechselstörungen wie erhöhte Insulinblutspiegel („Hyperinsulinämie"), Unterzuckerung („Hypoglykämie"), Verschiebungen im Säure-Basenhaushalt des Körpers („Laktatazidose"), Hyperammonämie, hepatische Enzephalopathie, Erhöhung der Blutfette („Hypertriglyceridämie") und vermehrte Lipidperoxidation. Auch bestimmte Nervenerkrankungen („Neuropathien") und Wachstumsstörungen bei Säuglingen und Kleinkindern sind im Zusammenhang mit L-Carnitinmangelzuständen in der medizinischen Fachliteratur beschrieben.

Zur Nahrungsergänzung oder Therapie stehen verschiedene Carnitinpräparate zur Verfügung. *Acetyl-L-Carnitin* scheint bei neurologischen Störungen wie Alzheimer besser zu wirken als L-Carnitin. Bei Störungen der Herzfunktion besitzt *Propionyl-L-Carnitin* eine stärkere herzschützende Wirkung.

2.7.   α-Liponsäure (Thioctsäure)

Die α-Liponsäure (ALA) oder auch Thioctsäure (chemische Struktur: 1,2-Dithiolan-3-pentansäure) ist ein Naturstoff, der als CoEnzym in Mensch, Tier und Pflanze vorkommt. Ihre Salze heißen Lipoate. – Mit seiner aktiven (reduzierten) Form Dihydroliponsäure bildet α-Liponsäure ein biochemisches Redoxsystem. α-Liponsäure ist ein Radikalfänger und starkes Antioxidans, der im Körper verbrauchte Antioxidantien wie Vitamin C, Vitamin E, Co-Enzym Q_{10} oder Glutathion regenerieren kann.

Seit 1966 wird α-Liponsäure in Deutschland als Arzneistoff zur Behandlung von Lebererkrankungen und bei peripheren Polyneuropathien (Erkrankungen des Nervensystems) eingesetzt. Vielversprechend sind auch Studien zur Krebsforschung, da Liponsäure den Energiehaushalt von Krebszellen beeinträchtigt und damit deren Untergang anregt.

Ein erhöhter Bedarf an α-Liponsäure wird in der medizinischen Fachliteratur bei Oxidativer Belastung (Raucher, Sportler) sowie bei Störungen des Kohlenhydratstoffwechsels (Diabetes mellitus) beschrieben. Auch Radikalassoziierte Erkrankungen wie bösartige Tumoren, Lebererkrankungen, Arteriosklerose oder AIDS werden in diesem Zusammenhang hervorgehoben.

Die medizinischen Indikationen zur Verabreichung von α-Liponsäure ergeben sich aus dem oben Gesagten: AIDS, Morbus Alzheimer, Diabetes mellitus, Polyneuropathien und (chronische) Hepatitis. – Zur Behandlung stehen Injektionspräparate und Kapseln bzw. Tabletten zur Verfügung.

2.8. Essenzielle Fettsäuren (Ω-3 und Ω-6 Fettsäuren)

Für den Menschen sind zwei Fettsäuren essentiell (lebensnotwendig und nicht selbst zu synthetisieren), nämlich Linolsäure (Omega-6-Fettsäure) und Linolensäure (Omega-3-Fettsäure).

Die langkettigen <u>Omega-3-Fettsäuren</u> sind eine spezielle Gruppe innerhalb der ungesättigten Fettsäuren. Sie gehören zu den essentiellen Fettsäuren, sind also lebensnotwendig und können vom Körper nicht selbst hergestellt werden. Die Bezeichnung stammt aus der alten Nomenklatur der Fettsäuren. Bevor man sie als solche identifizierte, wurden sie gemeinschaftlich als „Vitamin F" bezeichnet. Sie besitzen in der Prävention und Therapie verschiedener entzündlicher und chronisch – degenerativer Erkrankungen ein hohes therapeutisches Potential.

Bekannte Omega-3-Fettsäuren sind: α-Linolensäure (ALA, $18:3\omega$-3), Eicosapentaensäure (EPA, $20:5\omega$-3) und Docosahexaensäure (DHA, $22:6\omega$-3). Omega-3-Fettsäuren finden sich als α-Linolensäure in allen photosynthetisch aktiven Geweben – also in Pflanzenblättern. Viele Pflanzenöle sind reich an Ω-3-Fettsäuren, besonders das salbeiverwandte Chiaöl (bis über 60 %), das asternverwandte Perillaöl (etwa 60 %), Leinsamen (bis über 50 %), Hanföl (etwa 17 %), Walnussöl (ca. 13 %), Rapsöl (ca. 9 %) und Sojaöl (ca. 8 %). Außerdem enthalten einige Fischarten zwischen 1-2 % Ω-3-Fettsäuren: Atlantischer Lachs, Sardellen, Sardinen und Hering.

Die verschiedenen Ω-3-Fettsäuren haben unterschiedliche Wirkungen im menschlichen Körper. Docosahexaensäure (DHA) ist von großer Bedeutung für die Entwicklung der Hirn- und Nervenzellen und die Netzhaut. Eicosapentaensäure (EPA) hat wichtige Funktionen im Bereich von Entzündungsprozessen (Synthese antiinflammatorischer und vasodilatatorischer Leukotriene

     Dr. med. Michael Weber | Co-Enzym Q$_{10}$

und Prostanoide). Auch im Bereich der Blutgerinnung üben Ω-3-Fettsäuren Funktionen aus: Hemmung der Verklumpung von Blutplättchen (Thrombocytenaggregation↓), Abnahme von Blutgerinnungsfaktor I (Fibrinogenspiegel↓). Darüber hinaus kommt es zu einer gesteigerten Synthese von Stickstoffmonoxid (NO). Das potentiell giftige NO hat eine gefäßerweiternde, gefäßentspannende Wirkung.

Beachtung haben die verschiedenen Ω-3-Fettsäuren in den letzten Jahren vor allem durch ihre günstigen Wirkungen auf das Herz – Kreislaufsystem erhalten: Antiarrhytmisch, antiartherogen, endothelprotektiv, kardioprotektiv, Blutdruck senkend, Verbesserung der Blutfließeigenschaften, Verbesserung der Nierendurchblutung, Steigerung der Mikrozirkulation.

Die **Ω-6-Fettsäuren** gehören wie die Ω-3-Fettsäuren zu den essentiellen Fettsäuren. Wichtige Vertreter dieser Gruppe sind: Linolsäure (18:2ω-6), Gamma-Linolensäure (18:3ω-6), Calendulasäure (18:3ω-6), Eicosadiensäure (20:2ω-6), Dihomogammalinolensäure (20:3ω-6) und Arachidonsäure (20:4ω-6).

Gamma-Linolensäure (18:3ω-6; GLA), in der Literatur oft kurz GLA genannt, ist eine dreifach ungesättigte Omega-6-Fettsäure. Sie kommt natürlich vor in Granatapfelsamenöl (ca. 60%), Borretschöl (ca. 20%), Nachtkerzenöl (ca. 7-14%) und Hanföl (ca. 3%). – Die Einnahme von Gamma-Linolensäure (zum Beispiel aus Nachtkerzenöl, Hanföl) oder Granatäpfeln (als Saft, Kapseln oder natürliche Frucht) kann entzündliche Vorgänge im Körper günstig beeinflussen. Verringerte Gamma-Linolsäure-Spiegel führen zu Störungen der Hautfunktion, Hautekzemen und Wundheilungsstörungen. Daher spielt Gamma-Linolensäure insbesondere bei der Behandlung der Neurodermitis eine große Rolle.

2.9. Weitere Radikalenfänger

Auch wenn dieses Buch sich in erster Linie mit der zentralen Bedeutung von Co-Enzym Q_{10} als Radikalenfänger und Energielieferant in der Atmungskette beschäftigt, sollen an dieser Stelle kurz einige weitere Antioxidantien angesprochen werden, die für das menschliche Radikalenabwehrsystem eine wichtige Rolle spielen.

Besonders hervozuheben sind hier die *SOD (Superoxid-Dismutase)*, die Selen abhängige *GPx (Glutathion-Peroxidase)* und die *Kat (Katalase)*. Diese drei Enzyme spielen besonders in den roten Blukörperchen eine entscheidende Rolle. Sie sind nicht nur für die Radikalenabwehr wichtig, sondern beschleunigen auch viele Stoffwechselvorgänge und besitzen damit eine gewaltige postive Aktivität.

Pharmakologen und Medizinern ist es gelungen, diese drei wichtigen Radikalenfänger zur Vorbeugung und Behandlung verfügbar zu machen. Aus einer speziell gezüchteten Sorte von Urweizenkeimen, die von Natur aus hohe Konzentrationen der wertvollen antioxidativen Enzyme SOD, GPx und Kat enthalten, wird ein hochwirksames Nahrungsergänzungsmittel geschaffen, das sehr gut verträglich ist und keinerlei Konservierungsmittel enthält.

Die *SOD (Superoxid-Dismutase)* kommt ganz überwiegend in den roten Blutkörperchen vor. Ein Teil dieses Enzyms liegt im wässrigen Zellinhalt, ein anderer Teil in den Zellkraftwerken, den Mitochondrien. Die SOD schützt dort hoch wirksam vor Sauerstoffradikalen, besonders vor der Schädigung durch sogenannte „Superoxidanionen“. Diese reaktiven Sauerstoffverbindungen entstehen bereits unter „normalen“ Stoffwechselsituationen bei der Energiebereitstellung durch die „Atmungskette“. Die SOD macht einen Teil dieser Sauerstoffradikale unschädlich.

In einer Studie mit an Arthrose bzw. Arthritis erkrankten Patienten wurde festgestellt, dass durch Einnahme von SOD Schmerzen, Schwellungen und Entzündungen gelindert werden können. – Weitere wissenschaftliche Forschungen und Laboruntersuchungen an Hautzellen zeigten, dass Superoxiddismutase durch spezielle Transportsysteme in die Hautzellen gelangt und dort vor UV-bedingten Schäden schützt.

Die *GPx (Glutathion-Peroxidase; Selen-Glutathionperoxidase; GSH-Peroxidase)* entwickelt in der Leber und den roten Blutkörperchen die stärksten Aktivitäten. Die GPx kommt in den Zellen zu etwa 2 / 3 im wässrigen Zellinhalt und zu 1 / 3 in den Mitochondrien vor. Die GPx ist ein Bestandteil des zellulären „Antioxidativen Orchesters" und spielt eine wichtige Rolle gegen Oxidativen Streß. Sie schützt wichtige Strukturen wie Membranen, Eiweisse und vor allem den roten Blutfarbstoff, das Hämoglobin.

Die Bildung von GPx erfordert eine ausreichende Versorgung mit Selen, da im aktiven Zentrum dieses Enzyms ein „Selenocystein" liegt, also eine Verbindung aus Selen und der Aminosäure Cystein.

K. Aoyama und Mitarbeiter zeigten in ihren 2006 im European Journal of Neurology veröffentlichten Untersuchungen einen Zusammenhang zwischen Mangel an GPx und anderen Seleneiweissen sowie Neurodegenerativen Erkrankungen auf. Andere Wissenschaftler haben das vermehrte Auftreten von Tumorerkrankungen oder Arteriosklerose bei GPx-Mangel beschrieben.

Die **Kat (Katalase; CAT)** kommt in allen tierischen und menschlichen Zellen, besonders den roten Blutkörperchen, in der Leber und den Nieren vor. Das Enzym Katalase verringert den oxidativen Streß, indem es Wasserstoffperoxid (H_2O_2) zu Sauerstoff (O_2) und Wasser (H_2O) umsetzt. Die Reaktion erfolgt in zwei Schritten. – Die Katalse liegt innerhalb der Zellen in kleinsten „Vesikeln" vor, den sogenannten „Peroxisomen".

3.   Co-Enzym Q$_{10}$

Co-Enzym Q$_{10}$ ist ein zentraler Bestandteil der Atmungskette und somit für die Energiegewinnung der menschlichen Zelle lebensnotwendig. Als stark fettlösliche Substanz findet sie sich in allen Membranen: den Zellwänden, der Zellkernummantelung, in hoher Konzentration in der Mitochondrialmembran usw.. Im Bereich der Membranen entwickelt Co-Enzym Q$_{10}$ auch seine antioxidative Schutzfunktion.

Da Co-Enzym Q$_{10}$ <u>in allen menschlichen Zellen</u>, d.h. „ubiquitär", nachzuweisen ist und zum Überleben der Zelle vorhanden sein muß, nannte man es bereits frühzeitig auch *„Ubichinon"*. In den letzten Jahren haben Wissenschaftler verschiedenste Ursachen und Folgen eines Q$_{10}$-Mangels herausgefunden. Außerdem wird in der medizinischen Fachliteratur über zahlreiche, erfolgreiche therapeutische Ansätze bei Verabreichung von Co-Enzym Q$_{10}$ berichtet.

3.1.   Die Geschichte des Co-Enzym Q$_{10}$

Die Geschichte des Co-Enzyms Q$_{10}$ ist etwa so alt wie die Geschichte des Sauerstoffs auf der Erde, also viele Millionen Jahre. Auf die Bedeutung von Co-Enzym Q$_{10}$ im Rahmen der Zellatmung wurde ja bereits im ersten Kapitel hingewiesen. – Die wissenschaftliche Geschichte wurde dagegen erst 1955 durch den amerikanischen Wissenschaftler F. L. Crane eingeleitet. Seine Arbeitsgruppe in Madison, Wisconsin / USA entdeckte damals eine gelblich scheinende Substanz in den Mitochondrien von Rinderherzen: das Co-Enzym Q$_{10}$. Nur zwei Jahre später gelang es Professor Karl Folkers in Standford / USA, die chemische Struktur dieser gelblichen Substanz aufzuklären. Die komplizierte chemische Substanzformel lautet: 2,3-Dimethoxy-5-methyl-6-decaprenyl-1,4-Benzochinon.

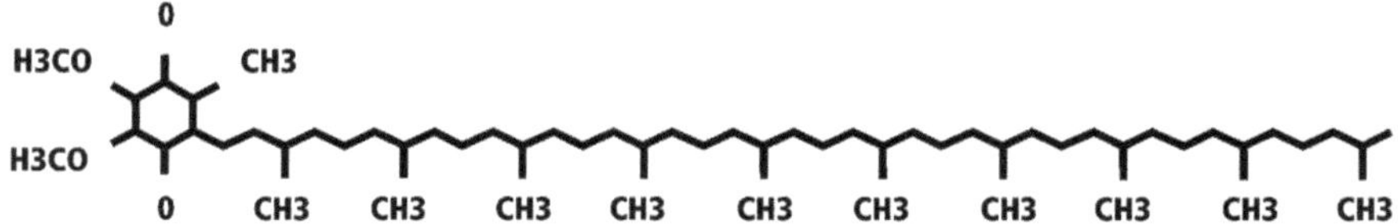

Die Substanz wurde *Co-Enzym Q_{10}* genannt, da sie in dem komplizierten Enzymsystem der Mitochondrien coenzymatische Wirkungen besitzt. Von der chemischen Struktur her kann man Co-Enzym Q_{10} zu den Lipiden, d.h. den Fetten zählen. Der Buchstabe *Q* deutet die Zugehörigkeit der Substanz zu der *Chinon-Gruppe* an, die in der englischsprachigen Literatur als *Quinones* bezeichnet werden. Die Zahl *10* definiert die Anzahl der sogenannten „Isoprenyleinheiten" in der Seitenkette.

Die „Isoprenyleinheiten" sind in der Natur weit verbreitet und auch im Pflanzenreich anzutreffen. Von verschiedenen Wissenschaftlern sind die „Isoprenylgruppen" auch immer wieder als „Waschmittel der Natur" bezeichnet worden.

Dr. R. A. Morton, der sich mit der Substanz zur gleichen Zeit wissenschaftlich beschäftigte, konnte zeigen, daß Co-Enzym Q_{10} in jeder Zelle des Menschen und auch bei allen Tieren in gleicher oder sehr ähnlicher Form vorkommt. Aufgrund dieses allgegenwärtigen, d. h. *ubiquitären*, Vorkommens nannte er sie *Ubichinon*.

FAZIT: *Jede Zelle benötigt zum Überleben Co-Enzym Q_{10}.*

In der ersten Zeit der Q_{10}-Forschung war das Rinderherz als einzige zuverlässige, wenn auch sehr teure Quelle der Substanzgewinnung bekannt. Mit der *Fermentation*, d.h. einer speziellen Form der Gärung, schlugen die Japaner 1971 ein neues Kapitel in der Geschichte von Ubichinon auf. Erstmalig war es damit möglich, größere Mengen dieses Co-Enzyms zu gewinnen. Durch eine aufwendige Weiterverarbeitung (sogenannte Chromatographische Verfahren) liegt Q_{10} heute als hochgereinigte Substanz vor, die höchsten pharmazeutischen Ansprüchen entspricht! Die aus Japan gelieferten Ausgangsstoffe haben einen Reinheitsgrad von 99,8 %! Deshalb sollte darauf geachtet werden, daß nur Präparate eingesetzt werden, die aus japanischer Herstellung stammen.

Die *Fermentation* leitete eine Phase rasch zunehmender Forschungstätigkeit ein. Außerdem wurde die Substanz zunächst in Japan, dann aber auch in den

USA und bei unseren Nachbarn in Dänemark, Schweden und Holland ein verbreitetes Nahrungsergänzungsmittel. In anderen Ländern wie Italien ist Co-Enzym Q_{10} als Medikament zugelassen.

Moderne Co-Enzym Q_{10} Präparate wie das wasserlösliche, ultrakleinpartikuläre *Nanochinon* werden vom Körper schnell und effektiv aufgenommen, dennoch gibt es andere wissenschaftliche Ansätze, um die Versorgung des Körpers mit Co-Enzym Q_{10} zu verbessern. M. Bentinger und sein Forscherteam vom Department of Biochemistry and Biophysics der Universität von Stockholm / Schweden stellten im November 2007 auf der *Fifth Conference of the International Coenzyme Q_{10} Association* ihre wissenschaftlichen Untersuchungen zur Steigerung der körpereigenen Co-Enzym Q_{10}-Synthese vor. Sogenannte „Fibrate" (Fibrinsäuren und deren Abkömmlinge) und Salicylsäure steigern die Co-Enzym Q_{10} Biosynthese in allen Organen mit Außnahme des Gehirns.

Fibrate sind eine Gruppe von Carbonsäuren, die in der Medizin als Medikament (*Fenofibrat, Benzafibrat*) zur Behandlung hoher Blutfettwerte angewendet werden. – Die sogenannte Salicylsäure (chemisch: o-Hydroxybenzoesäure) kommt in Form ihres Methylesters in ätherischen Ölen in den Blättern, Blüten und Wurzeln verschiedener Pflanzen vor und ist für die pflanzliche Abwehr von verschiedenen Pathogenen von Bedeutung. Ihren Namen bekam sie, da sie früher vor allem durch die oxidative Aufbereitung von Salicin, das in der Rinde verschiedener Weiden (botanisch: Salix spec.) enthalten ist, gewonnen wurde.

M. Bentinger und Mitarbeiter konnten darüber hinaus zeigen, dass bestimmte Fettpartikel („Polyisoprenole") die Co-Enzym Q_{10}-Synthese effektiv in Zellkulturen verbessern konnten. Möglicherweise ergeben sich hier in einigen Jahren neue therapeutische Möglichkeiten, um Co-Enzym Q_{10}-Mangelzustände zu behandeln.

Es gibt darüber hinaus weitere theoretische Ansätze, die Co-Enzym Q_{10}-Synthese zu verbessern. Im Jahr 2009 veröffentliche *Food Chemestry (116 / 2009)* eine Arbeit an Zellkulturen. Bakterienstämme von *Pseudomonas diminuta* wurden mit Vorläuferstoffen der Co-Enzym Q_{10}-Synthese in großem Maß versorgt (Karottensaft- oder Tomatensaftextrakte). Dies führte in den Zellkulturen zu einem Anstieg der Q_{10}-Produktion von 15.58 auf 29.22 mg/l (Karotten) und 24.35 mg/l (Tomaten). – Dies darf aber nicht darüber hinweg täuschen, dass es sich hier nur um Zellkulturen handelte, und dass derzeit keinerlei therapeutische Rückschlüsse gezogen werden können.

FAZIT: **Hochgereinigte Co-Enzym Q_{10}-Monosubstanz genügt höchsten medizinischen und pharmakologischen Ansprüchen!**

Bei der Nahrungsergänzung mit Co-Enzym Q_{10} sollte stets genau auf die Herkunft geachtet werden.

3.2.   Welche Funktionen hat Co-Enzym Q_{10}?

Die Forschungen um Co-Enzym Q_{10} hatten zunächst seine physiologische Wirkung im Bereich der zellulären Atmungskette und damit der **Energiebereitstellung** zum Inhalt. Peter Mitchell erhielt für seine Untersuchungen und die Entdeckung des Q_{10}-Zyklus 1978 den Nobelpreis. – Bald darauf erkannte man, daß Co-Enzym Q_{10} als stark lipohile (fettliebende) Substanz eine wichtige **Funktion im Bereich aller Zellmembranen** besitzt.

In den letzten Jahren sind in der Grundlagenforschung und der Medizin umfangreiche Studienarbeiten über die Rolle von Ubichinol als **antioxidativ** wirksame Substanz durchgeführt worden. Aufgrund des ubiquitären Vorkommens ergeben sich unzählige wissenschaftliche Fragestellungen und mögliche therapeutische Ansätze.

Im menschlichen Organismus gibt es zwei Formen von Q_{10}, die antioxidativ wirksame, reduzierte Form (Hydrochinon; Ubiquinol) und die oxidierte Form (Chinon; Ubichinon). Lagendijk (1996) und Yamamoto (1997) zeigten, dass das Verhältnis zwischen beiden Formen 90:10 beträgt. – Die reduzierte Form fängt freie Radikale ab, die oxidierte Form wirkt membranstabilisierend.

Bei Krankheiten kann sich das Verhältnis der beiden Q_{10} Formen verschieben. Die Studienergebnisse von Syburra (1999) zeigten, dass zum Beispiel bei Multipler Sklerose das Verhältnis bei etwa 24 : 76 liegt. Dies beeinträchtigt die Funktion der Atmungskette und damit die Energiebereitstellung durch die Mitochondrien: Es kommt zum Bioenergetischen Defizit.

Genau wie Co-Enzym Q_{10} verbrauchtes Vitamin E regenerieren kann, ist Q_{10} ein Spieler im Antioxidativen Orchester. So kann oxidiertes Q_{10} durch drei *Flavoenzyme*-Enzyme – Eiweisse, die Flavin enthalten – wieder reduziert werden und steht damit als Radikalenfänger wieder zur Verfügung. Dieses Wechselspiel wiederum ist von einer ausreichenden Versorgung mit Selen und Zink abhängig: Lipoamid-Dehydrogenase (Zink), Glutathion-Reductase (Zink) und Thioredoxin-Reductase (Selen).

Co-Enzym Q_{10} ist nicht nur ein hochpotenter, fettlöslicher Radikalenfänger, ein lebensnotwendiger Bestandteil der körpereigenen Energiegewinnung über die Atmungskette, sondern auch ein wichtiger Bestandteil in fast allen Zellmembranen. Darüber hinaus ist Q_{10} Bestandteil aller Lipoproteine (Fett-Eiweißpartikel), die durch das Vorhandensein von reduziertem Q_{10} (Ubiquinol) wirksam vor Oxidativen Angriffen geschützt werden. Co-Enzym Q_{10} kann von jeder menschlichen Zelle hergestellt werden, wobei die Synthese in bestimmten Zellbestandteilen („Organellen") erfolgt: Mitochondrien, Golgi-Apparat, Peroxisomen. Lange Zeit wurde darüber spekuliert, wie das fettlösliche Q_{10} in andere Zellbetandteile, ins Blut oder in den Urin gelangt. Y. Yamamoto und Mitarbeiter von der Universität Tokio / Japan stellten im November 2007 auf der *Fifth Conference of the International Coenzyme Q_{10} Association* ihre Forschungsergebnisse zu den innerzellulären und extrazellulären Transportvorgängen von Q_{10} vor. Um Q_{10} durch wässrige Phasen transportieren zu können, muss es an Proteine gebunden werden. Yamamoto untersuchte Urin, da dieser bekanntermaßen Q_{10} enthält und jederzeit für wissenschaftliche Untersuchungen gewonnen werden kann. Mittels Säulenchromatographie konnten die Forscher das postulierte Transportprotein nachweisen. Nachdem dieser Nachweis gelungen war, gelang es Yamamoto über Antikörper dasselbe Transportprotein auch in menschlichen Spermien und Leberzellkulturen nachzuweisen.

3.3. Welche Co-Enzym Q_{10}-Quellen gibt es?

Da Co-Enzym Q_{10} in der Natur „ubiquitär" vorkommt, ist es auch in geringen Mengen in unserer alltäglichen Nahrung enthalten. Diese Nahrungsquellen sind die sogenannten *exogenen* Q_{10}-Quellen. Das in der Nahrung enthaltene Co-Enzym Q_{10} ist jedoch völlig unzureichend, um einen Q_{10}-Mangel wieder auszugleichen! Co-Enzym Q_{10} wird aber auch aktiv vom menschlichen Körper aus kleinen Bausteinen aufgebaut. Dies wird als *endogene Biosynthese* bezeichnet. Im folgenden soll zunächst die Aufnahme über die Nahrung dargestellt werden, dann im Überblick die körpereigene Produktion.

Zum Gehalt von Co-Enzym Q_{10} in den verschiedenen Nahrungsmitteln gibt es zahlreiche Untersuchungen. Nennenswerte Mengen an Q_{10} finden sich in Mandeln, Walnüssen, Ölen, Spinat und grünem Gemüse sowie in Soja. Getreideprodukte enthalten dagegen überwiegend Q_9, d.h. die Zahl der Isoprenylreste in der langen Seitenkette beträgt nur 9 Einheiten. Erwartungsgemäß ist der Q_{10}-Gehalt im Fleisch relativ hoch, besonders in Rinderherzen, da dort ständig ein großer Energieumsatz erfolgt. Beachtenswert ist auch die Tatsache, daß Sardinen mehr als doppelt so viel Co-Enzym Q_{10} liefern wie Rindfleisch. Dennoch sind die Konzentrationen eher gering. Um 100 mg Co-Enzym Q_{10} zu sich zu nehmen, müßte man etwa 1,6 kg Sardinen essen!

Für die Darstellung der *endogenen Biosynthese* ist es leider notwendig, einige biochemische Grundlagen zu erwähnen. Die Möglichkeit der körpereigenen Produktion unterscheidet Co-Enzym Q_{10} von den Vitaminen. Nach der klassischen Definition von Vitaminen ist bei diesen eine körpereigene Produktion nicht möglich.

Co-Enzym Q_{10} besteht chemisch gesehen aus einer Ringstruktur und einem langen Seitenarm aus 10 sogenannten *Isoprenyleinheiten*. Die Ringstruktur von *Ubichinon* wird als **Chinon-Ring** (englisch:Quinon) bezeichnet und aus der Aminosäure *Tyrosin* synthetisiert. Die Aminosäuren sind die kleinsten Bausteine der Eiweiße. Durch die Aneinanderreihung von verschiedenen Aminosäuren werden alle Hormone und Enzyme vom Körper aufgebaut.

Der **Polyisoprenyl-Seitenarm** wird über zahlreiche Zwischenstufen aus einem Stoff namens *Acetyl-CoA* als Ausgangssubstanz gebildet. Da die ersten Schritte dieses Syntheseweges parallel zur Cholesterinsynthese erfolgen, sollen sie hier etwas ausführlicher dargestellt werden. Das Schlüsselenzym in der Biosynthese von Cholesterin <u>und</u> Co-Enzym Q_{10} ist die *HMG CoA-Reduktase* oder mit vollständigem komplizierten Namen **Hydroxy-Methyl-Glutaryl-Coenzym A-Reduktase.**

Bei Patienten mit schweren Fettstoffwechselstörungen kommt es häufig zu einer deutlichen Erhöhung der **Cholesterinblutspiegel.** Diese sogenannte *Hypercholesterinämie* ist als einer der wichtigsten Risikofaktoren für die frühzeitige „Gefäßverkalkung" seit langem bekannt. Die wirksamsten Medikamente, die heute zur Senkung der Cholesterinspiegel zur Verfügung stehen, sind Wirkstoffe, die die *HMG CoA-Reduktase* zu hemmen vermögen. Damit ist die körpereigene Cholesterinproduktion eingeschränkt, der Cholesterinspiegel kann zumeist sehr wirksam gesenkt werden. Gleichzeitig wird aber auch die körpereigene Biosynthese von Co-Enzym Q_{10} stark eingeschränkt. G. Ghirlanda und Mitarbeiter veröffentlichten 1993 Untersuchungen, die deutlich erniedrigte Co-Enzym Q_{10}-Blutwerte unter der Therapie mit *HMG CoA-Reduktase-Hemmern* zeigten.

> **FAZIT:** **Einige Medikamente können die Co-Enzym Q_{10}-Spiegel gefährlich erniedrigen!**

Die Biosynthese von Co-Enzym Q_{10} findet in allen Organen statt, als Hauptsyntheseort gilt jedoch die Leber. Im menschlichen Blut ist Co-Enzym Q_{10} an Fett-Eiweiß-Partikel, die sogenannten Lipoproteine gebunden. Der Haupttransporteur ist ein Lipoprotein von vergleichsweise geringer Dichte, das „LDL" oder „*Low Density Lipoprotein*". Bei zahlreichen Erkrankungen konnte eine gute Verbindung zwischen Q_{10}-Blutspiegeln und Schwere der Erkrankung hergestellt werden.

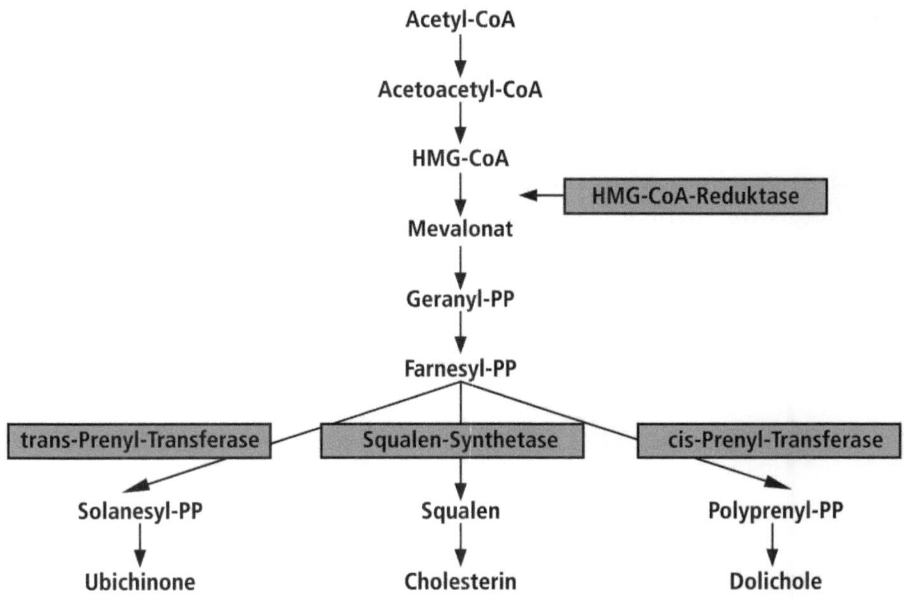

Bildung von Ubichinone und Cholesterin aus Mevalonsäure

3.4. Welche „Normalwerte" kennt man für Ubichinon?

Co-Enzym Q_{10} ist in allen Zellen vorhanden und kann daher auch in allen Geweben, Organen und im Blut nachgewiesen und bestimmt werden. Für die verschiedenen Organe und Altersgruppen liegen zahlreiche Untersuchungen vor. Natürlich beschäftigen sich die meisten wissenschaftlichen Untersuchungen mit der Q_{10}-Bestimmung im Blut, da dies einfach zugänglich ist.

Prof. Littarru und andere geben einen __normalen Blutplasmaspiegel von 0,8 (+ / - 0,2) µg / ml Co-Enzym Q__$_{10}$ für gesunde Erwachsene an. Die Heidelberger Arbeitsgruppe um Leichsenring und Becker fand für gesunde Kinder 1995 ähnliche Werte: 0,75 + / - 0,27 µg / ml Blutplasma. Dr. Thomas Menke und Dr. Michael Weber bestätigten bei ihren Studien an der Vestischen Kinderklinik Datteln / Universität Witten-Herdecke diese Spiegel bei gesunden Kindern. – Dabei konnte in verschiedenen Studien gezeigt werden, daß CoQ$_{10}$ in allen Blutbestandteilen vorhanden ist: Erythrocyten (rote Blutkörperchen), Leukocyten (weiße Blutkörperchen), Thrombocyten (Blutplättchen) aber auch wie oben erwähnt an Fett-Eiweißpartikel gebunden.

Uwe Gröber (Mikronährstoffe; Beratungsempfehlungen für die Praxis; 2. Auflage; wbg 2006) gibt als Richtwert für die therapeutische Wirksamkeit einen Mindestspiegel von 2,5 µg / ml an. Für Parkinsonpatienten empfiehlt er sogar Blutspiegel von mehr als 4 µg / ml.

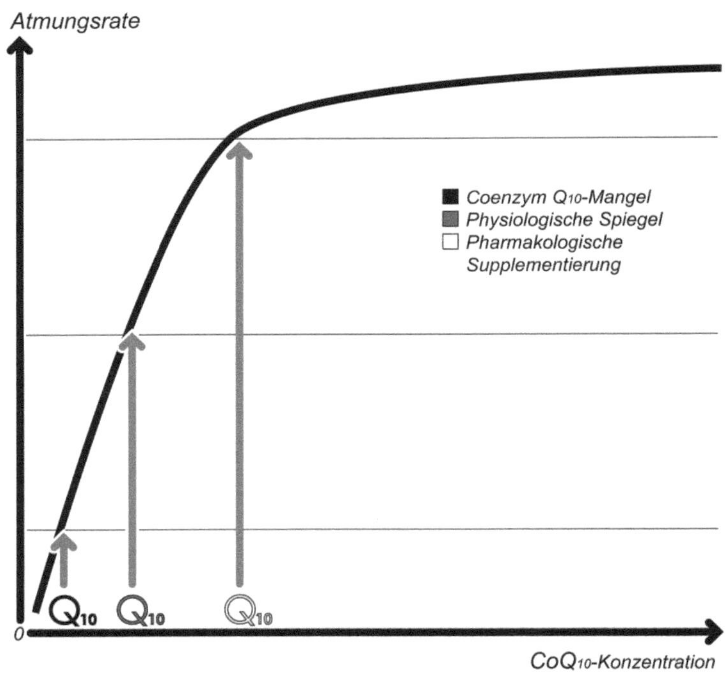

Abhängigkeit der „Zellatmung" von ausreichender Versorgung mit Co-Enzym Q$_{10}$

    Dr. med. Michael Weber | Co-Enzym Q$_{10}$

3.5. Wie kann ein Co-Enzym Q_{10}-Mangel entstehen?

Niedrige Co-Enzym Q_{10}-Spiegel sind in der medizinischen Fachliteratur im Zusammenhang mit verschiedenen Erkrankungen beschrieben worden. So konnten Littarru und Mitarbeiter beispielsweise bereits 1991 über niedrige Q_{10}-Blutplasmaspiegel bei Patienten mit einer **Hyperthyreose**, d.h. Schilddrüsenüberfunktion berichten.

Das Team um Kishi veröffentlichte 1986 Daten von Patienten, die ausschließlich über eine **Dauertropfinfusion** ernährt wurden. Dabei zeigte sich, daß der Q_{10}-Blutplasmaspiegel bereits nach einer Woche um etwa 50 % abgefallen war.

Auch in Verbindung mit viralen oder bakteriellen **Infektionen** ist wiederholt von erniedrigten Co-Enzym Q_{10}-Spiegeln berichtet worden. Im Rahmen von Infektionen werden verschiedene weiße Blutkörperchen, insbesondere die *Phagocyten* aktiviert. Die *Phagocyten* gelten als „Polizisten" innerhalb des Körpers: Die *Phagocyten* nehmen die eingedrungenen Mikroorganismen auf und töten diese ab. Hierbei setzen die *Phagocyten* ein kompliziertes System in Gang, um die „Eindringlinge" unschädlich zu machen. Der Körper beginnt selbst *reaktive Sauerstoffspezies* zu bilden, welche eine stark keimabtötende Wirkung besitzen. Infektionen sind also mit einer körpereigenen Produktion von freien Radikalen verbunden!

Auch im Zusammenhang mit übermäßiger **körperlich-sportlicher Belastung** sind erniedrigte Co-Enzym Q_{10}-Spiegel beschrieben worden. So berichtete Dr. Enzmann stellvertretend für die Arbeitsguppe Geiß / Hamm 1996 auf dem 9. Internationalen Co-Enzym Q_{10}-Kongreß in Ancona / Italien über subnormale Blutspiegel bei Ausdauerathleten (0,62 + / - 0,13 µg / ml). Die Autoren vermuten, daß bei gesteigerter körperlicher Leistung vermehrt Q_{10} in den Herzmuskel und den Skelettmuskel gelangen, um dort der Energiebereitstellung im

Rahmen der Atmungskette zur Verfügung zu stehen. Auch die Untersuchungen von Guerra aus dem Jahr 1987 und Littarru (1991) zeigten ähnliche Ergebnisse. Bei Radsportlern fanden sich in der Haupttrainingszeit niedrigere CoQ_{10}-Spiegel als bei den gleichen Athleten in der Winterzeit.

Auch einige **Medikamente** sind in Verbindung mit erniedrigten Q_{10}-Spiegeln beschrieben worden. So berichteten Karlsson und Mitarbeiter 1990 über einen reduzierten Gehalt von Ubichinon im Blut und in der Muskulatur von Patienten, die mit *Anthracyclin* behandelt wurden.

Außerdem hat man für Co-Enzym Q_{10} – ähnlich wie für andere Schlüsselsubstanzen des Stoffwechsels – bei Menschen und Tieren mit **zunehmendem Alter** eine Abnahme der Konzentration im Blut und verschiedenen anderen Geweben nachweisen können. Beyer und Mitarbeiter waren bereits 1985 in der Lage, einen deutlichen Abfall der Q_{10}-Spiegel in der Muskulatur von älteren Ratten nachzuweisen, noch deutlicher war die Abnahme im Herzmuskel. Im gleichen Jahr veröffentlichte die Arbeitsgruppe außerdem Arbeiten zur Verabreichung von Co-Enzym Q_{10} und dessen Einfluß auf die Herzfunktion im Alter. Es konnte gezeigt werden, daß Herzmuskelgewebe bei älteren Ratten nur eine eingeschränkte Funktion in der Oxidation von Fettsäure-Energiesubstraten besitzt. Damit kann der Hauptenergieträger für das Herz der Ratte nur eingeschränkt verwertet werden. Nach Gabe von Q_{10} konnte jedoch die Oxidation der Fettsäuresubstrate auch bei den älteren Ratten im Herzmuskelgewebe deutlich verbessert werden. Bereits ein Jahr zuvor schrieb Cutler über einen Zusammenhang zwischen Langlebigkeit und dem Vorhandensein natürlicher Antioxidantien bei verschiedenen Tierspezies.

Co-Enzym Q_{10} liegt im Körper in drei verschiedenen Formen vor: als oxidiertes Co-Enzym Q_{10} (Ubiquinon), als einfach reduziertes Semichinon und als reduziertes, atmungsaktives Hydrochinon (Ubiquinol = Ubihydrochinon). Das atmungsaktive Ubiquinol wird vom Körper etwa 3-4 mal besser aufgenommen als Ubiquinon.

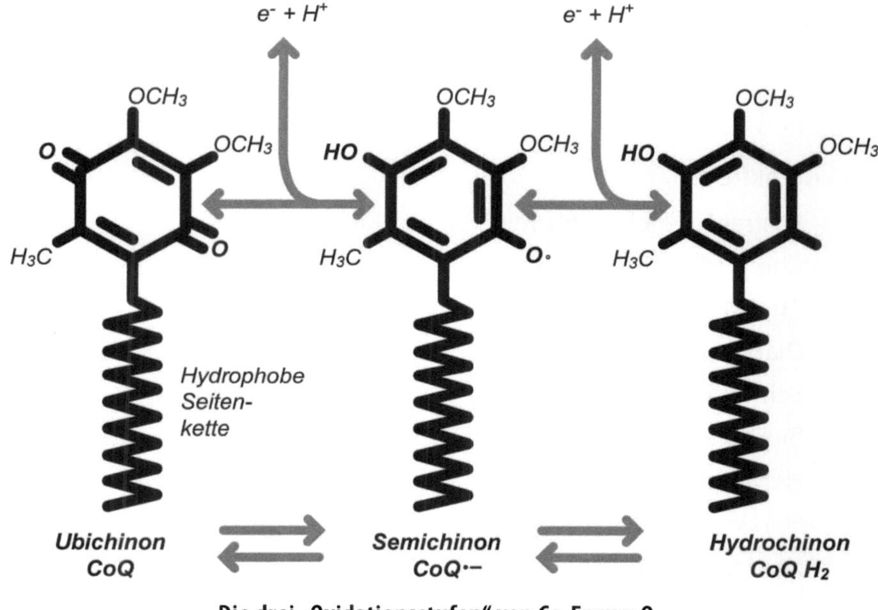

Die drei „Oxidationsstufen" von Co-Enzym Q_{10}

3.6. Zustände mit erniedrigten Co-Enzym Q_{10}-Spiegeln

Die Liste der Erkrankungen, die im Zusammenhang mit erniedrigten Q_{10}-Blutspiegeln beschrieben werden, ist lang und jährlich kommen weitere Krankheiten hinzu. Aber auch viele unspezifische Störungen der „normalen" Körperabläufe können zu Q_{10}-Mangelzuständen führen. So berichteten D. Piciacchia und Prof. G. P. Littarru von der Universität Ancona/Italien auf dem internationalen Co-Enzym Q_{10} Kongress in Boston/USA von einer signifikanten Reduktion der Q10-Spiegel bei Kindern mit Hyperpyrexie (hohes Fieber) als Ausdruck eines vermehrten oxidativen Streßes mit gesteigertem metabolischen Bedarf an Ubichinon Q_{10} als wichtigstem Radikalfänger.

Einige Zustände mit erniedrigten Co-Enzym Q10-Spiegeln

1. Alterungsprozesse

2. Streß-Situationen

3. Krankheiten

- Bestrahlung bei Tumoren	- Krebs
- Chemotherapie bei Tumoren	- Künstliche Ernährung
- Chronische Erkrankungen	- Lebererkrankungen
- Diabetes	- Lungenerkrankungen
- Schilddrüsenüberfunktion	- Dialyse
- Bluthochdruck	- Muskelschwund
- Herzmuskelschwäche	- Alzheimer Krankheit
- Herzkranzgefäßerkrankung	- Parkinsonsche Krankheit
- Herzoperationen	- Multiple Sklerose
- Immunschwäche	- Tinnitus
- Hepatitis	- Wundheilung
- Leberzirrhose	- Fieber
- Lebertumoren	

Seit der erstmaligen Isolierung von Co-Enzym Q_{10} im Jahre 1957 durch Dr. F. L. Crane sind im Bereich der Grundlagenforschung und der Medizin über 10 000 Arbeiten veröffentlicht worden, die sich mit diesem „universellen Vitalstoff" beschäftigen. Es ist daher nicht möglich auf alle Ergebnisse der bisherigen Forschungen einzugehen. Exemplarisch sollen jedoch einige Resultate hier vorgestellt werden.

Dr. med. Michael Weber | Co-Enzym Q_{10}

3.7. Nanoquinon – Das „flüssige" Q_{10}

Durch den Einsatz modernster pharmakologischer Methoden ist es in den letzten Jahren gelungen, Co-Enzym Q_{10} nicht nur in der klassischen, hochreinen Pulverform, sondern auch in flüssiger Form herzustellen: *Nanoquinon!* In einem patentierten Prozeß unter Einsatz modernster Nano-Technik werden ultrakleine Q_{10} Partikel hergestellt und in Wasser dispergiert. Ein Tropfen dieser Lösung enthält bis zu 50 Billionen dieser Q_{10}-Nanopartikel!

Das Nanoquinon ist wie das pulverisierte Q_{10} ein Nahrungsergänzungsmittel, das strengen pharmazeutischen Qualitätsanforderungen entspricht. Das Nanochinon bleibt in seiner flüssigen Form mindestens zwei Jahre stabil, die Nanopartikel bleiben fein verteilt, setzen sich nicht ab und flocken nicht aus.

Das Nanochinon enthält neben dem hochreinen, chromatographierten Co-Enzym Q_{10} nur Glycerin, Alkohol und pflanzliches Lecithin. Es ist frei von Farbstoffen und Konservierungsmitteln. Auch auf den Einsatz unphysiologischer Emulgatoren wurde bewusst verzichtet.

Das flüssige Q_{10} ist nicht nur aus pharmakologischer, sondern vor allem auch aus medizinischer Sicht ein Meilenstein! Nanochinon kann völlig unabhängig von der Nahrungsaufnahme verzehrt werden, es wird hoch wirksam und schnell über die Mundschleimhaut aufgenommen.

Nanochinon sollte möglichst lange im Mund gehalten werden und kann dann innerhalb weniger Minuten im Blut nachgewiesen werden, wie unter anderem die Studien von PD Dr. Thomas Menke und Dr. Petra Nieklowitz (Universität Witten-Herdecke) gezeigt haben.

Nanochinon kann bei allen Indikationen wie das klassische pulverisierte Q_{10} eingesetzt werden. Wegen des schnellen Wirkeintritts ist es aber zusätzlich bei medizinischen Notfallsituationen wie akute Herzmuskelschwäche, schweren psychischen oder physischen Belastungen, komatösen Zuständen, Vergiftungen u.a. effektiv einsetzbar.

3.8. Die „Mitochondriale Medizin"

„Das Leben ist in den Mitochondrien verankert!"
Prof. Dr. Rolf Luft, 1962

Prof. Dr. Rolf Luft erkannte als einer der Ersten die zentrale Bedeutung der Mitochondrien für Gesundheit und Krankheit. Die Kinderheilkunde beschäftigte sich als erstes medizinisches Fachgebiet intensiv mit Mitochondriopathien, erst in den neunziger Jahren des letzten Jahrhunderts hielt die Mitochondrienforschung breiteren Einzug in die Medizin. Bei immer mehr Krankheiten wurde die mitochondriale Genese wissenschaftlich nachgewiesen. Heute ist beispielsweise durch genetische Untersuchungen belegt, dass so unterschiedliche klinische Erscheinungsbilder wie Morbus Parkinson und Idiopathische Kardiomyopathie die gleichen mitochondrialen Genveränderungen aufweisen.

Um den Begriff „**Mitochondriale Medizin**" zu verstehen, muss man zunächst ein wenig über den Aufbau der menschlichen Zellen wissen. – Die Zellen des menschlichen Körpers bestehen aus einer mehrschichtigen Zellwand, einem Zellkern, flüssigen Anteilen („Zellplasma") und verschiedenen abgetrennten Unterbereichen, den sogenannten „Organellen". Eine der wichtigsten Organellen sind die **Mitochondrien**, die „Kraftwerke" jeder Zelle. Die Mitochondriale Medizin geht davon aus, dass viele Erkrankungen und Alterungsprozesse in entscheidendem Maß von einer Störung der Mitochondrien geprägt sind.

Ein Mitochondrium (auch Mitochondrion, Plural Mitochondrien, aus griech. mitos, für Faden und chondros für Korn) ist ein von einer Doppelmembran umschlossenes Organell, das als „Kraftwerk" der Zellen und damit des gesamten Körpers fungiert.

Besonders viele Mitochondrien finden sich in den Zellen, die viel Energie verbrauchen und benötigen (z. B. Muskelzellen, Nervenzellen, Sinneszellen, Eizellen). In Herzmuskelzellen erreicht der Volumenanteil von Mitochondrien 36 %. Der Anteil von Co-Enzym Q_{10} läuft im Wesentlichen mit der Zahl der

　Dr. med. Michael Weber | Co-Enzym Q_{10}

Mitochondrien parallel; denn Co-Enzym Q$_{10}$ ist die Schlüsselsubstanz in der Energiebereitstellung über die Atmungskette. Der mit Hilfe von Sauerstoff aus Zuckermolekülen hergestellte universelle Energiestoff ist das „ATP" oder „Adenosid Tri Phosphat".

Mitochondrien vermehren sich durch Wachstum und Sprossung, sie besitzen eine eigene Erbinformation, die sogenannte „Mitochondriale DNA" oder „Mitochondriales Genom". – Die Menge der Mitochondrien einer Zelle wird ihrem Energiebedarf angepasst. Dies erklärt unter anderem den Trainingseffekt durch regelmäßige körperliche Betätigung. Eine menschliche Zelle, die alle ihre Mitochondrien verliert, ist nicht in der Lage diese zu regenerieren und stirbt. – Dr. Jürgen Aschoff und andere Mediziner sprechen von den Mitochondrien als „Könige" oder „Regenten" der Zellen; denn Gesundheit und Krankheit seien entscheidend mit der Funktion dieser Organellen verbunden.

Auf der anderen Seite besitzen die Mitochondrien eine ungeheure Anpassungsfähigkeit. Kommt es im Rahmen von Erkrankungen oder künstlich herbei geführt zu einer Störung der Energieversorgung auf zellulärer Ebene, so reagieren die Mitochondrien mit starker Zellwachstumsvermehrung.

Mitochondrien werden praktisch über das Plasma der Eizelle nur von der Mutter vererbt, was Anlass zur Erforschung mütterlicher Verwandtschaftslinien war. Es hat sich mittlerweile herausgestellt, dass auch durch das Spermium einige männliche Mitochondrien in das Plasma der befruchteten Eizelle (Zygote) importiert werden. Diese „männlichen" Mitochondrien werden jedoch wahrscheinlich recht schnell eliminiert, denn sie sind, so wird inzwischen angenommen, schon von vornherein als potentiell gefährlicher „Zellmüll" markiert worden. Es gibt jedoch einige wenige Fälle, in denen Mediziner nachweisen konnten, dass die Mitochondrien des Kindes aus der väterlichen Linie stammten.

Der Ursprung der Mitochondrien ist noch nicht zweifelsfrei geklärt, aber sie können getrost als eine der ältesten „Bewohner" unseres Planeten bezeichnet werden. – Nach der *„Endosymbiontentheorie"* geht man davon aus, dass die Mitochondrien aus einem Zusammenschluss („Symbiose") von aeroben Bakterien mit den Vorläufern der heutigen *„Eukaryoten"* hervorgegangen sind.

– Als *„Eukaryoten"* oder *„Eukaryonten"* (Eucaryota; von altgriechisch εὖ eu „gut", „echt" und κάρυον karyon „Nuss", „Kern") werden alle Lebewesen mit Zellkern und Zellmembran zusammengefasst.

Ein alternativer Vorschlag ist die *„Archaeontheorie"*. Danach sind die Mitochondrien aus *„Archaeen"* (oder *„Archaea"* oder *„Archebakterien"*), d.h. einzellige Lebewesen ohne Zellkern, hervorgegangen. Die Archebakterien wurden früher auch „Urbakterien" genannt; denn sie gelten als Ureinwohner der Erde. Dabei ist der Begriff „Bakterium" biologisch gesehen falsch; denn sie unterscheiden sich in mehrfacher Hinsicht elementar von Bakterien ebenso wie von den oben erwähnten *„Eukaryoten"*.

Für die *„Archaeontheorie"* spricht, dass zwischen den Archebakterien und den Mitochondrien eine 99%ige Übereinstimmung in der DNA-Erbinformation besteht. – Durch die Verschmelzung von Bakterien mit Archaeen konnten leistungsfähigere Organismen entstehen, aus denen dann Mehrzeller hervorgegangen sind.

Unabhängig von Details in den Ursprüngen steht heute in der Biologie und der Medizin fest, dass die Mitochondrien für das Überleben einer menschlichen Zelle und deren reibungslose Funktion unentbehrlich sind.

Seit langem sind verschiedene Erkrankungen bekannt, die in erster Linie durch Störungen der Mitochondrien ausgelöst werden. Durch defekte Funktionen der Mitochondrien können ca. 50 Krankheiten („Mitochondriopathien") hervorgerufen werden.

Darüber hinaus hat die Medizin in den letzten Jahren jedoch zunehmend erkannt, dass auch „alltägliche" Krankheiten wie Migräne als Störung der Mitochondrien verstanden werden können. Bereits 1989 veröffentlichte K.M.A. Welch in der medizinischen Fachzeitschrift *Neurology* eine Forschungsarbeit, in der mit einer speziellen Form der Kernspintomographie gezeigt werden konnte, dass Migräne mit einer „Mitochondrialen Dysfunktion" und gestörtem Sauerstoffmetabolismus verknüpft ist. Die Wissenschaftsgruppe um H. Watanabe bestätigte 1996 die Ergebnisse und konnte bei Migräne im Gehirn einen vermehrten Anfall von „Laktat" als Ausdruck der gestörten mitochondrialen Funktion nachweisen.

          Dr. med. Michael Weber | Co-Enzym Q$_{10}$

Folgerichtig versuchten Wissenschaftler in den folgenden Jahren in der Behandlung und besonders in der Vorbeugung von Migräne die Mitochondrien zu stärken. Der bedeutendste Wirkstoff zur Verbesserung der mitochondrialen Funktion ist Co-Enzym Q_{10}. P.S. Sándor konnte 2005 die Ergebnisse seiner Doppelblindstudie in *Neurology* vorstellen: die Einnahme von Co-Enzym Q_{10} verbesserte hoch signifikant die Funktion der Mitochondrien und die Zahl der Migräneanfälle reduzierte sich dementsprechend deutlich. – Da Co-Enzym Q_{10} „ubiquitär" vorkommt, verbesserte sich nicht nur die Kopfschmerzsituation, sondern auch die zuvor aufgetretenen Begleiterkrankungen im Bereich des Magendarmtraktes waren statistisch signifikant rückläufig.

Auch wenn die Mitochondrien in der Forschung über Jahrzehnte völlig zu Unrecht ein Schattendasein gefristet haben, sind wichtige Erkenntnisse zu den Stoffwechselvorgängen in den Mitochondrien bereits in den 20er Jahren des letzten Jahrhunderts gewonnen worden. Einer der Pioniere war Otto Heinrich Warburg (* 8. Oktober 1883 in Freiburg i. Br.; † 1. August 1970 in Berlin), ein deutscher Biochemiker, Arzt und Physiologe. 1931 erhielt er für „die Entdeckung der Natur und der Funktion des Atmungsferments" den Nobelpreis für Medizin.

Prof. Dr. Warburg ist in der Krebsforschung heute noch vor allem durch die sogenannte *Warburg-Hypothese* bekannt. Er hatte festgestellt, dass Tumore sich durch eine ungewöhnliche Konzentration von Milchsäure („Laktat"), dem Produkt der Glykolyse, auszeichnen, obwohl genügend Sauerstoff für die normale Verbrennung mit Hilfe der Mitochondrien vorhanden war. Daraus hatte er 1930 die Hypothese abgeleitet, eine Störung oder Unterbrechung der Funktion der Mitochondrien in Krebszellen sei der Hauptgrund für das Wachstum von Krebs. Diese Annahme ist ein Klassiker der medizinischen Grundlagenforschung und wurde inzwischen von Jenaer und Potsdamer Wissenschaftlern bei Labormäusen wie folgt zumindest teilweise belegt.

Diese interessantesten Daten aus den letzten Jahren zur Mitochondrialen Medizin stammen von der Arbeitsgruppe um Prof. Dr. Ristow von der Friedrich-Schiller Universität in Jena. In der Ausgabe 14 von *Human Molecular Genetics* aus dem Jahr 2005 veröffentlichte er die revolutionären Daten, in denen er zeigen konnte, dass man durch eine Verbesserung des mitochondrialen Energiestoffwechsels bei Dickdarmkrebszellen der Maus das Tumorwachstum stoppen konnte. – Die Geschwindigkeit des Tumorwachstums ist von den mitochondrialen Stoffwechselprozessen abhängig und diese konnten erfolgreich beeinflusst werden. Die weiterführenden Untersuchungen bestätigten die ersten Ergebnisse. Unter dem Titel: „Induction of Oxidative Metabolism by Mitochondrial Frataxin Inhibts Cancer Growth: Otto Warburg Revisited", veröffentlicht im *Journal of Biological Chemistry*, Vol. 281 im Januar 2006 erhielt der Nobelpreisträger eine späte Anerkennung seiner Arbeiten in dem Fachblatt *Biochemische Zeitschrift* aus dem Jahr 1924.

Die wissenschaftlichen Belege für die Bedeutung der Mitochondrien, insbesondere im Bereich der Tumorentstehung sind in den letzten zehn Jahren dramatisch angestiegen. So veröffentlichten I. Scheers und Mitarbeiter 2005 eine Studie im *Journal of Pediatrics*, in der sie zeigten, dass Störungen der mitochondrialen Atmungskette beim Menschen zu einer deutlichen Häufung von bösartigen Leberzellcarzinomen führen. – P. Rustin publizierte 2002 seine Daten zu einem seltenen mitochondrialen Enzymdefekt („Succinate-Dehydrogenase-Defizit") in *Nature Genetics*, der gleichfalls mit einem erhöhten Risiko bösartiger Tumoren beim Menschen assoziiert ist.

Der Verlust an intakten Mitochondrien und das Nachlassen der mitochondrialen Energiebildung führen zum Rückgang von:

- Muskelkraft und Ausdauer
- Konzentrationsfähigkeit
- Gedächtnisleistung
- Sehkraft bis zum Erblinden
- Riechvermögen
- Hörvermögen bis zur Taubheit
- Hautelastizität
- Knochenelastizität
- Immunkompetenz.

Es darf also erwartet werden, dass die Mitochondriale Medizin auf den verschiedensten Gebieten in den kommenden Jahren zu einem ganz neuen Verständnis von Gesundheit und Krankheit führen wird.

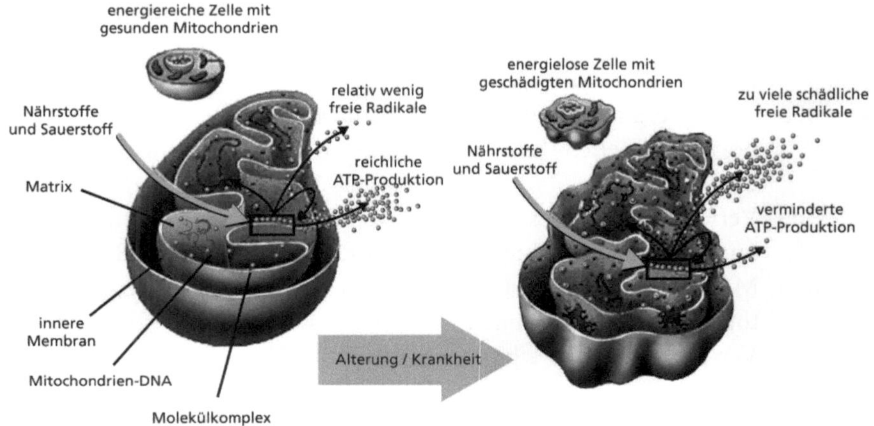

Verlust von „gesunden" Mitochondrien durch Alterung oder Krankheit

Meilensteine der „Mitochondrialen Medizin"

- ➢ 1958 Prof. F. Crane und Prof. K. Folkers entdecken Co-Enzym Q_{10} als bewegliche Substanz in den Mitochondrien
- ➢ 1962 Prof. Rolf Luft entdeckt die erste erworbene Mitochondriopathie
- ➢ 1974 Co-Enzym Q_{10} wird als erste „Mitochondrien – stärkende Substanz" als Medikament in Japan bei Herzschwäche zugelassen.
- ➢ 1981 S. Anderson gelingt die Aufklärung der menschlichen mitochondrialen Erbsubstanz (mt DNA)
- ➢ 1990 A. Shapira beschreibt Morbus Parkinson als mitochondriale Erkrankung („Komplex-I-Defekt in der Substantia nigra")
- ➢ 1994 Prof. Rolf Luft prägt in einer wissenschaftlichen Arbeit den Begriff *„Mitochondriale Medizin"*: Nahezu alle chronischen Erkrankungen nehmen ihren Ausgang von den Mitochondrien.
- ➢ 1994 Prof. Dr. Flint Beal publiziert seine Forschungsergebnisse zur Hemmung von Gehirnschädigungen durch die mitochondrialen Schutzfunktionen von Co-Enzym Q_{10} und Vitamin B 3 (Niacinamid).
- ➢ 2000 G. Gille berichtet über die Schutzwirkung von Nano-Co-Enzym Q_{10} im Nervensystem (Neuroprotektion am dopaminergen System).

- ➢ 2002 C. Shults veröffentlicht Studienresultate zur Verlangsamung der Symptomentwicklung bei Morbus Parkinson im Frühstadium durch Co-Enzym Q_{10}.
- ➢ 2003 T. Tallberg berichtet über Redifferenzierung von Krebszellen zu normalen Zellen durch die gezielte „Mitochondrienbelagerung" des Zellkerns.
- ➢ 2005 Verlangsamung des Krankheitsverlaufs bei Patienten mit Morbus Parkinson in einer deutschen 13-Multi-Centerstudie.
- ➢ 2005 M. Damain publiziert Forschungsergebnisse zur Gabe von mitotropem Nano-Q_{10} nach Herzstillstand und Wiederbelebung: Verdoppelung der Überlebensrate von 32 % auf 68 %.

Dr. Bodo Kuklinski, Facharzt für Innere Medizin und Umweltmedizin, hat sich seit vielen Jahren so intensiv wie nur wenige Ärzte mit der Mitochondrialen Medizin beschäftigt. Er beendet sein Buch „Das HWS-Trauma" (Aurum Verlag; Bielefeld 2006) mit folgender Ausführung: *„Nur mit einem umfassenden biochemischen Verständnis der mitochondrialen Vorgänge werden sich neue Möglichkeiten der Medizin eröffnen, werden Ärzte ihren multimorbiden Patienten nicht mehr hilflos gegenüber sitzen, wird sich der Arzt wieder ernsthaft auf seine Losung: „**Heilen ohne zu Schaden**" zurückbesinnen können. – Die Zukunft der Medizin liegt in der angewandten Mitochondrienforschung und -therapie.".*

4. Spezielle Krankheitsbilder

4.1. Herz- und Kreislauferkrankungen

In allen westlichen Industrienationen einschließlich der Bundesrepublik Deutschland sind die Erkrankungen des Herzens und der Blutgefäße die häufigste Todesursache. Dabei sind Männer beispielsweise durch den Herzinfarkt deutlich mehr gefährdet als Frauen. Zahlreiche Studien belegen, daß neben dem Zigarettenrauchen, Fettstoffwechselstörungen, Zuckerkrankheit, Übergewicht, Bewegungsmangel und anderen Faktoren insbesondere der Oxidative Streß durch freie Sauerstoffradikale eine wichtige Ursache ist!

Bevor nun die verschiedenen Herz- Kreislauferkrankungen im Zusammenhang mit der Schädigung durch freie Radikale beschrieben werden, soll kurz auf den biologischen Aufbau des Herzens eingegangen werden. Unser Herz (die Mediziner sprechen vom „*Cor*") ist ein etwa 300 Gramm schweres und rundes faustgroßes Muskelpaket oder besser Muskelhohlorgan. Die Herzmuskeln umschließen die beiden Vorkammern und die beiden Hauptkammern des Herzens.

In Ruhe schlägt das Herz beim Säugling rund 100 bis 120 mal in der Minute, beim gesunden Erwachsenen 60 bis 80 mal, bei trainierten Sportlern nur 40-60 mal. Durch das Zusammenziehen und anschließende Erschlaffen des Herzmuskels kommt der rhythmische Schlageffekt zustande, den man als Puls am Handgelenk fühlen kann. Das Herz steht gleichsam im Zentrum des Blutkreislaufs und pumpt wie ein Motor das Blut in die Lunge, die Muskeln, das Gehirn und alle anderen Organe. Dabei muß das Herz eine enorme Leistung erbringen; denn bereits in Ruhe werden bei einem Erwachsenen 4,5 bis 5 Liter Blut pro Minute transportiert! Noch deutlicher wird die Dauerbelastung des Herzmuskels, wenn man bedenkt, daß das Blutgefäßsystem eine Länge von vielen Kilometern besitzt, wenn man die Gefäße hintereinander legen würde.

Mit dem Blut werden alle wichtigen Nährstoffe und der Sauerstoff zu den Körpergeweben transportiert und die Abfallprodukte aus den Organen entfernt. In den kleinen und kleinsten Gefäßen der Lunge tankt das Blut den Sauerstoff auf und gibt gleichzeitig das „Abgas" unserer Energiegewinnung, das Kohlendioxid, ab. Nach dem Durchfluß durch die Lunge wird das sauerstoffreiche Blut wieder zu den Verbrauchsorganen gepumpt.

Das Herz hat somit dauerhaft eine große Leistung zu erbringen und benötigt dafür natürlich reichlich Energie. Wie alle Muskeln gewinnt das Herz seine Energie im wesentlichen durch die Verbrennung von Zucker mittels Sauerstoff. Wie bereits in den ersten Kapiteln beschrieben, ist dabei Co-Enzym Q_{10} erforderlich. Nur bei Vorhandensein von ausreichend Co-Enzym Q_{10} kann das Herz dauerhaft seine einzigartige Leistung erbringen. Deshalb enthalten die Herzmuskeln auch mehr Co-Enzym Q_{10} als jedes andere Organ im ganzen Körper. Zahlreiche Studien belegen: Vielen Herzkranken fehlt Co-Enzym Q_{10}.

> **FAZIT: Co-Enzym Q_{10} ist für die Energieversorgung des Herzens unverzichtbar!**

4.1.1. Bluthochdruck

Der Bluthochdruck, in der Medizin *„Arterielle Hypertonie"* genannt, ist ein wesentlicher Risikofaktor für die Erkrankung der Blutgefäße. Nach einigen Studien haben in der Bundesrepublik Deutschland bis zu 25 % der Bevölkerung einen Bluthochdruck. Dabei ist die Zahl der unbekannten Fälle hoch, und leider sind auch viele der Behandelten nur unbefriedigend medikamentös eingestellt. Die Krankheitserscheinungen setzen dabei so langsam ein, daß die meisten Betroffenen anfangs keinerlei Beschwerden haben. So wird die Diagnose *Hypertonie* meist erst dann gestellt, wenn es zu irreversibler Schädigung des Herzens und der Gefäße gekommen ist.

Welches sind nun die Folgeschäden eines unerkannten oder unzureichend behandelten Bluthochdrucks? – Bluthochdruck kann in seinem Verlauf zu verschiedenen Folgeerkrankungen führen:

-   Arterienverkalkung (Arteriosklerose)
-   Herkranzgefäßverengung (Koronare Herzkrankheit)

                              Dr. med. Michael Weber | Co-Enzym Q_{10}

- Brust- und Herzenge (Angina pectoris)
- Schlaganfall (Cerebraler Insult)
- Herzinfarkt (Myokardinfarkt).

Eine Senkung des unteren (diastolischen) Blutdrucks um 7,5 mm Hg senkt das Risiko einer schweren Durchblutungsstörung des Herzmuskels um etwa 30 %, das Schlaganfall Risiko um 45 %. – Optimal sind Blutdruckwerte bei Erwachsenen von <120 / <80 mmHg, Werte von 140-159 / 90-99 mmHg gelten bereits als milde Hypertonie.

Eine Änderung der Lebensführung und die Vermeidung von Risikofaktoren sind natürlich die wichtigsten Maßnahmen, aber meistens nicht ausreichend zu realisieren. Welche allgemeinen Maßnahmen kommen in Betracht? Zur günstigen Beeinflussung eines Bluthochdrucks und möglicher Folgeschäden sollte in erster Linie auf eine Gewichtsnormalisierung geachtet werden. Außerdem muss auf übermäßigen Kochsalzkonsum verzichtet werden. Dabei ist zu beachten, daß fast alle vorgefertigten Nahrungsmittel wie Fleisch- und Wurstkonserven, Käse, Gemüsekonserven, Tomatenketchup usw. reichlich Kochsalz enthalten. Außerdem sollte das Rauchen eingestellt, extreme Fett- und Kalorienzufuhr vermieden und Alkohol nur in geringen Mengen konsumiert werden. Beim Einsatz von Fetten wird von Medizinern und Ernährungswissenschaftlern allgemein empfohlen, sogenannte *gesättigte Fette* möglichst durch *einfach- und mehrfach ungesättigte Fette* zu ersetzen. Dabei finden sich in tierischen Fetten überwiegend *gesättigte Fette* in pflanzlichen Fetten und Ölen reichlich *ungesättigte Fette*. Leider sind diese Forderungen im Alltag jedoch oft nicht zu realisieren.

In der Behandlung des Bluthochdrucks kommen viele verschiedene Medikamente zum Einsatz. Dabei wirken diese im wesentlichen über die Zellwände. Ein optimaler Wirkeffekt ist aber nur dann zu erwarten, wenn die Zellmembranen elastisch gehalten werden. Wie in zahlreichen Untersuchungen gezeigt werden konnte, ist Co-Enzym Q_{10} für die Elastizität der Zellmembranen von wichtiger Bedeutung. Bei schwerem Q_{10}-Mangel entsteht eine „Versteifung" der Zellwände.

Für jemanden, dessen Blutdruckwerte sich in einem „nur" grenzwertig erhöhten Bereich bewegen, kann schon die alleinige regelmäßige Einnahme von Co-Enzym Q_{10} genügen, um wieder in den Normalbereich zu gelangen, vorausgesetzt, daß der Hochdruck „gefäßbedingt" ist. In japanischen und amerikanischen Studien wurde der obere (systolische) Blutdruckwert um durchschnittlich 15 Punkte (15 mmHg) gesenkt!

Auch in Kombination mit blutdrucksenkenden Medikamenten ist Co-Enzym Q_{10} wirksam und oft kann die Dosierung der Standardmedikamente verringert werden. Außerdem bietet Q_{10} über seinen Einbau in die Zellwände eine verbesserte Funktion und Schutz vor Schädigung durch freie Radikale.

Ziel der Nahrungsoptimierung sind Co-Enzym Q_{10}-Blutspiegel > 2,5 µg / ml. Neben Co-Enzym Q_{10} sollten ggf. auch Vitamin C, Folsäure, Vitamin-B-Komplex, Magnesium und Ω-3-Fettsäuren eingenommen werden.

Grundsätzlich bedürfen erhöhte Blutdruckwerte einer intensiven ärztlichen Abklärung und gegebenenfalls einer wirksamen medikamentösen Therapie. Schwere Hochdruckformen müssen unter ärztlicher Aufsicht mit besonderen Arzneimitteln behandelt werden.

Da Co-Enzym Q_{10} außerdem die Wirkung von verschiedenen blutdrucksenkenden Medikamenten verstärken kann, sollte bei einer Nahrungsergänzung mit Q_{10} der behandelnde Arzt informiert werden, damit dieser die Medikamenteneinnahme gegebenenfalls reduzieren kann.

> **FAZIT:** 1. **Bluthochdruck ist ein Risikofaktor für Herzinfarkt und Schlaganfall!**
>
> 2. **Co-Enzym Q_{10} hat in verschiedenen Studien einen blutdrucksenkenden und damit schützenden Effekt gezeigt!**

4.1.2. Arterienverkalkung

Die „Arterienverkalkung", in der Fachsprache *Arteriosklerose* genannt, beschreibt schwerwiegende Veränderungen im Bereich der Blutgefäße durch

Eiweiß-, Fett- und Kalkablagerungen an der Gefäßwand. Im Laufe der zunehmenden Arteriosklerose kommt es zu Substanz- und Strukturdefekten mit fortschreitender Einengung des Gefäßquerschnittes und Verringerung der Elastizität. Im Rahmen der allgemeinen Alterungsvorgänge kommt es bei allen Menschen zu Veränderungen an den Gefäßwänden. Ein vollständiger Verschluss eines Gefäßes führt im Endstadium dann zum Herzinfarkt oder zum Schlaganfall.

Die Ursachen für eine rasch zunehmende oder frühzeitige Arteriosklerose sind mechanische Belastungen der Blutgefäße bei Bluthochdruck, verschiedene chemische Gifte, Nikotingenuß, Infektionen (insbesondere „Chlamydia pneumoniae"), Übergewicht, Bewegungsmangel sowie Ernährungs- und Stoffwechselstörungen. Insbesondere die Fettstoffwechselstörungen mit zu hohen Cholesterinwerten im Blut („Hypercholesterinämie") und „Dyslipoproteinämie" sind in den letzten Jahren in diesem Zusammenhang ausführlich untersucht worden. Die Zuckerkrankheit („Diabetes mellitus") ist ein weiterer wichtiger Risikofaktor für die Arteriosklerose. Auch emotioneller Streß mit Hektik, Ehrgeiz oder Aggressivität gelten als Risikofaktoren. Alle diese Prozesse können mit einem erheblichen Ungleichgewicht zwischen freien Radikalen und Radikalenfängersystemen verknüpft sein.

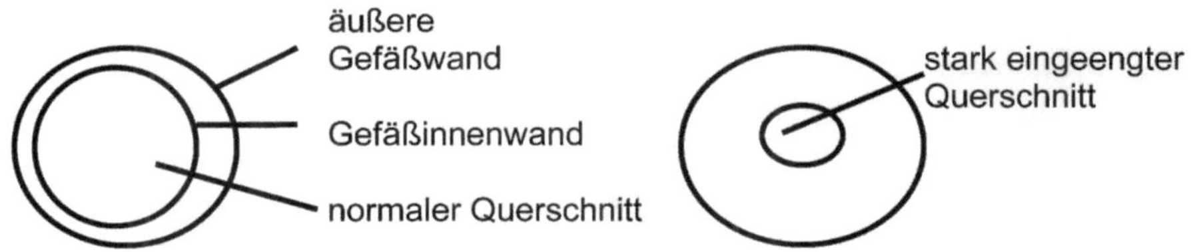

Blutgefäße bei Arteriosklerose im Querschnitt

„Gesundes Blutgefäß"   **„Arteriosklerose"**

Bei krankhaft erhöhten Cholesterinwerten werden seit vielen Jahren erfolgreich Medikamente eingesetzt, die die körpereigene Cholesterinproduktion hemmen: die sogenannten *Statine*. – In dem Kapitel zu Fettstoffwechselstörungen wird dieses Thema ausführlich behandelt. An dieser Stelle sei aber nachdrücklich darauf hingewiesen, dass die „Statine" nicht nur effektiv die Cholesterinwerte senken können, sondern auch die Co-Enzym Q_{10} Eigensynthese lebensgefährlich beeinträchtigen können. Nicht nur die Mediziner um Marc A. Silver und Peter H. Langsjoen vom East Texas Medical Center (2005) weisen auf die unter der Statintherapie auftretenden Herzstörungen hin („Statin associated diastolic dysfunction"). – Darüber hinaus konnten sie zeigen, dass die frühzeitige Gabe von Co-Enzym Q_{10} diese Funktionsstörungen nicht nur verhindern kann, sondern sogar eine bereits nachgewiese Funktionseinschränkung wieder verbessern kann.

Die Athener Arbeitsgruppe um K. N. Karatzi beschrieb 2005 im *American Journal of Hypertension* ihre wissenschaftlichen Ergebnisse zu dem akuten Einfluss von geringen Mengen alkoholhaltigem und entalkoholisiertem Rotwein auf die Verkalkung von Herzkranzgefäßen. Es konnte gezeigt werden, dass bereits innerhalb von ein bis zwei Stunden nach Genuss von 250ml normalem oder entalkoholisiertem Rotwein bei Patienten mit angiographisch diagnostizierter koronarer Herzkrankheit der gefährliche zentrale systolische („obere") Druck abnahm. Gleiches konnte für den zentralen und peripheren diastolischen („unteren") Druck gezeigt werden. Die Steifigkeit der Gefäßwände wurde somit verbessert. Die Autoren führen den günstigen Einfluss auf das zentrale Druckverhalten auf die im Rotwein enthaltenen Antioxidantien zurück; denn der Effekt zeigte sich alkoholunanhängig. Die Athener Forscher bestätigten damit frühere Daten von M. Hashimoto, der 2001 im hoch angesehenen *American Journal of Cardiology* über die Erweiterung von Arterien unter dem Einfluss von Rotwein berichtete. S. Agewall und Mitarbeiter hatten bereits 2000 im *European Heart Journal* über den positiven Effekt von Antioxidantien in Rotwein auf die Gefäßwände („Endothelfunktion") geschrieben.

A. Kuettner, F. Enzmann und andere veröffentlichten in der Februarausgabe des *International Journal of Cardiology* die Ergebnisse einer Doppelblind-Studie zur schützenden Wirkung von Nanochinon Q_{10} im Vergleich zu Statinen auf die *„endotheliale Dysfunktion"*, die als eine Vorstufe der Arteriosklerose gilt. Die Resultate waren beeindruckend. Durch spezielle Ultraschalluntersuchungen wurde der Blutfluss in bestimmten Gefäßen gemessen: vor und unter der Gabe von Nanochinon Q_{10} und / oder Statinen (hier: Cerivastatin). Die Behandlung mit Nanochinon hatte eine vergleichbar günstige Wirkung auf die endotheliale Dysfunktion wie das Statin! – Die Bedeutung von

Schematische Darstellung des biosynthetischen Weges zu Cholesterin, Dolochol und Coenzym Q

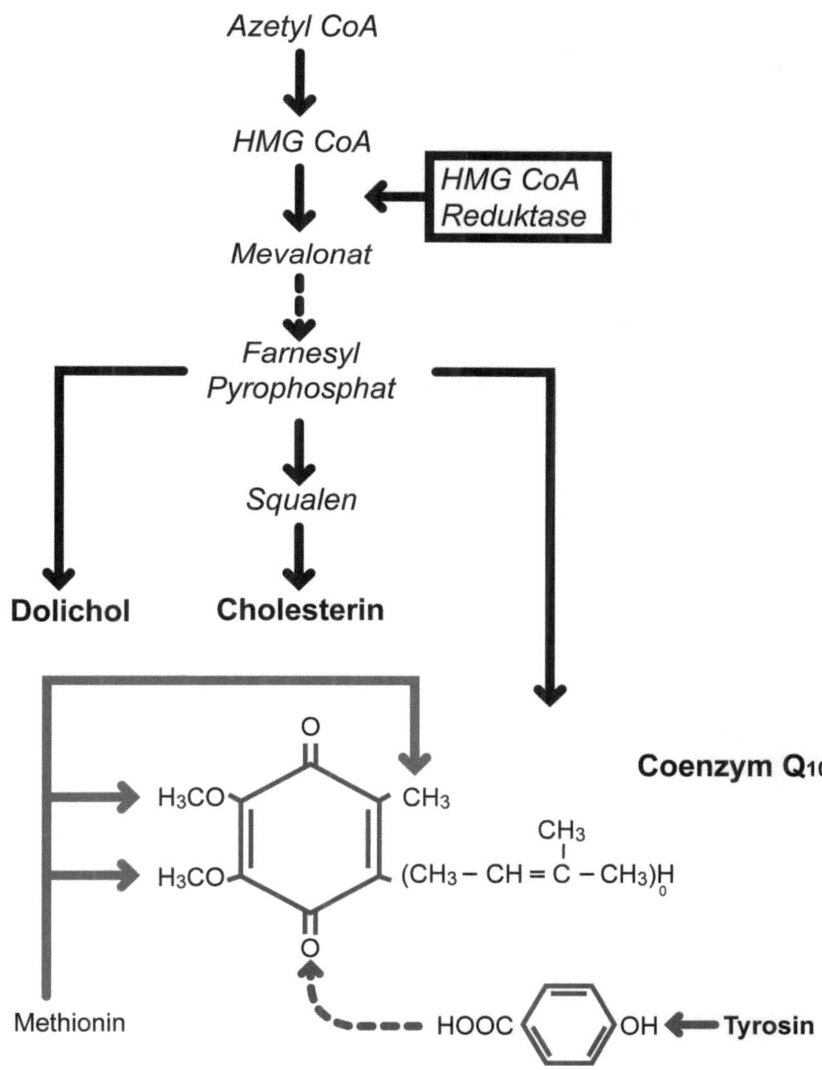

Der gemeinsame körpereigene Syntheseweg von Cholesterin und Co-Enzym Q10

Co-Enzym Q_{10} zur Vorbeugung der Arteriosklerose muss in weiteren wissenschaftlichen Arbeiten erforscht werden. Die Ergebnisse dieser Untersuchung sind vielversprechend!

> **FAZIT:** *Co-Enzym Q_{10} sollte bei Behandlung mit „Statinen" immer kombiniert werden!*

4.1.3. Herzschwäche

Eine Vielzahl von verschiedenen Erkrankungen kann zu einer unzureichenden Leistung des Herzens, das heißt zur Herzschwäche (Herzinsuffizienz) führen. Insbesondere angeborene und erworbene Herzklappenfehler können akut oder im Laufe von vielen Jahren zur kritischen Herzschwäche führen. Weitere Ursachen für eine akute Herzschwäche sind der Herzinfarkt und die Lungenembolie. Besonders ältere Menschen und Kinder mit angeborenen Herzfehlern haben unter einer Herzschwäche zu leiden. Das Herz ist dann nicht mehr in der Lage, ausreichend Blut durch den Körper zu pumpen. Damit ist eine ausreichende Sauerstoff- und Nährstoffversorgung des Körpers nicht mehr gewährleistet.

Die Zeichen der Herzschwäche sind vielgestaltig: Schwächegefühl, Leistungsminderung, Funktionsstörungen des Gehirns, Atemnot, nächtliche Hustenanfälle im Liegen, starke Gewichtszunahme, Wassereinlagerungen im Gewebe und Lunge, Lebervergrößerung, Herzvergrößerung.

Weltweit wird die Herzschwäche in vier Schweregrade eingeteilt, in die sogenannten vier Stadien der NYHA („New York Heart Association").

　　Dr. med. Michael Weber | Co-Enzym Q_{10}

Stadium	Definition
NYHA I	Herzerkrankung ohne körperliche Limitation. Alltägliche körperliche Belastung verursacht: ➢ keine inadäquate Erschöpfung, ➢ keine Rhythmusstörungen, ➢ keine Luftnot oder Angina pectoris.
NYHA II	Herzerkrankung mit leichter Einschränkung der körperlichen Leistungsfähigkeit. Keine Beschwerden in Ruhe. Alltägliche körperliche Belastung verursacht: ➢ Erschöpfung, ➢ Rhythmusstörungen, ➢ Luftnot oder ➢ Angina pectoris.
NYHA III	Herzerkrankung mit höhergradiger Einschränkung der körperlichen Leistungsfähigkeit bei gewohnter Tätigkeit. Keine Beschwerden in Ruhe. Bereits geringe körperliche Belastung verursacht: ➢ Erschöpfung, ➢ Rhythmusstörungen, ➢ Luftnot oder ➢ Angina pectoris.
NYHA IV	Herzerkrankung mit Beschwerden bei allen körperlichen Aktivitäten und in Ruhe. Bettlägerigkeit.

Die „NYHA-Stadien" der Herzinsuffizienz

In umfangreichen wissenschaftlichen Untersuchungen konnte gezeigt werden, daß zum einen schwere Co-Enzym Q_{10}-Mangelzustände zu einer Herzinsuffizienz führen können, zum anderen bei der Herzschwäche ein erhöhter Co-Enzym Q_{10}-Verbrauch vorliegt. Kein Herzmittel kann den Mangel an Co-Enzym Q_{10} ersetzen. Bereits Anfang der 80er Jahre erkannte Prof. Folkers aus den USA diese Zusammenhänge. Im Jahr 1990 veröffentlichten Prof. Folkers und Dr. Langsjoen eindrucksvolle Daten, die nicht nur eine Erhöhung der Co-Enzym Q_{10}-Blutspiegel unter Verabreichung der Substanz zeigten, sondern vor allem eine Besserung des klinischen Zustandes und der Herzfunktion. Diese ersten Untersuchungen wurden die Grundlage für zahlreiche weitere Studien.

Co-Enzym Q10 in der Therapie der Herzschwäche

Aus der Sicht der Mitochondrialen Medizin liegt das Hauptproblem der Herzinsuffizienz in einer Störung der zellulären Energieversorgung. Wie oben dargestellt hängt die Erzeugung zellulärer Energie in entscheidendem Maß vom Q_{10} ab. Ein Defizit dieser körpereigenen Substanz deckt den Energiebedarf der Zellen nicht mehr ausreichend ab, so daß die Pumpfähigkeit des Herzens ungünstig beeinflußt wird.

Professor Karl Folkers, Dr. Vadhanavikit und Dr. S. Mortensen führten genau hierzu eine Studie durch: Sie wollten den unmittelbaren Zusammenhang zwischen cardialer Leistungsfähigkeit und Co-Enzym Q_{10}-Konzentration im Herzmuskel beweisen. An dieser wissenschaftlichen Untersuchung nahmen mehr als 40 Patienten mit verschiedengradigen Herzmuskelerkrankungen teil. Sie reichten vom leichten Schweregrad I bis zum lebensbedrohenden Schweregrad IV. In allen Fällen wurde anhand der Blutproben laborchemisch eine signifikante Unterversorgung mit Q_{10} ermittelt. Aber noch wichtiger als die Situation im Blut ist natürlich der Zustand im betreffenden Gewebe, also im Herzmuskel. Die Biopsien der Herzgewebe belegten ernste Q_{10}-Mangelerscheinungen. Je schwerer die Herzerkrankung, desto höher war das lokale Q_{10}-Defizit.

Daraus ergab sich zwangsläufig der nächste Schritt: Die Behandlung der betroffenen Patienten mit Co-Enzym Q_{10}. Professor Karl Folkers faßte das Ergebnis treffend zusammen: *„Unter optimalen Bedingungen von Dosierung und Probandenmitarbeit kann die begleitende Q_{10}-Therapie den Q_{10}-Spiegel des Herzmuskels erhöhen und sogar normalisieren. Die Q_{10}-Therapie kann zu einer profunden Steigerung der Herzfunktion und somit der Lebensqualität führen.".*

NYHA-Klasse	Anstieg im Blut	Anstieg im Herzmuskel
	in %	in %
III	200	66
III	101	20
III	82	86
IV	173	19
IV	40	33

Anstieg des Q_{10}-Gehaltes im Blut und im Herzmuskel nach Q_{10}-Behandlung

Prof. Folkers und Dr. Langsjoen arbeiteten selbst intensiv weiter, um die Wirkung von Q_{10} auch an größeren Patientengruppen bestätigen zu können. In ihrer zweiten Studie auf diesem Gebiet wurden 126 überwiegend ältere Patienten mit Herzschwäche untersucht und behandelt. Die beeindruckenden Ergebnisse der zweiten Forschungsarbeit wurden im angesehenen *„American Journal of Cardiology"* veröffentlicht. Der größte Teil der Patienten besaß – wie in der Graphik dargestellt – vor Beginn der Therapie mit Co-Enzym Q_{10} eine schwere oder schwerste Herzinsuffizienz mit Beschwerden bereits in Ruhe oder leichter Belastung.

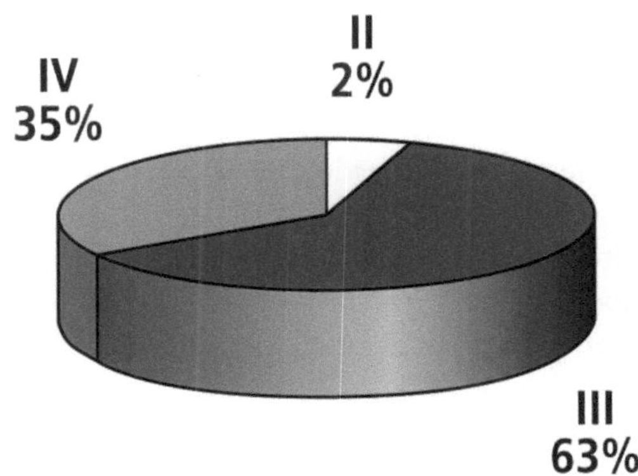

Schweregrade der Herzschwäche bei 126 Patienten vor Q_{10}-Behandlung

Den Patienten wurde – neben der üblichen Therapie – 100 mg Co-Enzym Q_{10}-Monosubstanz verabreicht und es zeigten sich erneut eindrucksvolle Resultate. Bei über 70 % der Patienten konnte nach dreimonatiger Behandlung mit Q_{10} eine Verbesserung der Herzfunktion (gemessen wurde die Herzauswurfleistung oder „*Ejektionsfraktion*") nachgewiesen werden. Bei einigen weiteren Patienten, die zunächst nicht meßbar auf die Q_{10}-Gaben angesprochen haben, kam es im Verlauf der Behandlung zur statistisch signifikanten Besserung. Die Wissenschaftler konnten schließlich zufrieden feststellen, daß bei insgesamt 106 der 126 Patienten eine Verbesserung um 1 oder 2 NYHA-Schweregrade erreicht werden konnte. Mit anderen Worten konnten einige Patienten, die bereits in völliger Ruhe deutliche Zeichen der Herzschwäche hatten, nach Behandlung mit Q_{10} und somit der Verbesserung der Co-Enzym Q_{10}-Blutspiegel das Krankenhaus *gehend* verlassen. Neben der wissenschaftlich meßbaren Verbesserung der Herzfunktion konnte also die *Lebensqualität* entscheidend verbessert werden.

Die Arbeitsgruppe Dr. Hofman-Bang, Dr. Rehnquist und Dr. Swedberg stellte 1992 ihre wissenschaftlichen Ergebnisse vor, welche die Daten von Prof. Folkers bestätigten. Bei einer Studie an 79 Patienten mit Herzschwäche – davon 60 im NYHA-Schweregrad III – konnte erneut eine Verbesserung der körperlichen Leistung und der Lebensqualität nachgewiesen werden. Nur ein Jahr später konnte in einer landesweiten italienischen Studie, an der 641 Patienten teilnahmen, wiederum die günstige Wirkung von Co-Enzym Q_{10} gezeigt werden. Unter der zusätzlichen Therapie mit Q_{10} (322 Patienten) kam es – im Vergleich zur reinen Standardtherapie (319 Patienten) – sehr viel seltener zur akuten Wassereinlagerung in der Lunge (Lungenödem), Herzrhythmusstörungen (Arrhythmien) traten weniger auf, die Zahl der Krankenhausaufenthalte ging zurück und nur in der Q_{10}-Gruppe konnte eine Einstufung in eine niedrigere NYHA-Klasse erzielt werden.

Die oben dargestellten Untersuchungen konnten 1994 in einer groß angelegten Studie von Langsjoen und Mitarbeitern eindrucksvoll bestätigt werden. Bei fast allen der 424 Patienten kam es zu einer eindrucksvollen Besserung unter der Einnahme von Co-Enzym Q_{10}.

 Dr. med. Michael Weber | Co-Enzym Q_{10}

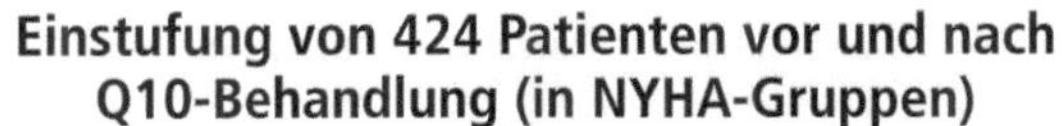

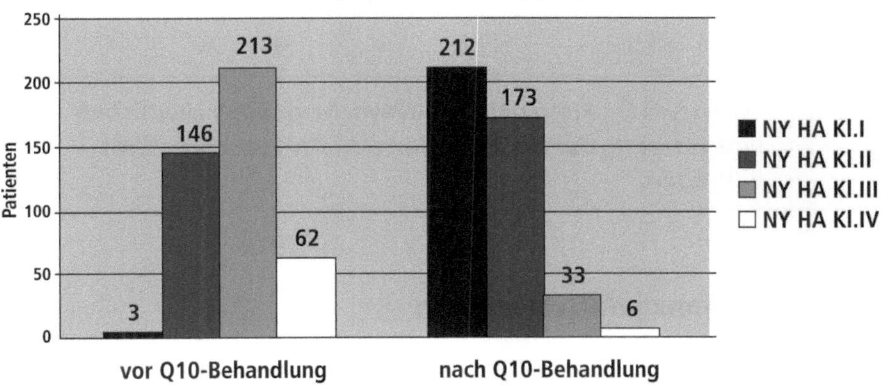

Auch weiterführende Studien in den Jahren nach der Jahrtausendwende bestätigten die füheren Arbeiten. R. B. Singh und Mitarbeiter berichteten auf der Vierten Internationalen Co-Enzym Q_{10} Konferenz im April 2005 in Los Angeles / California von einer groß angelegten Doppelblindstudie bei Patienten mit fortgeschrittener Herzschwäche.

Über einen Zeitraum von 24 Wochen erhielten die Patienten in der Behandlungsgruppe 270 mg Co-Enzym Q_{10} und 2250 mg Carnitin pro Tag. Die Vergleichsgruppe bekam neben derselben Standarttherapie nur einen „Placebo". Die Ergebnisse waren in jeder Hinsicht eindrucksvoll! Die Behandlung führte zu einer deutlichen klinischen und subjektiven Verbesserung! Während in der Behandlungsgruppe im Durchschnitt innerhalb von sechs Minuten knapp 300 Meter Wegstrecke zurückgelegt werden konnten, waren es in der Placebogruppe nur 212 Meter! Darüber hinaus konnte das subjektive Wohlbefinden noch in vielfacher weiterer Hinsicht verbessert werden! In der Co-Enzym Q_{10} – Gruppe traten bei gleicher Belastung signifikant weniger Anfälle von Atemnot und Schwindel auf! Es konnte somit eine deutliche Verbesserung der individullen Lebensqualität erreicht werden! – Die medizinisch-klinischen Untersuchungen untermauerten die von den Patienten gefühlten Erfolge: Im Herzultraschall (Echocardiographie) zeigte sich eine signifikante Verbesserung der Herzfunktion mit größerer Blutauswurfleistung („*Ejektionsfraktion*"). Auch in den Röntgenuntersuchungen und im EKG wurde in der Co-Enzym Q_{10}-Gruppe eine ausgeprägte Besserung der Herzgröße nachgewiesen.

> **FAZIT:** **Co-Enzym Q_{10} kann bei Herzschwäche zu einer deutlichen Verbesserung der Herzfunktion und der Lebensqualität beitragen.**

4.1.4. Herzkranzgefäßverengung

Die Verengung der Herzkranzgefäße – auch *Koronarsklerose, Koronare Herzerkrankung (KHK)* oder *Ischämische Herzerkrankung* genannt – führt zu einer Verminderung der Durchblutungsleistung der Herzkranzgefäße. Damit kommt es am Herzen zu einem Mißverhältnis zwischen Sauerstoffbedarf und Sauerstoffangebot im Herzmuskel. Dieses Mißverhältnis führt zunächst zu kleinen, nur mikroskopisch sichtbaren Veränderungen im Herzmuskel mit anschließender Vernarbung. Bei einem plötzlichen Verschluß eines größeren Herzkranzgefäßes kommt es zum Herzinfarkt. Die *Koronare Herzerkrankung* ist in den Industrieländern die häufigste Todesursache, Männer sind 2-3 mal häufiger betroffen als Frauen. Die Ursachen der Herzkranzgefäßverengung sind die gleichen wie bei der allgemeinen Arterienverkalkung und sind dort im Kapitel 4.1.2. bereits ausführlich beschrieben. Auch im Kapitel 4.11. zu Fettstoffwechselstörungen und Hypercholesterinämie wird noch einmal auf die Ursachen und die Therapie sowie die Nebenwirkungen der klassischen Behandlung eingegangen.

Leitsymptom der *Koronaren Herzerkrankung* ist das Engegefühl im Brustkorb („*Angina pectoris*"). Es handelt sich hierbei um mäßige bis starke Schmerzen, die durch körperliche oder seelische Belastungen ausgelöst werden können. Die Schmerzanfälle dauern meist nur einige Minuten und treten klassischerweise hinter dem Brustbein auf. Die Schmerzen können jedoch auch zum Hals, in die Schultergegend und in die Arme (meist in den linken) ausstrahlen. Leider sind diese Zeichen Spätsymptome, d.h. sie werden erst dann bemerkt, wenn es bereits zu einer deutlichen Einengung der Herzkranzgefäße gekommen ist.

 Dr. med. Michael Weber | Co-Enzym Q_{10}

Im Jahre 1984 wurden von der Arbeitsgruppe Otani erste Daten aus Tierexperimenten zur Bedeutung von Co-Enzym Q_{10} bei *Koronarer Herzerkrankung* veröffentlicht. Es konnte mittels aufwendiger Untersuchungstechniken an Kaninchenherzen gezeigt werden, daß es beim kompletten Verschluß eines Herzkranzgefäßes zu einem deutlichen Anfall *Freier Radikale* (insbesondere des hochaggressiven *Hydroxyl-Radikals*) kommt. Gleichzeitig fiel der Co-Enzym Q_{10}-Spiegel ab. Matsushima und Mitarbeiter berichteten 1992 über ähnliche Beobachtungen. Sie konnten an Hundeherzen zeigen, daß nach Vorbehandlung mit Co-Enzym Q_{10} auch nach völliger Unterbrechung der Herzdurchblutung kaum meßbare radikalische Schädigungen von Fetten- und Fettstoffen aufgetreten waren. Bei den unbehandelten Tieren kam es zur erheblichen Schädigung der Fette- und Fetteiweiße, die eine zentrale Bedeutung für die Unversehrtheit der Zellwände besitzen. Außerdem kam es bei den mit Co-Enzym Q_{10} behandelten Tieren zu einer deutlichen Verbesserung der Energiebereitstellung in den Herzmuskelzellen, der *ATP*-Abfall (ATP ist „<u>der</u>" Energielieferant für alle Zellen) war vermindert. Folgerichtig begannen die Herzen, die mit Co-Enzym Q_{10} vorbehandelt waren schneller wieder zu arbeiten.

> **FAZIT:** **Im Tierexperiment sorgte Co-Enzym Q_{10} bei Durchblutungsstörungen des Herzens für eine Verbesserung der Energieversorgung!**

Judy und Mitarbeiter berichteten 1993 über vielversprechende Behandlungsergebnisse bei Patienten mit Durchblutungsstörungen des Herzens. Durch die Verabreichung von Co-Enzym Q_{10} Monosubstanz 15 Tage lang vor und 30 Tage lang nach geplanten herzchirurgischen Eingriffen konnte eine Schutzwirkung für den Herzmuskel erzielt werden. In der Untersuchung wurden Hochrisikopatienten beobachtet, bei denen während der Operation der Einsatz einer Herz-Lungen-Maschine erforderlich war. Wie bereits in den Tierexperimenten gezeigt, konnte die ATP-Energiebereitstellung im Herzmuskel durch die Q_{10}-Gaben deutlich verbessert werden. Dementsprechend konnte die Pumpleistung des Herzens zum Ende der Operation deutlich verbessert werden. Kurz und unkompliziert war bei den behandelten Patienten auch die Erholungsphase.

Bereits zwei Jahre zuvor hatte die Arbeitsgruppe um Michael Wilson die Ergebnisse einer Studie über die Co-Enzym Q_{10}-Behandlung bei Patienten mit Herzkranzgefäßverengung vorgelegt. In 10 großen Herzzentren wurde Patienten mit *Koronarer Herzkrankheit* 150-300 mg Co-Enzym Q_{10}-Monosubstanz pro Tag verabreicht. Eine gleich große Gruppe von Kontrollpatienten erhielt ein äußerlich nicht unterscheidbares Leerpräparat (*„Placebo"*). Schon nach einer Woche der Behandlung mit Co-Enzym Q_{10} zeigte sich eine Verbesserung der Belastbarkeit. Am Ende der vierten Woche war in der behandelten Gruppe eine noch deutlichere Steigerung der Belastungsdauer zu verzeichnen.

> **FAZIT:** **Co-Enzym Q_{10} ist bei der „Koronaren Herzerkrankung" bereits erfolgreich eingesetzt worden.**

4.1.5. Herzrhythmusstörungen

Herzrhythmusstörungen (*Arrhythmien*) sind häufig und kommen auch bei gesunden Menschen vor. Meist werden einzelne Unregelmäßigkeiten nicht oder kaum wahrgenommen. Gelegentlich werden die Herzrhythmusstörungen als „Herzstolpern" oder „Herzklopfen" empfunden. Mit Hilfe des *Elektro-Kardio-Gramms* („EKG") können Herzrhythmusstörungen erkannt und in verschiedene Formen unterteilt werden. In einigen Fällen muß zur genauen Abklärung neben dem üblichen Ruhe-EKG auch ein 24-Stunden-Langzeit-EKG sowie ein Belastungs-EKG durchgeführt werden. Es können unter anderem Beschleunigungen des Herzschlages (*Tachycardien*), längere oder kürzere Abfälle des Herzschlages (*Bradycardien*) und Extraschläge des Herzens (*Extrasystolen*) auftreten.

Die Ursachen für Herzrhythmusstörungen können sowohl im Bereich des Herzens selbst als auch herzfern liegen. Häufige Ursachen im Bereich des Herzens sind: Herzkranzgefäßverengung (*Koronare Herzkrankheit*), Herzinfarkt (*Myocardinfarkt*), Herzmuskelentzündungen (*Myocarditis*), Herzklappenfehler (*Vitien*) und Bluthochdruck (*Hypertonie*). Die außerhalb des Herzens liegenden Ursachen können beispielsweise Schilddrüsenüberfunktion (*Hyperthyreose*), Spurenelementverschiebungen (insbesondere Kalium-Mangel), Medikamente aber auch seelische (*psychovegetative*) Faktoren sein.

   Dr. med. Michael Weber | Co-Enzym Q_{10}

Die Ursachen und das Ausmaß von Herzrhythmusstörungen bedürfen grundsätzlich intensiver medizinischer Abklärung, da gelegentliche Extraschläge des Herzens erste Anzeichen einer schwerwiegenden Erkrankung sein können. Herzrhythmusstörungen können im Verlauf außerdem an Häufigkeit und Dauer zunehmen. Leistungsabfall, Benommenheit, Schwindel, Verwirrtheitszustände, Schock und Kreislaufstillstand können die Folgen sein.

Die Therapie der Herzrhythmusstörungen richtet sich nach der zugrundeliegenden Erkrankung. Sollte zum Beispiel eine Schilddrüsenüberfunktion vorliegen, werden sich nach Normalisierung der Schildrüsenwerte die Rhythmusstörungen bessern. Darüber hinaus stehen der Medizin eine Vielzahl von verschiedenen Medikamenten zur Besserung der Rhythmusstörungen zur Verfügung. Allerdings sind die meisten davon mit mehr oder weniger starken Nebenwirkungen verknüpft.

Prof. Dr. Karl Folkers hat sich intensiv mit der Bedeutung von Co-Enzym Q_{10} bei Herzrhythmusstörungen beschäftigt. In verschiedenen Untersuchungen konnte er eine Abnahme von Herzrhythmusstörungen bei einer Behandlung mit Co-Enzym Q_{10} nachweisen. Auch Dr. Trimarco und Dr. Condorelli berichteten 1993 in einer großen Studie mit insgesamt weit über 600 Patienten von weniger Arrhythmien unter der Behandlung mit Q_{10} im Vergleich zu einer unbehandelten Kontrollgruppe (Placebo-Gruppe).

> **FAZIT:** Co-Enzym Q_{10} zeigte in verschiedenen Studien eine Abnahme von Herzrhythmusstörungen.

4.1.6. Der Herzinfarkt

Bei Herzkranzgefäßerkrankungen kann es zu einem akuten, vollständigen Verschluß eines Herzkranzgefäßes kommen. Dies bedeutet immer eine Minderversorgung von Herzmuskelanteilen mit Sauerstoff und Nährstoffen. Bereits nach kurzer Zeit werden Herzmuskelanteile schwer und unwiderruflich geschädigt. Der Herzmuskel geht entsprechend der ausbleibenden Blutversorgung mehr oder weniger ausgedehnt zu Grunde. Wird der Herzinfarkt zu spät erkannt, oder sind weite Teile des Herzmuskels betroffen, so besteht akute Lebensgefahr.

Wie in dem Kapitel zur Herzkranzgefäßerkrankung ausführlich dargestellt, kann es mit steigendem Lebensalter und durch den Einfluß verschiedener Risikofaktoren zu einer zunehmenden Einengung und Gefäßwandverdickung (*Arteriosklerose*) kommen. Oft wird der Herzinfarkt eingeleitet durch das Aufbrechen dieser Gefäßwandverdickungen. Teile der Anlagerungen an der Blutgefäßwand können so mit dem Blutstrom weitergetrieben werden und schließlich zu einem Verschluß eines Blutgefäßes (*Thrombose*) führen.

Auslösende Faktoren für den akuten Blutgefäßverschluß können bei Patienten mit vorbestehender *Koronarer Herzkrankheit* Streß und plötzliche Kraftanstrengung sein. Die Zeichen des Herzinfarkts sind vielgestaltig und von Patient zu Patient unterschiedlich. Auch die Ausdehnung der Schädigung des Herzmuskels ist zu Beginn einer Herzattacke nicht voraussehbar.

Die meisten Patienten erleben den Herzinfarkt als akuten, schweren Schmerzanfall im Brustkorb mit oder ohne Ausstrahlung der Schmerzen in die linke Schulter, den linken Arm, den Oberbauch und seltener in Richtung rechter Arm. Aber bis zu 20 % der Herzinfarkte verlaufen als sogenannte „stumme Infarkte", das heißt der Patient empfindet keinerlei Schmerzen. Dennoch bilden sich „Narben" im Herzmuskel aus und das Herz wird geschwächt. Schwächegefühl, Angst, Schwitzen, Erbrechen, erhöhte Temperaturen können weitere Zeichen eines Herzinfarkts sein.

In verschiedenen wissenschaftlichen Untersuchungen sind einzelne Herzmuskelfasern nach akutem Verschluß eines Herzkranzgefäßes untersucht worden. In den „*Mitochondrien*", den „Kraftwerken" der Muskelzellen konnte dabei ein stark vermehrter Anfall von aggressiven freien Radikalen nachgewiesen werden. Außerdem berichteten 1984 Otani und Mitarbeiter auch von erniedrigten Co-Enzym Q_{10}-Spiegeln in den Herzmuskelfasern nach akutem Herzkranzgefäßverschluß. Co-Enzym Q_{10} wird durch die Bekämpfung der freien Radikalen als Radikalenfänger verbraucht und steht dann für die lebensnotwendige Energieversorgung nicht mehr ausreichend zur Verfügung.

                    Dr. med. Michael Weber | Co-Enzym Q_{10}

Somit kann sich eine akut bedrohliche Situation ergeben. Der Herzinfarkt trifft fast immer ein bereits geschwächtes Herz mit erniedrigten Q_{10}-Spiegeln und führt rasch zu einer weiteren Abnahme von Q_{10} in den Herzmuskelzellen. Im Herzmuskel entsteht ein lebensbedrohliches „Bioenergetisches Defizit". Ohne Co-Enzym Q_{10} verliert das Herz seine Funktionstüchtigkeit!

Welche Möglichkeiten ergeben sich aus der vorbeugenden Verabreichung von Co-Enzym Q_{10}? – In einem Tierexperiment konnten die Wissenschaftler um Matsushima 1992 zeigen, daß durch eine Vorbehandlung mit Co-Enzym Q_{10} Monosubstanz eine deutliche Verbesserung der Energiebereitstellung im Herzmuskel erreicht werden konnte. Dies eröffnet auch für die Patienten mit akutem Herzkranzgefäßverschluß hoffnungsvolle Perspektiven!

> **FAZIT:** *Co-Enzym Q_{10} ist nach akutem Herzkranzgefäßverschluß vermindert.*
>
> *Ohne Co-Enzym Q_{10} verliert das Herz seine Funktionstüchtigkeit!*

4.1.7. Herzoperationen / Bypass-Operationen

Eine Vielzahl von verschiedenen Grunderkrankungen können Operationen am Herzen erforderlich machen: angeborene Herzfehler, erworbene Herzklappenverengungen (Stenosen) oder Klappenverschlußschwächen (Insuffizienzen), Herzkranzgefäßerkrankungen und viele andere mehr. Viele Eingriffe am Herzen – mit und ohne Einsatz der Herz-Lungen-Maschine – werden heute in großen Herzzentren mit viel Routine durchgeführt. Dennoch sind Operationen am Herzen immer mit besonderen Operationsrisiken verbunden.

Die Bedeutung von Co-Enzym Q_{10} im Rahmen von Herzoperationen ist in vielen internationalen Studien eingehend untersucht worden. In der angesehenen amerikanischen Fachzeitschrift *Journal of Thoracal and Cardiovascular Surgery* fand sich 1992 eine tierexperimentelle Arbeit, die eindrucksvoll den Schutzeffekt von Co-Enzym Q_{10}-Monosubstanz bei Herztransplantationen zeigte. Tiere, die vor der Operation mit Q_{10} behandelt worden waren, zeigten im Gegensatz zu unbehandelten Tieren praktisch keine „radikalische" Schädigung von Fett-Eiweißpartikeln. Außerdem konnte beobachtet werden, daß bei den behandelten Tieren das Herz sehr viel schneller eine gute Pumpleistung entwickelte. Takasawa und Mitarbeiter veröffentlichten 1991 ihre Ergebnisse zur Co-Enzym Q_{10}-Behandlung bei Herzkranzgefäßoperationen (Bypassoperationen). Bei Vorbehandlung mit Q_{10} kam es seltener zum lebensbedrohlichen Herzkammerflimmern.

Dr. Altar und Dr. Mortensen stellten 1993 ihre Ergebnisse zur Bedeutung von Q_{10} bei Durchblutungsstörungen am Herzmuskel vor. Sie hatten bei einem Tierversuch an Schweinen zunächst einen Teil der Tiere mit 2 x 200 mg Q_{10} über 20 Tage vorbehandelt. Dadurch konnte ein vier mal höherer Q_{10}-Blutspiegel in der behandelten Gruppe erzielt werden. Während einer Operation am offenen Herzen wurde dann ein künstlicher Herzkranzgefäßverschluß für 8 Minuten erzeugt. Während in der unbehandelten Gruppe mehr als 30 Minuten (32,8 +/- 3,1 min) vergingen bis das Herz wieder seine volle Schlagkraft errreicht hatte (sogenannte „stunning time"), war die Herzmuskelkraft in der Q_{10}-Gruppe bereits nach weniger als einer viertel Stunde (13,7 +/- 7,7 min) wieder normalisiert. Die Wiedererlangung einer regelrechten mechanischen Herzfunktion konnte somit wesentlich schneller erreicht werden.

> **FAZIT:** **Durch Vorbehandlung mit Co-Enzym Q_{10}-Monosubstanz kann sich bei Herzoperationen die Herzmuskelkraft rasch normalisieren.**

Die eindrucksvollen tierexperimentellen Ergebnisse wurden von führenden Wissenschaftlern rasch aufgenommen und auf den Menschen übertragen. Noch im Jahre 1993 berichteten Dr. W.V. Judy und Prof. Dr. Karl Folkers über den Einsatz von reinem Co-Enzym Q_{10} bei Risikopatienten. Die Behandlung 15 Tage lang vor und 30 Tage lang nach einer Herzoperation bewirkte einen deutlichen Schutz des Herzmuskels. Die Herzmuskelfunktion wurde verbessert, die Pumpleistung und die Herzauswurfleistung (Ejektionsfraktion) lagen in der Q_{10}-Gruppe deutlich höher. Durch die ausreichende Versorgung des Herzmuskels mit Co-Enzym Q_{10} konnte ein bioenergetisches Defizit vermieden werden. Das „ATP", der Energielieferant für alle Körperzellen, erreichte in der Q_{10}-Gruppe auch zum Ende der Operation noch normale Werte. Dementsprechend gestaltete sich die postoperative Erholungsphase kurz und unkompliziert.

Dr. Atar und Mitarbeiter bestätigten die oben gezeigten Studien und zeigten in einer Doppelblindstudie, dass Kontraktilitätsstörungen am Herzen nach Ischämie und Reperfusion durch vorherige 20tägige Q_{10}-Einnahme deutlich vermindert werden können. Die Wiedererholungszeit des Herzmuskels betrug im Mittel 33 Minuten ohne zusätzliche Gabe von Q_{10} und 20 Minuten nach Q_{10}-Vorbehandlung. Die Erholung setzte mit Q_{10} sogar schon nach 10 Minuten ein, während ohne Q_{10} annähernd 30 Minuten vergingen.

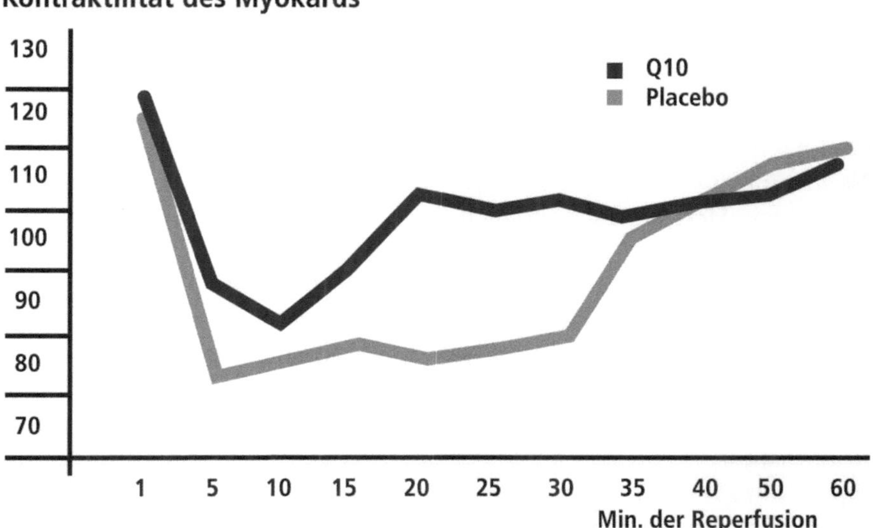

Wiedererholungszeiten des Herzens nach Operationen

FAZIT: *Durch Vorbehandlung mit reinem Co-Enzym Q_{10} konnte bei Herzoperationen ein Bioenergetisches Defizit vermindert werden.*

4.1.8.   Herzstillstand und Reanimation

Der Herzstillstand – in der Medizin *Kardioplegie* – beschreibt das nicht mehr schlagende Herz und führt damit unweigerlich zum Tode, wenn nicht möglichst umgehend wirksame Wiederbelebungsmaßnahmen eingeleitet werden. Diese Herz-Lungen-Wiederbelebung nennt man auch *Reanimation.*

Neben dem plötzlichen, spontanen Herzstillstand gibt es den künstlichen oder pharmakologischen Herzstillstand, der zum Beispiel bei großen Herzoperationen wie ausgedehnten Bypass Operationen durchgeführt wird. – Wie in den vorausgegangenen Kapiteln ausführlich beschrieben, konnte man schon vor vielen Jahren wissenschaftlich den Nachweis erbringen, dass besonders die Wiederdurchblutung („*Reperfusion*") des Herzmuskels mit ausgeprägtem Oxidativen Streß verbunden ist. Schädigungen durch freie Sauerstoffradikale konnten darüber hinaus hoch wirksam durch den geplanten präoperativen Einsatz von Co-Enzym Q_{10} vermindert werden.

Es lag also nahe, auch nach einem spontanen Herzstillstand den Einsatz von Co-Enzym Q_{10} zu erwägen. Die Entwicklung des wasserlöslichen, ultrakleinen Nanochinon Q_{10} machte den sinnvollen medizinisch-therapeutischen Einsatz nach einem Herzstillstand möglich.

Maxwell Simon Damian und Mitarbeiter veröffentlichten im Jahre 2004 in einer der angesehensten medizinischen Fachzeitschriften – in *Circulation* – ihre Ergebnisse zur Schutzfunktion durch Nanochinon. – In einer Doppelblindstudie erhielten 49 Patienten nach einem spontanen Herzstillstand erst auf der Intensivstation – das heißt ein bis acht Stunden nach erfolgreicher Reanimation – Nanochinon Q_{10} oder einen Placebo. Die Anfangsdosis des flüssigen CoEnzyms Q_{10} betrug 250 mg / Tag. – Nach drei Monaten unterschieden sich die Überlebensraten signifikant! Während rund 70 % der Q_{10}-behandelten Patienten überlebten, verstarben fast 70 % in der Placebogruppe

ÜBERLEBENSRATE NACH 3 MONATEN
Q10 - vs. Placebo Gruppe

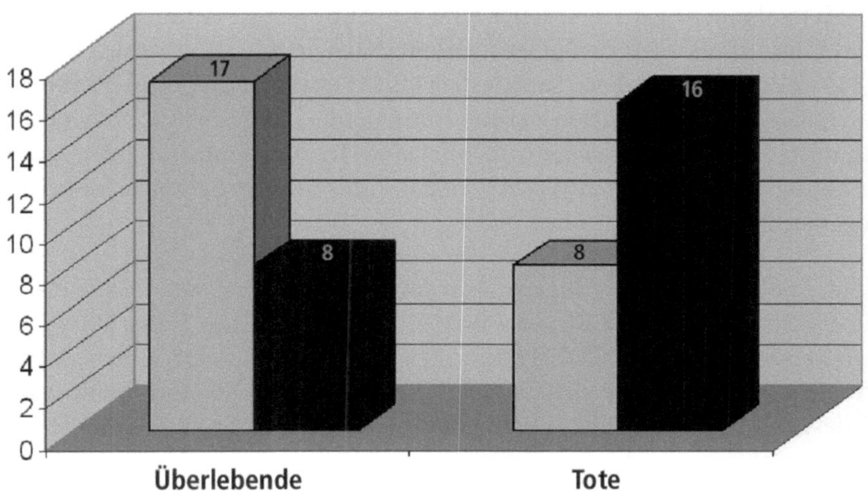

Verbesserung der Überlebensraten nach Wiederbelebung durch Co-Enzym Q_{10}

Die Autoren weisen in ihrer Veröffentlichung darauf hin, dass nicht nur die Überlebensrate signifikant verbessert wurde, sondern auch die Gefahr neurologischer Begleitkomplikationen durch die Gabe von Q_{10} verringert werden konnte. Sie regen auch weitere Studien zur direkten Verabreichung von Q_{10} bei der Reanimation an, um die Perfusionsschädigungen durch freie Radikale frühzeitig zu mindern.

FAZIT: *Die Therapie mit flüssigem Co-Enzym Q_{10} konnte bei Reanimation nach Herzstillstand die Überlebensraten deutlich verbessern.*

 Lungenerkrankungen und Asthma bronchiale

Chronische Atemwegserkranungen (z.B.: chronische Bronchitis; chronisch obstruktive Lungenerkrankung / COPD; Asthma bronchiale) sind sowohl bei Kindern als auch bei Erwachsenen eine der häufigsten Ursachen für Fehlzeiten und Einschränkungen der Lebensqualität. Nach dem ICD-10 werden sie unter J.44.- gelistet und sind ein Sammelbegriff für eine Gruppe von Krankheiten der Lunge, die durch Husten, vermehrte Schleimproduktion mit Auswurf und Atemnot bei Belastung gekennzeichnet sind. In den Wintermonaten kommt es häufig zu einer phasenweisen Verschlechterung des Symptombildes, den sogenannten „Exazerbationen".

Epidemiologische Schätzungen gehen davon aus, dass in Deutschland drei bis fünf Millionen, in den USA etwa 16 Millionen und weltweit etwa 600 Millionen Menschen an einer COPD erkrankt sind. Damit muss von einem globalen Problem gesprochen werden. In den USA stellt die COPD die vierthäufigste Todesursache dar: Man kann von einer echten Volkskrankheit sprechen.

In verschiedenen Studien konnte in den letzten Jahren in der Durchschnittsbevölkerung eine klare Verbindung zwischen oxidativem Streß und einer Einschränkung der Lungenfunktion gezeigt werden. – Wenn bereits bei Lungengesunden ein Mangel an Antioxidantien die Lungenfunktion negativ beeinflusst, so kann man davon ausgehen, dass bei chronischen Atemwegserkrankungen das Ungleichgewicht zwischen Pro- und Antioxidantien noch ausgeprägter ist.

Die wichtigste Form der chronischen, entzündlichen Atemwegserkrankung ist das Asthma bronchiale, oft auch nur kurz Asthma genannt. Fünf Prozent der Erwachsenen und bis zu zehn Prozent der Kinder leiden an Asthma bronchiale. Bei entsprechend veranlagten Menschen kommt es immer wieder anfallsweise zu manchmal schweren bis lebensbedrohlichen Luftnotattacken durch eine Verengung der Atemwege. Auslöser für einen Asthma-Anfall können eine Vielzahl von Reizen sein: Nahrungsmittelallergene, kalte Luft, Streß, Pollen oder Tabakrauch.

Die Verengung der Atemwege hat verschiedene Uraschen: vermehrte Bildung von (zumeist zähem) Schleim, Verkrampfung der Bronchialmuskulatur und

Ödeme der Bronchialschleimhäute. Es kommt zur chronischen Entzündung der Atemwege mit oxidativem Streß und vermehrtem Anfall von Freien Radikalen.

Aus der Sicht der Chinesischen Medizin spricht man beim Asthma von „Winter Krankheit – Sommer Heilung". Der Pathophysiologie der TCM zufolge löst das Eindringen von Wind-Kälte oder Wind-Hitze einen Asthma-Anfall aus. – M. Haidvogl berichtete 1990 in *Padiatric Pädologie* über eine erfolgreiche Studie zur Akupunkturbehandlung von asthmatischen Kindern in Deutschland. Alternativ zur klassischen Behandlung mit Akupunkturnadeln kann man bei Kindern auch eine Schröpfbehandlung, Akupressur, Tuina oder völlig schmerzfreie Laserakupunktur durchführen.

Besonders eindrucksvoll sind die Daten aus der Erwachsenenmedizin. Durch die Akupunkturbehandlung konnten nicht nur die subjektiven Beschwerden der Patienten verbessert werden, sondern auch westliche Laborparameter und Asthmamarker waren statistisch signifikant rückläufig: IgE↓ und Eosinophile↓. Ideal ist eine Kombination von Akupunkturbehandlung, Qigong Atemübungen und chinesischer Phytotherapie.

Eine große Studie aus Februar 2006 von H. M. Ochs-Balcom, die im angesehenen *European Journal of Clinical Nutrition* veröffentlicht wurde, konnte eindrucksvoll den Zusammenhang zwischen chronischen Atemwegserkrankungen mit verminderter Lungenfunktion und gleichzeitig ungünstigem Verhältnis von Oxidantien und Antioxidantien belegen.

In dieser Studie wurden insgesamt 218 zufällig ausgewählte Personen mit chronischen Atemwegserkrankungen – davon 68 Patienten mit Asthma bronchiale – untersucht. Neben detaillierten Erhebungen zu Lebensstil und Ernährungsgewohnheiten wurden Lungenfunktion und oxidativer Streß – Status anhand verschiedener antioxidativer Vitamine und des Glutathiongehalts von Erythrocyten gemessen. Alle Daten wurden mit lungengesunden Vergleichspersonen in ein statistisches Verhältnis gesetzt. – Es zeigte sich eine deutliche Beziehung zwischen Lungenfunktion und dem oxidativen Status! Bei Patienten mit Asthma bronchiale und anderen chronischen Atemwegserkrankungen besteht ein erhebliches Ungleichgewicht zwischen verminderter Lungenfunktion und dem Überwiegen von aggressiven Freien Radikalen. Die entzündlichen Prozesse im Bereich der Bronchialschleimhäute scheinen einen vermehrten Verbrauch von Antioxidantien auszulösen.

Aus ernährungsphysiologischer und mitochondrialmedizinischer Sicht sollte beim Asthma bronchiale daher auf eine ausreichende Versorgung mit folgenden Spurenelementen und Mikronährstoffen geachtet werden: Co-Enzym Q_{10}, Vitamin C, Zink, Selen, Glutathion, Ω-3-Fettsäuren, Magnesium und Vitamin B-Komplexen.

Asthma bronchiale bedeutet neben vermehrtem Anfall von Freien Radikalen und Oxidativem Streß aber auch vermehrte Atemarbeit. Hier kann von einer zentralen Bedeutung von Co-Enzym Q_{10} ausgegangen werden, da das Multitalent unter den Antioxidantien nicht nur als Radikalenfänger wirkt, sondern gleichzeitig auch für den verbesserten Energiefluß in der Atmungskette sorgt.

Größere therapeutische Studien werden möglicherweise bereits in wenigen Jahren den individuell bereits gezeigten Nutzen von Co-Enzym Q_{10} in der Therapie des Asthma bronchiale nachweisen.

> **FAZIT:** *Chronische Lungenerkrankungen, besonders Asthma bronchiale, gehen mit oxidativem Streß einher.*
>
> *Co-Enzym Q_{10} dürfte eine Schlüsselrolle in der Verbesserung des Oxidativen Status bei Chronischen Lungenerkrankungen spielen.*

4.3. Hauterkrankungen

Co-Enzym Q_{10} ist für die Funktionsfähigkeit sämtlicher Körperzellen – insbesondere auch für unser hochbelastetes und hochempfindliches Hautorgan – unentbehrlich. Die Medizin hat in den letzten Jahren eine beängstigende Zunahme einer Vielzahl von Hauterkrankungen beobachtet. Das sog.

„Ozonloch" und die Häufung von bösartigen Hauttumoren (Melanomen) an sonnenexponierten Hautarealen beschäftigen Fach- und Laienpresse. Wissenschaftliche Untersuchungen belegen den Verlust von Co-Enzym Q_{10} in UV-Licht bestrahlten Hautschichten. Für eine ausreichende Substitution mit Q_{10} sollte frühzeitig gesorgt werden.

Co-Enzym Q_{10} ist nicht nur unentbehrlich für die Energiegewinnung in sämtlichen Organen, sondern auch zum Schutz aller Organe vor Sauerstoffradikalen. Dies gilt in Besonderem für eines der größten und wichtigsten Organe des menschlichen Körpers: die Haut! Beim Erwachsenen nimmt die Haut eine Fläche von nahezu zwei Quadratmetern ein und ist über 10 Kilogramm schwer.

Die Haut ist – besonders in modernen Industrienationen – einer Vielzahl von Belastungen ausgesetzt. Trockene Heizungsluft in privaten Haushalten sowie in vollklimatisierten Bürokomplexen, häufiges Duschen mit verschiedensten feuchtigkeitsentziehenden Seifen, chloriertes Wasser, Schadstoffbelastungen der Luft, insbesondere Zigarettenrauch belasten die Haut. Die Haut spiegelt dabei unsere eigene Verfassung wider. Die „Sorgenfalten" sind beispielsweise ein deutlicher Ausdruck davon.

Die Haut erfüllt eine Vielzahl verschiedenster Funktionen. Sie schützt vor Hitze und Kälte, hält Sonnenstrahlen vor dem Eindringen in die Tiefe ab, schützt vor Keimen und Krankheitserregern, bildet einen natürlichen Säureschutzmantel, reguliert die Körperwärme und ist ein vielgestaltiges Sinnesorgan. Alle Gefühle (Druck-, Tast-, Vibrations-, Schmerz- und Temperaturempfinden), die unsere Haut aufnimmt, werden über verschiedene Nervenbahnen zum Gehirn geleitet und dort weiterverarbeitet. Fast all diese Funktionen erfordern Energie und damit Co-Enzym Q_{10}.

Co-Enzym Q_{10} kann als der vielleicht wichtigste Radikalenfänger und Schutzfaktor unserer Haut bezeichnet werden und übertrifft nach neueren Untersuchungen in seiner Bedeutung das Vitamin E und andere Antioxidantien.

Co-Enzym Q_{10} verleiht der Haut aber nicht nur Schutz vor aggressiven radikalen Substanzen, es erhält bzw. verbessert die Energieversorgung der Hautzellen und die Elastizität!

4.3.1. Vom Sonnenbrand und anderen Lichtschäden

Intensive Bestrahlung der Haut – wie sie beim „Sonnenbrand" auftritt – führt nicht nur zum Austrocknen der Haut, es kann auch zu bleibenden Veränderungen kommen. Sogar die Erbsubstanz (*DNA*) kann geschädigt werden. Übermäßige Sonnenbestrahlung der Haut gilt als Hauptursache für die Entstehung von Hautkrebs, einem sehr bösartigen Hauttumor. Jährlich erkranken in der Bundesrepublik rund 100 000 Menschen neu an Hautkrebs (*Melanom*)!

Vor allem das sog. „Ozonloch" – ein Defekt in dem natürlichen Schutzschild der Erdatmosphäre – ist in den letzten Jahren sehr oft untersucht und beschrieben worden. Immer mehr „ungefiltertes" Sonnenlicht trifft die Haut. Dieses „ungefilterte" Sonnenlicht besteht zunehmend aus der potentiell schädigenden Ultravioletten (UV) Strahlung. Teile dieser UV-Strahlung (UV-B) sind bewiesenermaßen karzinogen, d. h. krebserzeugend. Aber auch die langwelligen UV-A-Strahlen sind als sehr gefährlich einzustufen; denn sie dringen tiefer in die Haut ein. Wiederholte Sonnenbrände – besonders im Kindesalter – erhöhen generell das Risiko eines späteren Hautkrebs (Melanom).

Neuere wissenschaftliche Untersuchungen konnten in den letzten Jahren zeigen, daß verschiedene *systemisch* verabreichte Antioxidantien das Auftreten von Hautkrebs reduzieren konnten. Ähnliches konnte für *topische*, d. h. direkt auf die Haut aufgetragene Antioxidantien gezeigt werden. Sauerstoffradikale scheinen somit auch in der Entstehung von Hautkrebs eine wichtige Rolle zu spielen!

Alle bekannten Antioxidantien können als Schutzfaktoren in der menschlichen Haut nachgewiesen werden. Das Vitamin C, Vitamin E, Selen-Proteine bzw. Selen-Enzyme, Katalase, Superoxiddismutase (SOD) und besonders Co-Enzym Q_{10}. UV-Strahlung aber führt zur Verarmung dieses antioxidativen Orchesters. Dabei geht die Co-Enzym Q_{10}-Konzentration sowohl in der Epidermis – der obersten Hautschicht – als auch in der Dermis – der tieferen Hautschicht zurück. Parallel zum Abfall der Antioxidantien in der UV-bestrahlten Haut nimmt die Anzahl der oxidativ geschädigten Proteine zu. Die beiden Wissenschaftler Dr. Podda und Prof. Dr. L. Packer (Frankfurt / Deutschland und Berkeley / USA) konnten kürzlich zeigen, daß Q_{10} als erstes Antioxidans verbraucht wird, lange bevor die Konzentration der anderen Radikalenfänger wie Vitamin C oder Vitamin E abnimmt.

Co-Enzym Q_{10} kann daher als wichtigster Radikalenfänger und Schutzfaktor unserer Haut bezeichnet werden und übertrifft in seiner Bedeutung das Vitamin E und andere Antioxidantien!

Co-Enzym Q_{10} verleiht der Haut aber nicht nur Schutz vor aggressiven radikalen Substanzen, es erhält bzw. verbessert die Energieversorgung der Hautzellen und die Elastizität. Prof. Dr. U. Hoppe vom Hautforschungszentrum in Hamburg sprach daher auf der ersten Konferenz der Internationalen Co-Enzym Q_{10}-Assoziation im Mai 1998 in Boston von Co-Enzym Q_{10} als „Antioxidant and Energizer".

Durch die Entwicklung von hochwertiger Q_{10}-Creme und Lotion ist es heute möglich, der stark beanspruchten Haut gezielt seinen wichtigen Energie- und Schutzfaktor zuzuführen. Eine besonders wirksame Q_{10}-Creme sollte mindestens einen 2 %igen Co-Enzym Q_{10}-Gehalt aufweisen.

> **FAZIT:** 1. *Co-Enzym Q_{10} ist ein unentbehrlicher Radikalenfänger und Energielieferant für die Haut.*
>
> 2. *Co-Enzym Q_{10} übertrifft in seiner Schutzfunktion für die Haut in verschiedenen Studien Vitamin E.*

4.3.2. Schuppenflechte / Psoriasis

Die Schuppenflechte (Psoriasis) ist eine weit verbreitete Krankheit, die nicht nur durch die Erscheinung von silber-weißen Schuppenflechtenherden auf der Haut gekennzeichnet ist. Heute wird die Psoriasis als eine umfassende, vererbbare Erkrankung angesehen, die sich besonders am Bindegewebe nachweisen läßt. Dabei lassen die Erscheinungen auf der Haut die anderen Krankheitszeichen – Veränderungen an Knochen, Bändern und Gelenken – anfangs meist in den Hintergrund treten. Tüpflungen und Verdickungen der Nägel, gelegentlich mit ölfleckartigen Nagelrandveränderungen können auftreten. Der Verlauf der Erkrankung läßt sich nicht vorhersagen. Vielfach kommt es jedoch zu erheblichen Gelenkbeschwerden.

Der Krankheitsverlauf an der Haut ist meist durch wiederholt auftretende Schübe mit stark wechselhaftem Verlauf (Verschlimmerung und Abheilung) gekennzeichnet. Schwere, Ausdehnung und Dauer der Schübe lassen sich nicht vorhersagen. Im Allgemeinen treten die Hauterscheinungen symmetrisch auf, vorzugsweise an Ellenbogen, Knie, Kreuz- und Steißbein sowie am behaarten Kopf. Dabei bleibt die freie, dem Sonnenlicht ausgesetzte Haut fast immer verschont.

Uwe Gröber (Mikronährstoffe; Beratungsempfehlungen für die Praxis; 2. Auflage; wbg 2006) empfiehlt bei Psoriasis auf eine ausreichende Versorgung besonders mit folgenden Mikronährstoffen zu achten: Ω-3-Fettsäuren, Vitamin D, Vitamin A, Zink, Vitamin E, Vitamin C, Folsäure, Kupfer und Selen.

Die Therapie der Schuppenflechte ist vielgestaltig. In ersten Pilotstudien wurde Co-Enzym Q_{10} erfolgreich eingesetzt. Dabei wurde eine kombinierte Behandlung mit Co-Enzym Q_{10}-Kapseln als Monopräparat und Co-Enzym Q_{10} als Liposomen-Creme bzw. Lotio durchgeführt.

4.3.3. Neurodermitis

Die Neurodermitis (auch „Endogenes Ekzem" oder „Atopisches Ekzem") gehört zu den häufigsten Hautkrankheiten im Kindes- und Erwachsenenalter. Es handelt sich um eine chronische, meist in Schüben verlaufende Entzündung der Haut mit oberflächlichen, juckenden, teils trockenen, teils nässenden Hautveränderungen.

Die Neurodermitis wird in der medizinischen Fachliteratur meist dem „allergischen Formenkreis" zugeordnet; denn die Erkrankung tritt häufig z.B. in Kombination mit Asthma auf. Auch familiäre Allergiebelastungen sind regelmäßig beschrieben worden. Bei der Neurodermitis liegt eine Fehlfunktion des Immunsystems zugrunde. Wie alle allergischen Erkrankungen hat auch die Neurodermitis in den westlichen Industrienationen in den letzten Jahren deutlich zugenommen.

Die Hauterscheinungen bei Neurodermitis sind im Neugeborenenalter meist noch relativ unspezifisch, häufig findet sich in der Vorgeschichte vermehrter

                                        Dr. med. Michael Weber | Co-Enzym Q_{10}

Milchschorf. Mit zunehmendem Alter der Patienten zeigen sich dann die typischen, juckenden Hauterscheinungen besonders im Bereich der Beugeseiten von Ellenbogen und Knie. Aber auch alle anderen Hautbereiche können betroffen sein.

Die Erkrankung verläuft häufig in Schüben. Auslöser für eine akute Verschlechterung sind oft psychische Faktoren wie Streß oder bestimmte Nahrungsmittel (häufig Zitrusfrüchte). Schwere Schübe führen zu starker Schädigung der Haut, zu Blutungen oder tiefen bakteriell infizierten Wunden.

In der Behandlung der Neurodermitis gibt es verschiedene Therapieansätze. Grundsätzlich sollte man intensive Reizungen der Haut wie zu häufiges Baden, starke Wärme- oder Kälteeinwirkungen und neuartige Farbstoffe in Textilien meiden. Leider wird gelegentlich noch sehr großzügig Cortison-Creme eingesetzt. Dies ist zwar nicht immer zu verhindern, sollte aber akuten Schüben vorbehalten sein und keine Dauertherapie darstellen.

Die TCM spricht bei der Neurodermitis vom „Wind der Vier Beugen" und beschreibt damit die häufigsten Lokalisationen der Erkrankung. Aus der Sicht der chinesischen Medizin unterscheidet man vor allem zwei Krankheitsursachen: „Wind- Hitze in der Lunge" und „Feucht – Hitze in der Lunge". Die Hauterscheinungen werden als Ausdruck der krankhaften Hitze gewertet. Dementsprechend ist das Behandlungsziel, die Hitze zu klären. Dies geschieht durch Chinesische Phytotherapie, Ernährungsberatung und Akupunktur. Gerade bei der kindlichen Neurodermitis kann zur Therapieoptimierung die schmerzfreie Laserakupunktur eingesetzt werden, die über den unmittelbaren Akupunktureffekt hinaus noch eine Verbesserung der lokalen ATP – Energieversorgung erzielt.

Neuere Untersuchungen sehen in der Neurodermitis eine Fehlregulation des Immunsystems mit vermehrtem Anfall von „Freien Radikalen". Prof. Dr. Udo Hoppe vom Hautforschungszentrum in Hamburg beschrieb auf der Ersten Konferenz der Internationalen Co-Enzym Q_{10}-Assoziation im Mai 1998 in Boston in seinem Vortrag Q_{10} als Radikalenfänger und Energiespender der Haut.

Dr. Franz Enzmann aus Bad Homburg kann auf erste sehr eindrucksvolle Zustandsverbesserungen nach Behandlung mit Co-Enzym Q_{10} Monokapseln und Co-Enzym Q_{10}-Liposomencreme berichten. Die spezielle Liposomenzubereitung – Liposomen sind winzigkleine kugelförmige Gebilde – ermöglicht ein erleichtertes Eindringen durch die Hornschichtbarrieren in die verschiedenen Schichten der Haut. Das durch die Q_{10}-Liposomencreme und Monokapseln eingebrachte Co-Enzym Q_{10} unterstützt das körpereigene Co-Enzym Q_{10} bei seinen vielfältigen bioenergetischen Aufgaben. Auf diese Weise werden Kräfte für das hautassoziierte Immunsystem geschaffen.

4.3.4. Hautkrebs

Die Tumoren der Haut können – wie fast alle anderen Geschwulstbildungen auch – in gutartige („benigne") und bösartige („maligne") Formen unterteilt werden. Der bösartige Hautkrebs entsteht spontan auf ehemals völlig normaler Haut oder aus Muttermalen heraus. Gelegentlich sind auch die Schleimhäute von bösartigen Tumoren betroffen.

Wiederholte Sonnenbrände werden als wesentlicher Auslöser für die Entstehung von Hauttumoren angeklagt. Dabei erzeugen die ultravioletten Strahlen (UV-A und UV-B) des Sonnenlichts (aber auch von Solarien) vermehrt „Freie Radikale" in der Haut. Die Hautzellen können von der UV-Strahlung vollständig zerstört werden oder es kommt zu Veränderungen an der Erbsubstanz (DNA). Die Folgen können die Entartung von Zellen und deren ungebremstes Wachstum sein.

Der Sonnenbrand führt daher nicht nur akut zur Austrocknung der Haut und Zerstörung der oberen Hautschichten im Sinne einer oberflächlichen Verbrennung, sondern bei anhaltender oder wiederholter intensiver Sonnenexposition kann es zur Krebsentstehung kommen. Prof. Dr. B. Kuklinski von der Universität in Rostock beschreibt die über die direkte Sonneneinwirkung hinausgehenden Vorgänge sehr plastisch: „Noch acht Tage nach einem zu starken Sonnenbad ist unter der Haut die Hölle los.".

Der Vorbeugung kommt daher eine zentrale Bedeutung zu: Der beste Schutz gegen zu viel ultraviolette Strahlung ist die Vermeidung von intensiver Sonneneinwirkung bzw. das Tragen von Kleidung. Dies ist besonders wichtig für empfindliche Kinderhaut! Der Einsatz von Lichtschutzmitteln mit entsprechenden Schutzfaktoren sollte je nach Hauttyp erfolgen.

Wie verschiedene Studien gezeigt haben, führt die Einwirkung von ultravioletten Licht auf die Haut zum Verlust von verschiedenen Antioxidantien, insbesondere von Co-Enzym Q_{10}. Gerade die vom Sonnenlicht geschädigten Hautzellen bedürfen also eines Schutzes vor zerstörerischen „Freien Radikalen" bzw. der Unterstützung von Reparaturmechanismen. Co-Enzym Q_{10} als natürlicher Energielieferant und Radikalenfänger bietet sich hierzu somit an. Sowohl reines Co-Enzym Q_{10} in Kapselform als Monopräparat also auch Co-Enzym Q_{10} in Liposomencreme wird von der Haut meßbar aufgenommen und kann so die Reparaturmechanismen als Energielieferant unterstützen und die fortlaufende Schädigung durch „Freie Radikale" mindern.

4.4.   Krebserkrankungen

Tumorerkrankungen sind in Deutschland nach den Herz-Kreislaufkrankheiten die zweithäufigste Todesursache. Die Diagnose „Bösartiger Tumor" kann das Leben eines Menschen von einer Minute zur anderen grundlegend ändern. Auch wenn die Medizin in den letzten Jahren gewaltige Fortschritte in der Therapie zahlreicher Tumorerkrankungen gemacht hat, bleiben in der Behandlung und in der Erforschung der Krebsentstehung noch viele Fragen offen.

Eine Vielzahl von wissenschaftlichen Untersuchungen konnte in den letzten Jahren zeigen, daß *„freie Radikale"* für die Entstehung und das Wachstum bösartiger Tumoren verantwortlich sein können. Neuere Forschungen geben Hinweise, daß Radikalenfänger wie Co-Enzym Q_{10}, Selen, Vitamin C und andere sowohl in der Prophylaxe als auch in der Therapie eine wichtige Bedeutung besitzen. Darüber hinaus können sie unerwünschten Wirkungen einer oft notwendigen Chemotherapie entgegensteuern.

Die Frage der Krebsentstehung und der Behandlung von bösartigen Erkrankungen steht weltweit im Mittelpunkt zahlreicher Forschungsprogramme. Dabei ist die Wissenschaft auf den verschiedensten Gebieten tätig. So wurde in experimentellen, klinischen und epidemiologischen Studien (mit oft vielen Tausend Teilnehmern) der Einsatz von antioxidativ wirksamen Spurenelementen und Vitaminen untersucht. Das Wissen um die Zusammenhänge zwischen Krebsentstehung und Ernährung ist daher in den letzten Jahrzehnten sprunghaft gestiegen. Unsere Nahrung ist zumeist zu fett und enthält gleichzeitig zu wenig Vitamine und Spurenelemente. Die Forschungsergebnisse liefern viele erfolgversprechende Ansätze.

Neben einer direkten Schädigung der DNA-Erbsubstanz durch freie Radikale könnten auch die Folgeprodukte der „radikalischen Schädigung" eine wichtige Funktion in der Tumorentstehung besitzen. Verschiedene Wissenschaftler vermuten eine krebsfördernde Wirkung beispielsweise durch die *Lipidperoxidation*, d.h. die Reaktion von Fetten mit Sauerstoff. Bestimmte Fette besitzen eine wichtige Funktion im Bereich der Zellwände und anderer Membranen innerhalb der Zelle. Werden diese durch die *Lipidperoxidation* verändert, können membrangebundene Enzyme in ihrer Funktion gestört werden, welche für die „Entgiftung" von Radikalen wichtig sind. In zahlreichen Studien konnte gezeigt werden, daß Co-Enzym Q_{10} als Radikalenfänger in den Zellmembranen eine Schlüsselrolle spielt!

Ein weiterer wichtiger Aspekt der wissenschaftlichen Untersuchungen beschäftigt sich mit den Wechselwirkungen zwischen Chemotherapie bzw. Strahlentherapie und dem Einsatz von Antioxidantien. Bei abgekapselten bzw. umschriebenen Tumoren sind die Chemo- und Strahlentherapie neben der operativen Therapie die wichtigsten derzeit verfügbaren Ansätze in der Medizin. Viele *Zytostatika* und die Strahlentherapie wirken über einen radikalenerzeugenden Mechanismus tumorabtötend auf das entartete Gewebe. Als Folge der vermehrten Produktion von *freien Radikalen* sinkt die antioxidative Kapazität des Körpers. Während der abtötende Effekt auf die entarteten Zellen natürlich erwünscht ist, sind ein Teil der chemotherapie-induzierten Nebenwirkungen auf einen vermehrten Anfall von *freien Radikalen* in einigen Geweben zurückzuführen.

Bei Tumorpatienten wird häufig ein weit unter der Norm liegender Q_{10}-Plasmaspiegel festgestellt. Professor Karl Folkers und Mitarbeiter führten eine Studie an 83 Krebspatienten durch, die an 8 unterschiedlichen Krebsarten erkrankt waren. Insbesondere bei Brustkrebspatienten ließ sich ein hohes Q_{10}-Defizit im Blut nachweisen, gefolgt von Lungenkrebspatienten.

     Dr. med. Michael Weber | Co-Enzym Q_{10}

Bislang durchgeführte Untersuchungen bestätigen, daß durch die Verabreichung von Q_{10} positiv auf den Krankheitsverlauf Einfluß genommen werden kann ohne die Wirkung einer notwendigen Chemotherapie ungünstig zu beeinflussen. Nach zusätzlicher Q_{10}-Zuführung stieg der Lymphozytengehalt und der Immunglobulin-G-Gehalt des Blutes bei Krebspatienten. Eine Reihe von Studien zeigte, daß die klinischen Symptome von Tumorkranken durch Q_{10}-Gaben deutlich reduziert werden können.

Der positive energetische Einfluß von Q_{10} auf gesunde Zellen läßt sich bei Tumorzellen nicht beobachten. Der Grund hierfür könnte darin zu sehen sein, daß in Tumorzellen das Enzym Katalase fehlt.

Besonders eindrucksvoll sind frühe tierexperimentelle Untersuchungen von Blitznakov und Mitarbeitern. Sie initiierten bei Mäusen mittels krebserregender Substanzen Tumoren. Die Mäuse wurden zwei Gruppen zugeteilt: Mäuse, die Q_{10} erhielten und solche ohne Q_{10}-Gabe. Die Autoren ermittelten die Häufigkeit einer Tumorausbildung, die Tumorgröße und die Sterblichkeitsrate in beiden Gruppen. In jeglicher Beziehung zeigte sich ein eindrucksvoller Effekt: die Tumoren traten unter Q_{10} sehr viel später auf, die Tumorgröße war zu den Vergleichszeitpunkten viel geringer und auch die Sterblichkeit erheblich niedriger. Am Tag 300 waren in der Vergleichsgruppe alle Tiere verstorben, während in der Q_{10}-Gruppe noch 80 % lebten!

Einfluß von Q_{10} bei Tumorbildung

Tage nach Tumorinitiierung	in der Kontrollgruppe	in der Q_{10}-Gruppe
Tag 55	85 %	25 %
Tag 69	100 %	55 %
Tag 77	--	77 %

Unterschiede ergaben sich auch bei der erreichten Tumorgröße

Tage nach Tumorinitiierung	in der Kontrollgruppe	in der Q_{10}-Gruppe
Tag 55	250 mm2	95 mm2
Tag 83	360 mm2	170 mm2
Tag 97	930 mm2	580 mm2

Die Mortalität unterschied sich auch hoch signifikant:

Tage nach Tumorinitiierung	in der Kontrollgruppe	in der Q_{10}-Gruppe
Tag 55	5 %	0 %
Tag 111	50 %	15 %
Tag 132	100 %	--
Tag 300	--	20 %

In verschiedenen internationalen Studien hat man versucht, durch die Gabe von verschiedenen Radikalenfängern die Nebenwirkungen durch Sauerstoffradikale zu minimieren. Die Untersuchungen auf diesem Gebiet haben sich vor allem mit einem Medikament namens *Adriamycin* beschäftigt. Adriamycin ist ein wirkungsvolles Krebsmittel, welches bei zahlreichen Tumortherapien erfolgreich zum Einsatz kommt. Die Hauptnebenwirkung von Adriamycin ist eine mögliche Schädigung des Herzmuskels. Bei höheren Gaben des Medikaments über längere Zeit wird regelmäßig eine Schwächung des Herzmuskels beobachtet. Es kommt schließlich zum Abfall der Herzauswurfleistung. Die biochemischen Mechanismen, die für diese Nebenwirkung verantwortlich sind, werden in der Medizin kontrovers diskutiert. Neuere Daten weisen jedoch auf eine Schädigung durch reaktive Sauerstoffspezies hin. Zellexperimente haben gezeigt, daß die *oxidative Phosphorylierung* in den Mitochondrien ernsthaft geschädigt werden kann, wenn Adriamycin verabreicht wurde. Damit wird die Zellatmung empfindlich gestört, ein Energiemangel in den Zellen ist die Folge! So wurde bereits 1990 von der Arbeitsgruppe um Karlsson gezeigt, daß der Co-Enzym Q_{10}-Gehalt in den Muskeln, der mit Adriamycin behandelten Patienten erheblich vermindert ist. Auch der Co-Enzym Q_{10}-Blutspiegel war niedriger als normal.

> **FAZIT:** **Im Rahmen der Chemotherapie kann ein Co-Enzym Q_{10}-Mangel erzeugt werden!**

In tierexperimentellen Studien konnte die begleitende Gabe von Vitamin C die *Adriamycin*-induzierte Kardiomyopathie reduzieren. Einen ähnlich günstigen Effekt kennt man auch durch die Gabe von Co-Enzym Q_{10}. Bei Kindern mit bösartigen Tumoren des *Lymphatischen Systems* wurde in einer italienischen Studie durch Begleittherapie mit Co-Enzym Q_{10} (neben der üblichen Chemotherapie) eine normale Beweglichkeit des Herzmuskels und damit eine normale Herzfunktion erhalten.

4.4.1. Vitamin C

Im Jahre 1994 veröffentlichte Dr. Lupulesco in einer international anerkannten Zeitschrift eine umfassende Übersichtsarbeit zur Bedeutung von Vitamin C in der Vorbeugung und Therapie von Krebserkrankungen. Die Vitamine haben eine Vielzahl von Funktionen im Zellstoffwechsel, die ihre „antitumorösen" Eigenschaften begründen. Ein niedriger Vitaminstatus ist in vielen wissenschaftlichen Studien mit einem statistisch erhöhten Krebsrisiko verknüpft. Für die Krebsvorbeugung scheint also ein optimaler Vitaminstatus einen schützenden Effekt zu haben.

Die Liste der klinischen Forschungen zum Zusammenhang von Vitamin C (Ascorbinsäure) und bösartigen Tumoren ist lang. Dr. Schwartz und seine Mitarbeiter beobachteten beispielsweise einen günstigen Effekt von Vitamin C bei den Krebserkrankungen im Magen, Enddarm und im Bereich des

Gebärmuttermundes. Diese Beobachtungen wurden durch andere Wissenschaftler bestätigt. Auch Dr. Potischman beschrieb 1993 im *„Journal of Nutition"*, daß das Risiko von Veränderungen im Bereich des Gebärmuttermundes (zervikale Dysplasien) durch Vitamin C insbesondere bei Raucherinnen reduziert werden kann. Im gleichen Jahr erschien ein Originalartikel von Dr. Liu in der Fachzeitschrift *„Cancer Epidemiology"*, der gleichfalls ein vermehrtes Risiko zur Ausbildung von zervikalen Dysplasien bei ungenügender Zufuhr von Vitamin A und C beobachtete. – Dr. Hansson und Dr. Zhang berichteten unabhängig davon im angesehenen *„International Journal of Cancer"* über einen Zusammenhang von niedrigen Vitamin C-Spiegeln und Magenkrebs. Dr. Steinmetz veröffentlichte 1993 im *„Cancer Research"* Untersuchungsergebnisse, die auf ein reduziertes Lungenkrebsrisiko bei Frauen hinweisen, die regelmäßig Vitamin C aufnahmen.

> **FAZIT: Bei verschiedenen bösartigen Tumoren fanden sich regelmäßig niedrige Vitamin C-Blutspiegel!**

Einige Forscher gehen sogar noch weiter und setzen Vitamin C als wirksames Medikament in der Krebsbehandlung ein. So berichteten Riordan und Mitarbeiter 1995 über Untersuchungen, die darauf hinweisen, daß hohe Dosen von Vitamin C in der selektiven Tötung von Tumorzellen wirksam sind.

Neben den „typischen" Krebserkrankungen des Erwachsenenalters wurden aber auch Tumoren im Kindesalter untersucht. Nach der Leukämie, das heißt der lebensbedrohlichen Vermehrung bestimmter weißer Blutkörperchen, ist das sogenannte *„Neuroblastom"* einer der häufigsten und bösartigsten Tumoren im Kindesalter. Das Neuroblastom geht entweder von einem Nervengewebsstrang neben der Wirbelsäule oder von den Nebennieren aus. Durch Früherkennung und Chemotherapie ist es in den letzten Jahren gelungen, die Heilungschancen für die Kinder deutlich zu verbessern. Bei fortgeschrittenen Stadien ist die Prognose jedoch häufig leider ungünstig. Die beiden Forschungsgruppen um Lode und Baader konnten nun zeigen, daß Ascorbinsäure bei Neuroblastomzellen einen *„zytotoxischen"*, das heißt, die bösartigen Zellen abtötenden Effekt hat.

   Dr. med. Michael Weber | Co-Enzym Q$_{10}$

Weltweite wissenschaftliche Beachtung hat die Studie von M. Jenab aus dem Jahr 2006 gefunden, die unter anderem in der medizinischen Fachzeitschrift *Carcinogenesis* veröffentlicht wurde. Über einen Zeitraum von zehn Jahren – von 1992 bis 2002 – wurden in einer europäischen Multizenterstudie die Zusammenhänge zwischen Ernährungsfaktoren und der Entstehung von Magenkrebserkrankungen untersucht.

Die Ergebnisse waren eindeutig! Hohe Plasmaspiegel des antioxidativen Vitamin C senken nachweislich das Magenkrebsrisiko. Patienten mit hohen Vitamin C-Werten hatten ein 50 % niedrigeres Risiko für die bösartigen Adenokarzinome des Magens!

Insgesamt zeigen die epidemiologischen Studien, daß Vitamin C in vielfacher Weise das Tumorgeschehen zu beeinflussen scheint. Es besteht eine enge Korrelation zwischen dem Vitamin C-Status und der Häufigkeit des Auftretens zahlreicher Krebsarten. Ascorbinsäure kann als hochpotentes wasserlösliches Antioxidans nicht nur die schädlichen *freien Radikalen* direkt unwirksam machen und so Eiweiße, Fette und die Erbsubstanz schützen, sondern es kann wie Co-Enzym Q_{10} auch oxidiertes Vitamin E „reaktivieren". Darüber hinaus stärkt Vitamin C in vielfacher Hinsicht das Abwehrsystem des menschlichen Körpers.

> **FAZIT: Hohe Vitamin C-Blutspiegel beugen Magenkrebs vor!**

4.4.2. Selen

Selen ist für den menschlichen Organismus ein unentbehrliches Spurenelement. Vor allem über den Einbau in die sogenannte *Glutathionperoxidase* wirkt es als Schutzfaktor der Zelle gegen freie Radikale bei oxidativem Streß. Gleichzeitig ist es Bestandteil einer Reihe von Enzymen und Botenstoffen des Körpers, die für die Aufrechterhaltung der Gesundheit unerläßlich sind.

Einige, zum Teil groß angelegte Studien, haben einen Zusammenhang zwischen niedrigen Blutselenwerten und gehäuftem Auftreten von Tumorzellen erkennen lassen. Dabei besitzt Selen verschiedene „antitumorale" Eigenschaften: Schutzwirkung vor schädlichen Strahlungen, positive Stimulation des Immunsystems, Störung des Wachstums von Tumorzellen, Reduktion von Nebenwirkungen während der Chemotherapie.

Seine Wirkungen entfaltet Selen vor allem durch seinen Einbau in bestimmte Enzyme, allen voran in die sogenannte Glutathionperoxidase. Bereits vor mehr als 30 Jahren berichteten Weisberger und Mitarbeiter in der weltweit angesehenen medizinischen Fachzeitschrift „*Blood*" über einen günstigen Effekt der Selentherapie bei Patienten mit Leukämie. Auch bei Lebertumoren, Magentumoren, primärem Lungenkrebs und anderen bösartigen Erkrankungen wurde Selen in therapeutischen Studien bereits eingesetzt.

Auf die großen chinesischen Studien aus dem Selenmangelgebiet Linxian wurde bereits in der allgemeinen Darstellung dieses Spurenelements hingewiesen. Die dort von Blot und Mitarbeitern gezeigten eindrucksvollen therapeutischen Erfolge können als echte Ergebnisse einer sinnvollen Prävention gewertet werden. Auch die 1996 von Ziegler veröffentlichten Untersuchungen über einen Zusammenhang zwischen Lungenkrebs – dem weltweit häufigsten bösartigen Tumor – und dem Selenstatus wurden an der gleichen Stelle aufgeführt. Es zeigte sich in dieser Arbeit ein günstiger Effekt bei höheren Selenspiegeln.

Selen ist in der Vorbeugung und Behandlung von Krebserkrankungen in verschiedenen Formen eingesetzt worden entweder als Selensalz oder als organische Selenverbindung. Dabei ist Selen biologisch gebunden gut verträglich und kann vom Körper aktiv aufgenommen werden. Die Selenbindung an die Alge *Spirulina platensis* gewährleistet eine allmähliche Aufnahme von Selen.

> **FAZIT:** **Bei bösartigen Tumoren sind die Selenblutspiegel oft erniedrigt!**

Dr. med. Michael Weber | Co-Enzym Q_{10}

4.4.3. Co-Enzym Q_{10}

„Reaktive Sauerstoffmoleküle", die sogenannten „Freien Radikale", können praktisch alle Bestandteile einer Zelle oder eines Zellverbandes schädigen. Damit kommt es zum Zelluntergang oder zur Schädigung der Erbsubstanz der Zelle. Die Folge kann dann die Entstehung von Krebs sein.

Um dem fast dauernden Angriff durch Radikale unbeschadet zu entgehen, hat der Körper ein wirksames „antioxidatives Orchester" entwickelt, in dem Co-Enzym Q_{10} im Bereich der lipophilen Zellanteile eine Schlüsselrolle spielt.

Co-Enzym Q_{10} scheint nicht nur in der Krebsvorbeugung, sondern auch in der Therapie von Tumorerkrankungen eine wichtige Rolle zu spielen. Vor wenigen Jahren veröffentlichten dänische Mediziner aus der Forschungsgruppe um Lockwood vielversprechende Daten zur Behandlung von Frauen mit fortgeschrittenen Brustkrebserkrankungen. Neben der üblichen Chemotherapie erhielten 32 Patientinnen über 18 Monate Co-Enzym Q_{10}, hochdosiertes Vitamin C, Selen und einige weitere Zusatzstoffe. Die Lebensqualität der Patientinnen besserte sich rasch, es kam zu keinem weiteren Gewichtsverlust mehr und auch der Bedarf an Schmerzmitteln sank deutlich. Während des Beobachtungszeitraumes verstarb keine Patientin, obwohl vorher berechnet wurde, daß vier Frauen an der Tumorerkrankung sterben würden!

In einer italienischen Studie konnte gezeigt werden, daß Co-Enzym Q_{10} auch eine wichtige schützende Funktion für den Patienten in der Chemotherapie besitzt. Zahlreiche Medikamente in der Krebstherapie arbeiten mit der Erzeugung von Radikalen, um die bösartigen Tumorzellen zu zerstören. Dabei werden leider auch immer gesunde Zellen und auch ganze Organe geschädigt. Ein bei sehr vielen Krebserkrankungen erfolgreich eingesetztes Medikament ist beispielsweise das „*Adriamycin*". Bei hohen Dosierungen erkauft man sich gute Therapieergebnisse um den Nachteil einer möglicherweise anhaltenden Herzschwäche.

Die italienischen Ärzte um Iarussi verabreichten nun in einer Studie bei Kindern mit Krebs („*Leukämie*" und „*Non-Hodgkin-Lymphom*") einigen Patienten neben der sonst üblichen Chemotherapie 200 mg Co-Enzym Q_{10}. Der Erfolg war eindrucksvoll. Während die Herzleistung bei den Co-Enzym Q_{10}

behandelten Kindern annähernd gleich blieb, fiel sie bei den Patienten ohne Q_{10}-Gaben deutlich ab. – In diesem Zusammenhang sind auch die Untersuchungen von Kishi und Mitarbeitern zu erwähnen, die an Herzmuskelzellen von Mäusen durchgeführt wurden. In ihrer 1984 veröffentlichten Studie konnten sie zeigen, daß der Schutz vor *Adriamycin*-induzierter Schädigung durch Co-Enzym Q_{10} größer ist als durch Vitamin E in Bezug auf die Aufrechterhaltung des Herzschlages.

> **FAZIT:** **Co-Enzym Q_{10} wurde in verschiedenen Studien bei Tumorerkrankungen erfolgreich eingesetzt!**

4.4.4. Das „antioxidative Orchester" in der Krebsvorbeugung und Therapie

Co-Enzym Q_{10}, Vitamine, antioxidativ wirksame Spurenelemente können eine moderne Chemotherapie nicht ersetzen und sind sicher keine Wundermittel, aber in der Vorbeugung und in der Behandlung von Krebserkrankungen besitzen sie eine bisher wenig beachtete Funktion. Bei deutlichen Mangelzuständen einzelner Antioxidantien lassen sich zum Teil eindrucksvolle Verbesserungen in der Prävention von Tumoren belegen. Aber auch durch die gezielte Substitution in Ergänzung der konventionellen Therapien bei bereits fortgeschrittenen (*manifesten*) Erkrankungen läßt sich in vielen Studien ein günstiger Effekt zeigen. Das Antioxidative Orchester sollte durch den Einsatz von Monosubstanzen gezielt unterstützt werden!

Bei der „Entgiftung" von freien Radikalen arbeiten die Antioxidantien „Hand in Hand". Co-Enzym Q_{10} besitzt als Radikalenfänger im fettlöslichen Bereich eine Schlüsselfunktion, Vitamin C dagegen in den wässrigen Anteilen der Zelle. Ein optimaler Co-Enzym Q_{10}-Spiegel und ein idealer Vitaminstatus sollten in der Krebsvorsorge angestrebt werden. Dabei sollte die Möglichkeit der individuellen Dosisanpassung beachtet und genutzt werden. Das „antioxidative Orchester" muß in speziellen Streß- und Belastungssituationen frei gewählt werden können. Feste Wirkstoffkombinationen mit einer auch für Fachleute völlig unüberschaubaren Zahl an Vitaminen und Spurenelementen,

Dr. med. Michael Weber | Co-Enzym Q_{10}

wie sie in Deutschland häufig angeboten werden, sind dabei wahrscheinlich wenig hilfreich, zumindest in ihrer Wirksamkeit und wechselseitigen Interaktion wissenschaftlich fast völlig unerforscht.

Die Forschungsgruppe um H. Ozmen publizierte im Jahr 2006 eine Studie zu Antioxidantien, Spurenelementen und Oxidativem Streß beim Prostatakarzinom (*Clinical Chemistry and Laboratory Medicine*). Das **Prostatakarzinom** ist eine der häufigsten Krebs- und Todesursachen beim Mann. Es geht vom Drüsengewebe der Vorsteherdrüse aus. Die Erkrankung ist unter anderem deshalb so gefährlich, weil bei der Diagnosestellung oft schon Absiedlungen („Metastasen") erfolgt sind.

Ozmen konnte zeigen, dass bei Patienten mit Prostatakarzinomen auf der einen Seite zahlreiche wichtige Antioxidantien erniedrigt sind, auf der anderen Seite Marker des Oxidativen Streß (wie „Malondialdehyd") erhöht sind. Die Forscher gehen davon aus, dass dieses Ungleichgewicht schützender und aggressiver Faktoren zur Krebsentstehung beiträgt.

Im Einzelnen waren zum einen die antioxidativ wirksamen Vitamine A und C bei den Krebspatienten im Vergleich zur gesunden Kontrollgruppe erniedrigt, zum anderen fanden sich signifikant gesenkte Blutserumspiegel von Selen und Zink.

In den kommenden Jahren ist mit weiteren Langzeit- und Interventionsstudien zur Vorbeugung dieser aggressiven Krebserkrankung durch Antioxidantien zu rechnen.

FAZIT: 1. *Bei bösartigen Tumoren ist das „Antioxidative Orchester"* *geschwächt!*

         2. *Durch die Tumor-Chemotherapie werden „freie Radikale"* *erzeugt!*

         3. *Co-Enzym Q_{10}-Monosubstanz ist bei verschiedenen* *Tumoren erfolgreich eingesetzt worden!*

4.5. Immunsystem

Der Körper steht in ständiger Auseinandersetzung mit vielen Millionen Bakterien, Viren und Pilzen. Ein kompliziertes Abwehrsystem („Immunsystem") garantiert die (weitgehende) Unversehrtheit des Körpers und unterscheidet dabei zwischen körpereigen und körperfremd. In besonderen Situationen z.B. bei Streß oder sehr aggressiven „Eindringlingen" kommt es zur Infektion und anschließend zur banalen Erkältung bis hin zur Lungenentzündung.

Die dauerhaften Attacken fordern das Immunsystem in hohem Maße. Zur optimalen Funktion benötigt das Abwehrsystem eine ausgewogene Ernährung mit ausreichender Versorgung von Mineralstoffen, Spurenelementen und Vitaminen sowie eine adäquate Bereitstellung von Energie. Vitamin C, Selen und Co-Enzym Q_{10} sind wichtige Stützpfeiler eines funktionstüchtigen Abwehrsystems.

Sind Bakterien oder Viren in den Körper eingedrungen, so werden diese von den „Polizisten" unter den weißen Blutkörperchen, den *Phagocyten* angegriffen. Sie „fressen" in den Körper eingedrungene Fremdstoffe („*Phagocytose*") auf und versuchen diese unschädlich zu machen. Dieser Prozeß verlangt die Bereitstellung von Energie und erfordert das Vorhandensein von Co-Enzym Q_{10}.

Dr. F. Scaglione von der Universität in Mailand / Italien unterstrich darüber hinaus auf der *First Conference of the International Co-Enzyme Q_{10} Association* im Mai 1998 in Boston, daß Co-Enzym Q_{10} ein Stimulans des Abwehrsystems darstellt. Co-Enzym Q_{10} verbessert die Abwehrkräfte gegenüber Infektionen mit Bakterien, Viren und Pilzen.

Nach der Aufnahme der Fremdstoffe („*Phagocytose*") wird Sauerstoff benötigt; denn die „Phagocyten" erzeugen von sich aus „Freie Radikale". Diese hoch reaktiven „Sauerstoffradikale" haben eine stark abtötende Wirkung auf eingedrungene Mikroorganismen („mikrobizide Aktivität"). Mit anderen Worten: Der Körper kann selbst „geplant" Sauerstoffradikale erzeugen, um eingedrungene Fremdstoffe unschädlich zu machen! Diese Vorgänge mit der Produktion von Sauerstoffradikalen bei Infektionen werden auch treffend als „Atmungsexplosion" oder *„respiratory burst"* bezeichnet.

  Dr. med. Michael Weber | Co-Enzym Q_{10}

Die Herstellung von Sauerstoffradikalen im Rahmen dieses *„respiratory burst"* ist zwar sehr wirksam in der Abtötung von Mikroorganismen, aber gleichzeitig reagieren die „Freien Radikale" auch mit den umliegenden Strukturen. In der Literatur werden die „Phagocyten" daher gelegentlich auch als „Selbstmörderzellen" bezeichnet; denn sie werden die Opfer der gleichen Prozesse, die sie selbst aktiviert haben, um die Fremdkörper abzutöten. Einen gewissen Eigenschutz besitzen die „Phagocyten" jedoch durch ihr „Antioxidatives Orchester", insbesondere durch die Selen-abhängigen Enzyme (*„Glutathionperoxidase"*). Je besser das „Antioxidative Orchester" arbeitet, desto größer ist der Schutz für die „Phagocyten" und das umliegende Gewebe.

Vitamin C besitzt gleichfalls vielfältige Aufgaben in der Abwehr von Infekten, nicht nur als wichtiger Radikalenfänger in den wässrigen Anteilen der „Phagocyten". Vitamin C ist beispielsweise für die Wanderungsbewegungen der weißen Blutkörperchen zum Infektionsort mitverantwortlich. Außerdem ist es an der Produktion verschiedener Abwehrstoffe (z.B. *„Interferon"*) beteiligt. Dr. Lou Ann S. Brown von der *Emory University in Atlanta / USA* berichtete 1996 in einem Übersichtsartikel über den positiven Einfluß von Vitamin C-Gaben auf die Abtötung von Bakterien und Viren.

An dieser Stelle soll noch eine interessante Studie von Dr. F. Scagilone und Mitarbeitern erwähnt werden, die auf der internationalen Co-Enzym Q_{10}-Konferenz in Boston vorgestellt wurde. Dr. Scagilone untersuchte einen wichtigen Teilaspekt des Immunsystems, die Reaktion des Körpers auf Schutzimpfungen.

Innerhalb der Studie wurden drei Gruppen gebildet, die alle eine Hepatitis-Schutzimpfung erhielten. Die erste Gruppe erhielt zusätzlich täglich 90 mg Co-Enzym Q_{10} über drei Monate, die zweite Gruppe 180 mg Co-Enzym Q_{10}, die dritte Gruppe ein Leerpräparat (Placebo). Im klinischen Verlauf und bei umfangreichen Laboruntersuchungen zeigten sich im Beobachtungszeitraum keinerlei Unterschiede bis auf die Immunantwort!

Bei zusätzlicher Verabreichung von 180 mg Co-Enzym Q_{10} zeigte sich eine bessere Impfantwort des Körpers mit signifikant höheren „Antikörperspiegeln" gegen den Hepatitis-Impfstoff. Co-Enzym Q_{10} führt also zu einer verbesserten Antikörperproduktion nach Hepatitis-Schutzimpfung, so Dr. F. Scaglione abschließend.

Co-Enzym Q_{10} scheint somit komlexe Funktionen im Immunsystem zu erfüllen, deren Bedeutung man zur Zeit nur erahnen kann. Es bleibt zu hoffen, daß weitere kontrollierte Studien in Kürze vorliegen werden, um dieses Potential von Co-Enzym Q_{10} therapeutisch nutzbar zu machen.

> **FAZIT:**
> 1. **Bei der Abwehr von Infekten werden vermehrt „Freie Radikale" gebildet.**
> 2. **Vitamin C, Selen und Co-Enzym Q_{10} sind wichtige Stützpfeiler im Abwehrsystem.**
> 3. **Co-Enzym Q_{10} scheint die Immunantwort nach Schutzimpfungen zu verbessern!**

4.6. Angeborene oder erworbene Schwächen im Abwehrsystem – HIV / AIDS

Neben den dargestellten akuten Infektionen gibt es verschiedenste Krankheitsbilder, die mit einer chronischen, angeborenen Infektneigung einhergehen. Außerdem spricht die Medizin von erworbenen, chronischen Schwächen im Abwehrsystem.

Man kann vermuten, daß bei angeborenen Schwächen im Abwehrsystem durch eine Optimierung der Spurenelemente und Mineralstoffe eine Verbesserung der Abwehrlage erzielt werden kann. Der jeweils zu Grunde liegende Abwehrdefekt kann natürlich nicht behoben werden.

Die seit einigen Jahren bekannteste und gefürchtetste erworbene Schwäche im Abwehrsystem ist „AIDS", das „*Acquired Immune Deficiency Syndrom*". In der Literatur gibt es Hinweise für sporadische AIDS-Fälle bereits in den siebziger Jahren. Seit Anfang der achziger Jahre wird die Erkrankung in Zentralafrika und in den USA beschrieben.

Der Erreger von AIDS ist das **HIV**, das „*Human Immunodeficiency Virus*". Dieses Virus hat die unangenehme Eigenschaft, das Immun- und Nervensystem

des Körpers direkt zu schädigen. Das Abwehrsystem des menschlichen Körpers reagiert zwar, aber die gegen das Virus gebildeten Antikörper können
das Virus nicht „neutralisieren".

Die Lebens- und Verhaltensweisen vieler Menschen haben sich nach weltwei-
ten Aufklärungskampagnen über die Folgen einer HIV-Infektion geändert.
Dennoch nimmt weltweit die Zahl der Virusträger ständig zu. Die Zahl der
Virusträger ist unbekannt; denn diese können über Jahre klinisch unauffällig
bleiben. Eine Heilung ist bisher nicht möglich und auch auf absehbare Zeit
gibt es keine Aussichten auf einen derartigen Therapieerfolg. Allerdings konnten in der Behandlung in den letzten Jahren erhebliche Fortschritte gemacht
werden.

Prof. Dr. Lester Packer diskutierte 1996 in einem Übersichtsartikel den Einfluß
von „Freien Radikalen" und „Oxidativem Streß" auf den Krankheitsverlauf bei
der HIV-Infektion. Oxidativer Streß scheint bei der Vermehrung des Virus,
bei der Schwächung des Immunsystems und bei der Entstehung von HIV-
abhängigen Tumoren eine Rolle zu spielen. Zahlreiche Veröffentlichungen
beschreiben einen Mangel verschiedener Antioxidantien bei HIV-infizierten
Patienten. Prof. Packer sieht daher die Möglichkeit, das Voranschreiten der
AIDS-Erkrankung durch eine Behandlung mit Antioxidantien zu verlangsamen.

Seit einigen Jahren laufen umfangreiche Studien darüber, ob und inwieweit
auch Co-Enzym Q_{10} günstige Auswirkungen auf den Krankheitsverlauf bei
AIDS hat. Im Jahre 1993 veröffentlichten Prof. Dr. Karl Folkers und Dr. R.
Brown erste Ergebnisse ihrer Untersuchungen. Im Vergleich zu einer Kontrollgruppe mit Gesunden fand sich eine hochsignifikante Erniedrigung der
Co-Enzym Q_{10}-Werte bei den AIDS-Kranken (0,80 + / - 0,22 bzw. 0,54 + / -
0,14 µg / ml).

> **FAZIT:** 1. **Bei Infektionskrankheiten kommt es zum vermehrten
> „Oxidativen Streß".**
>
> 2. **Co-Enzym Q_{10} ist bei AIDS stark erniedrigt.**

 Zahnfleischentzündungen und Parodontose

Entzündungen des Zahnfleisches („Gingiva") sind sehr schmerzhafte Prozesse, die nicht nur das sichtbare Zahnfleisch befallen, sondern auch im weiteren Verlauf bis tief an die Zahnwurzel reichen können. Die Zahnfleischentzündungen („*Parodontitis*") können akut durch Verletzungen oder durch bakterielle Beläge („Plaque") entstehen. Aus diesen bakteriellen Belägen strömen aggressive Substanzen aus, die das umliegende Gewebe angreifen. Das Zahnfleisch reagiert darauf und es kommt zu Rötungen, Schwellungen und leichter Verletzbarkeit mit häufigen Blutungen.

Wie bei allen entzündlichen Prozessen im Körper kommt es auch bei der Parodontitis zur vermehrten Freisetzung von „Freien Radikalen", zum „Oxidativen Streß". In der Literatur ist in diesem Zusammenhang von einem immunologischen und bioenergetischen Defizit gesprochen worden. Bereits 1971 konnte Prof. Dr. G. P. Littarru über einen Co-Enzym Q_{10}-Mangel im Zahnfleisch von Patienten mit Parodontitis berichten. Die von Dr. R. Nakamura zwei Jahre später veröffentlichten Daten bestätigten die Beobachtungen.

Die Entzündungen des Zahnfleisches sind verknüpft mit der Ablagerung von Zahnstein und der zunehmenden Vertiefung der Zahnfleischtaschen. In diesen Zahnfleischtaschen ist die gesunde Mundhygiene gestört. Es kommt zur Ansammlung von Bakterien und zur Eiterbildung. Ohne wirksame Behandlung schreitet die Entzündung fort und es kommt zur Freilegung der Zahnwurzel und Lockerung der Zähne.

Dr. Magnus Nylander vom *Clinical Research Center* in Stockholm / Schweden berichtete auf dem VIII. Internationalen Co-Enzym Q_{10}-Symposium über den erfolgreichen Einsatz von Co-Enzym Q_{10}-Monosubstanz bei fortgeschrittenen Fällen mit deutlichen Zahnfleischtaschenvertiefungen. Im Rahmen einer klinischen Studie wurde Co-Enzym Q_{10} lokal, das heißt direkt an den Stellen der Zahnfleischtaschen aufgetragen. Bereits nach drei Wochen zeigte sich ein leichter Rückgang der Taschentiefe, nach sechs Wochen war eine deutliche Verbesserung nachzuweisen. Die Zahntaschentiefe hatte um 35 % abgenommen.

Dr. Nylander vermutet, daß es unter der lokalen Anwendung von Co-Enzym Q_{10} zu einer positiven Beeinflussung der Zellatmung und der Energieversorgung kommt. Das Bioenergetische Defizit des Zahnfleisches scheint also unter Co-Enzym Q_{10} erfolgreich behandelt zu werden.

Dr. R. Nakamura berichtete 1974 außerdem auch über den erfolgreichen Einsatz von Co-Enzym Q_{10}-Kapseln in der Behandlung von Zahnfleischentzündungen. Die Verabreichung von Co-Enzym Q_{10}-Kapseln führte nicht nur zum Anstieg der Co-Enzym Q_{10}-Konzentration im betroffenen Zahnfleisch sondern auch zum Rückgang der Entzündungen. Dr. J. T. McRee diskutiert in seiner Publikation im *Journal of Dental Health* aus dem Jahre 1993 einen positiven Einfluß von Co-Enzym Q_{10} auf das Immunsystem als wichtigen Wirkmechanismus bei der Zahnfleischentzündung.

Der „Zahnbettschwund" („*Parodontose*") ist im Gegensatz zur „Parodontitis" nicht entzündlich. Der „Zahnbettschwund" ist durch eine Schrumpfung des Zahnfleischgewebes und Veränderungen der Zahnwurzel gekennzeichnet. Dies führt dann aber gleichfalls zur Lockerung der Zähne.

Auch bei der Parodontose spielen „Freie Radikale" vermutlich eine wichtige Rolle. So zeigten in Studien parodontosegeschwächte Zellen im Zahnfleisch ein Co-Enzym Q_{10}-Defizit von weit über 50 %.

Ein weiterer Meilenstein in der Behandlung mit Q_{10} war die pharmakologische Entwicklung des flüssigen Q_{10}, des *Nanochinons*. Das zur Zahnfleischbehandlung gestestete Q_{10}-Spray entspricht höchsten pharmazeutischen Qualitätsanforderungen und enthält neben hochreinem, chromatographiertem Co-Enzym Q_{10} nur Glycerin, Alkohol, pflanzliches Lecithin und Aromastoffe. Es ist frei von Farbstoffen, Konservierungsstoffen und unphsiologischen Emulgatoren.

Das Q_{10}-Spray mit seiner einzigartigen Wirksamkeitsformel besteht aus ultrakleinen, sogenannten Nanopartikeln. Diese Flüssigkeitspartikel werden sofort über die Mundschleimhaut aufgenommen und haben somit einen sehr schnellen Effekt. Die Wirksamkeit für die Mundschleimhäute ist um ein vielfaches schneller und effektiver als die lange erfolgreich angewandte Behandlung mit Q_{10} in pulverisierter Form.

Das Q_{10}-Zahnspray wurde in über 100 deutschen Zahnarztpraxen überaus erfolgreich kontrolliert an Versuchspersonen erprobt. Die Entzündungsrate ging im Durchschnitt um 40 % zurück, das Zahnfleisch wurde fester und widerstandsfähiger, die Neigung zu Plaques ging zurück!

> **FAZIT:**
>
> 1. **Bei verschiedenen Erkrankungen des Zahnfleisches kommt es zum „Oxidativen Streß".**
>
> 2. **Zahnfleischerkrankungen können mit einem „Bioenergetischen Defizit" und Q_{10}-Mangel verknüpft sein.**
>
> 3. **Co-Enzym Q_{10}-Monosubstanz ist bei Zahnfleischerkrankungen erfolgreich eingesetzt worden!**
>
> 4. **Das Nanochinon-Zahnspray wirkt direkt und schnell in der Mundschleimhaut.**

4.8. Stoffwechselstörungen

Das medizinische Fachgebiet der „Endokrinologie" beschäftigt sich mit den Stoffwechselstörungen im Bereich der Bauchspeicheldrüse (z.B. Zuckerkrankheit), der Schilddrüse (z.B. Über- und Unterfunktionen), der Nebenschilddrüse (mit Störungen im Knochenstoffwechsel) sowie der Nebenniere (z.B. vermehrte Ausschüttung von männlichen Sexualhormonen).

4.9. Die Zuckerkrankheit / Diabetes

Die Zuckerkrankheit oder Diabetes mellitus (DM) ist gekennzeichnet durch eine Störung im Bereich der Bauchspeicheldrüse (Pankreas) mit teilweisem oder vollkommenem Insulinmangel. Die Folge sind mäßige bis schwere Blutzuckererhöhungen und das Auftreten von Zucker im Urin. Die Zahl der

   Dr. med. Michael Weber | Co-Enzym Q_{10}

Diabetiker hat in Deutschland und anderen westlichen Industrienationen in den letzten Jahren deutlich zugenommen. Mit dem Grad der Zivilisation und Überernährung steigt die Zahl der Diabetiker. Zahlreiche wissenschaftliche Untersuchungen zeigen einen Zusammenhang zwischen dem vermehrten „Oxidativen Streß" bei Zuckerkranken und dem Auftreten der gefürchteten Folgeerkrankungen.

Kennzeichen aller Diabetesformen ist eine zeitweise oder dauerhafte Erhöhung der Blutzuckerwerte. Die Ursache hierfür ist ein relativer oder absoluter Mangel an Insulin. Das Hormon Insulin wird beim Gesunden in bestimmten Zellen der Bauchspeicheldrüse, den ß-Zellen des Inselapparates, gebildet. Wird dem Körper zu wenig Insulin zur Verfügung gestellt, so steigt der Blutzucker (Blutglucose) an. Überschreitet der Blutzucker schließlich einen bestimmten Schwellenwert (etwa 160 mg %), so tritt Zucker in den Urin über und ist dort mittels Teststreifen rasch nachweisbar. Hierher rührt auch der Name Diabetes, der so viel wie „honigsüßer Durchfluß" bedeutet.

Die Zuckerkrankheit wird in zwei Hauptgruppen mit zahlreichen Sonderformen unterteilt. Die Mediziner unterscheiden den sogenannten TypI-Diabetes mellitus (auch als *Jugendlicher Diabetes* bezeichnet) und den TypII-Diabetes (häufig *Alters- oder Erwachsenendiabetes* genannt). Beim selteneren TypI-Diabetes (10 % der Diabetiker) besteht ein absoluter Insulinmangel, beim häufigeren TypII-Diabetes (fast 90 % aller Fälle) liegt meist ein deutliches Übergewicht mit einem relativen Insulinmangel vor. Überernährung und Übergewicht führen zunächst zu einer vermehrten Insulinausscheidung der Bauchspeicheldrüse, später zur Erschöpfung der Insulinproduktion und Ausschüttung.

Die Vorstufe des klinisch manifesten Typ II – Diabetes bildet das „Metabolische Syndrom" oder auch „Insulinresistenz-Syndrom".

Neben Fehlernährung und Übergewicht spielen auch erbliche (genetische) Faktoren eine Rolle. Eine Zuckerkrankheit kann daneben gelegentlich auch im Rahmen einer akuten Bauchspeicheldrüsenentzündung (Pankreatitis) auftreten oder durch verschiedene Medikamente begünstigt werden.

Beim TypI-Diabetiker liegt ein absoluter Insulinmangel vor, der von Erkrankungsbeginn an durch Insulinspritzen ersetzt werden muß. Ursächlich spielen beim Jugendlichendiabetes Veränderungen im Abwehrsystem (Autoimmunerkrankungen), Virusinfektionen und erbliche Faktoren eine Rolle. Bei den meisten Typ-I-Diabetikern lassen sich entsprechend der Störung im Immunsystem Stoffe gegen die eigenen Körperzellen (Autoantikörper) nachweisen: Autoantikörper gegen die insulinproduzierenden Zellen der Bauchspeicheldrüse und Autoantikörper gegen das Insulin selbst. Diese Veränderungen im Immunsystem sind mit einem vermehrten Oxidativen Streß verbunden und der frühzeitige Einsatz von Radikalenfängern ist daher vielfach diskutiert worden.

Wie läßt sich die Zuckerkrankheit erkennen? – Starker Durst, häufiges oder nächtliches Wasserlassen, Leistungsminderung, Mattigkeit, Abwehrschwäche, Juckreiz, Pilzinfektionen und plötzliche Gewichtsabnahme können Anfangszeichen einer Zuckerkrankheit sein.

Die Behandlung des Diabetes ist bei den beiden Haupttypen sehr unterschiedlich, die möglichst weitgehende Normalisierung der erhöhten Blutzuckerwerte ist jedoch immer das Ziel. Beim meist übergewichtigen Typ II-Diabetes stehen in der Therapie Diät, Gewichtsreduktion und körperliche Aktivität im Vordergrund. Zusätzlich kommen häufig Medikamente („orale Antidiabetika") und manchmal Insulin zum Einsatz. Beim TypI-Diabetiker ist stets eine Insulintherapie erforderlich.

Bei einer ungenügenden Stoffwechseleinstellung mit stark schwankenden Blutzuckerwerten oder häufig zu hohen Werten kommt es im Laufe der Jahre zu schweren Spätkomplikationen. Neuere Untersuchungen zeigen den Zusammenhang zwischen Oxidativem Streß und Spätschäden: Frühzeitige generelle Gefäßverkalkung (Früharteriosklerose) und insbesondere die Veränderungen an den kleinen Blutgefäßen (diabetesspezifische Mikroangiopathie). Die Folge sind Bluthochdruck, Herzinfarkte, Schlaganfälle und generelle Durchblutungsstörungen. Die Gefäßveränderungen werden besonders deutlich im Bereich der Augen, der Niere und der Nerven.

Welche neuen Behandlungsmöglichkeiten bietet Co-Enzym Q_{10} beim Diabetes und seinen Folgeerkrankungen? – Der erhöhte Oxidative Streß bei der Zuckerkrankheit führt zur Absenkung der Co-Enzym Q_{10} Blut- und Gewebespiegel, wie verschiedene Wissenschaftler bereits in den achziger Jahren zeigen

     Dr. med. Michael Weber | Co-Enzym Q_{10}

konnten. Q_{10} fängt die vermehrt anfallenden freien Radikale ab und macht sie unschädlich. Damit steht aber weniger Q_{10} für die Energiegewinnung zur Verfügung und es entsteht ein „Bioenergetisches Defizit". Auch für die dritte wichtige Funktion von Q_{10} – die Stabilisierung der Zellwände – steht daher nicht mehr ausreichend Q_{10} zur Verfügung.

Darüber hinaus besitzt das „Multitalent" Co-Enzym Q_{10} noch eine weitere wichtige Funktion, insbesondere beim übergewichtigen Typ II-Diabetiker. Co-Enzym Q_{10} bestimmt nämlich die Geschwindigkeit der Insulin-Ausschüttung entscheidend mit. Bei niedrigen Q_{10}-Konzentrationen verlangsamt sich die Insulinfreisetzung. Dr. F. Enzmann untersuchte bereits 1979 die Möglichkeiten einer Verbesserung der Insulinfreisetzung durch Q_{10}-Gaben.

Prof. Dr. B. Kuklinski und Mitarbeiter veröffentlichten 1993 einen Artikel unter dem Titel: „Diabetes Mellitus – eine mit freien Radikalen assoziierte Erkrankung". In einer Untersuchung an 80 Patienten mit diabetischen Spätschäden konnten sie zeigen, daß durch eine Nahrungsoptimierung mit Antioxidantien eine deutliche Verbesserung der nervlichen Folgeschäden (Neuropathie) erzielt werden konnte.

Auch neueste Studien belegen, dass Antioxidantien bei Diabetes dem Endothelschaden – das heißt der Schädigung der Blutgefäßwände – entgegen wirken können. So veröffentlichten Signorelli und Mitarbeiter 2005 in der angesehenen Fachzeitschrift *Clinical Therapie* eine umfangreiche Studie, in der gezeigt wurde, dass bereits nach 2 – wöchiger Antioxidantiengabe deutliche Verbesserungen der Zellwandfunktion erreicht werden konnte.

Insgesamt dürften sich in den kommenden Jahren durch die Entwicklung einer Antioxidativen Strategie beim Diabetes neue Behandlungsmöglichkeiten ergeben. Durch seine Multifunktion wird Co-Enzym Q_{10} wahrscheinlich eine Schlüsselrolle einnehmen. Die Abwehr der vermehrt anfallenden freien Radikale, Verbesserung der zellulären Energieversorgung und Stabilisierung der Zellwände stehen im Vordergrund.

Weitere wichtige ernährungsphysiologische Maßnahmen im Rahmen der Mitochondrialen Medizin sind: Reduktion der Zufuhr gesättigter Fettsäuren, vermehrte Zufuhr mehrfach ungesättigter Ω-3-Fettsäuren, bei beginnender

Nierenbeteiligung eiweißarm, Einschränkung des Salzkonsums, Vitamin C, Vitamin B-Komplex, Chrom, Zink, Selen und L-Carnitin.

4.10. Erkrankungen der Schilddrüse

Die Schilddrüse ist ein wichtiges Stoffwechselorgan. Die Wirkungen der von der Schilddrüse produzierten Hormone sind manigfaltig: Steigerung von Grundumsatz und Gesamtstoffwechsel mit vermehrtem Sauerstoffbedarf in vielen Organen, Wirkungen auf Muskel- und Nervensystem, fördernder Einfluß auf Wachstum und Entwicklung, Wirkungen auf den Knochenstoffwechsel und Eiweißaufbau sowie indirekte Einflüsse am Herzen.

Die Regulierung der Schilddrüsenfunktion erfolgt zum einen durch übergeordnete Zentren im Gehirn („Hypothalamus" und „Hypophyse") zum anderen durch Rückkopplungsmechanismen (sog. „feed-back-Mechanismus") des Körpers.

Schilddrüsenerkrankungen sind in Deutschland relativ häufig, da die Bundesrepublik ein sogenanntes Jod- und Selenmangelgebiet ist. Jod – aber auch **Selen** – sind unentbehrliche Spurenelemente für den körpereigenen Aufbau von wirksamen Schilddrüsenhormonen. Für Kleinkinder werden 100 µg / Tag, für Jugendliche und Erwachsene 100-200 µg / Tag Jod empfohlen. Die Empfehlungen für den Selenbedarf sind nicht ganz einheitlich, sicher benötigen auch

          Dr. med. Michael Weber | Co-Enzym Q_{10}

gesunde Erwachsene 50-200 µg / Tag. Bei Schwangeren, Stillenden, Rauchern und Leistungssportlern ist der Bedarf deutlich höher.

Die beiden Schilddrüsenhormone T_3 (L-Tri-jod-thyronin) und T_4 (L-Thyroxin oder L-Tetra-jod-thyronin) werden bei ausreichender Versorgung mit Jod und Selen in der Schilddrüse synthetisiert, gespeichert und in das Blut abgegeben. Für diese energieverbrauchenden Schritte ist auch das Vorhandensein von Co-Enzym Q_{10} erforderlich.

Neben den Jod- und Selenmangel-Erkrankungen der Schilddrüse sind die Funktionsstörungen von wichtiger Bedeutung. In der Medizin werden die Schilddrüsenüberfunktion („Hyperthyreose") und die Schilddrüsenunterfunktion („Hypothyreose") unterschieden.

Die Schilddrüsenüberfunktion („Hyperthyreose") ist häufig gekennzeichnet durch eine Vergrößerung der Schilddrüse, pyschomotorische Unruhe, gesteigerte Nervosität, Herzfrequenzbeschleunigungen, Herzstolpern („Extrasystolen"), Gewichtsverlust, warme feuchte Haut und Schweißausbrüche. Die Ursachen sind Störungen des Immunsystems, Schilddrüsenentzündungen, Störungen des Regelkreislaufes oder bösartige Tumore (Schilddrüsenkarzinome).

Die Schilddrüsenunterfunktionen (Hypothyreosen) können verschiedene Ursachen haben. Die angeborene Hypothyreose muß frühzeitig innerhalb der ersten Lebenstage erkannt und behandelt werden; denn sonst kommt es nicht nur zum schweren Minderwuchs, sondern vor allem auch zu Reifungsstörungen des Gehirns mit ausgeprägten Intelligenzdefekten. Innerhalb der ersten Lebenswochen müssen die Kinder durch die Gabe von Schilddrüsenhormonen behandelt werden. Die Behandlung ist für das ganze Leben erforderlich. Neben der angeborenen Unterfunktion gibt es auch erworbene Formen, die meist durch eine Störung im Abwehrsystem („Autoimmunerkrankungen") bedingt sind.

4.10.1. Co-Enzym Q_{10} bei Schilddrüsenüberfunktion

Bereits 1991 berichteten Prof. Dr. G. P. Littarru und Mitarbeiter von der Universität Ancona / Italien über einen Zusammenhang zwischen regelmäßig erniedrigtem Co-Enzym Q_{10}-Spiegel bei Patienten mit Schilddrüsenüberfunktion (Hyperthyreose). Die Arbeitsgruppe von A. Mancini publizierte 1989 darüber, daß die Co-Enzym Q_{10}-Blutspiegel den klinischen Zustand bei Patienten mit Schilddrüsenerkrankungen widerspiegeln.

Was sind die Uraschen für die erniedrigten Co-Enzym Q_{10}-Blutspiegel bei Schilddrüsenüberfunktion? In der wissenschaftlichen Diskussion geht man davon aus, daß die beschleunigt ablaufende und energieverbrauchende Synthese der Schilddrüsenhormone mit einem vermehrten Co-Enzym Q_{10}-Bedarf in der Schilddrüse verbunden ist: Das Co-Enzym Q_{10} wird aus dem Blut vermutlich „abgezogen", in der Schilddrüse gesammelt („*gepoolt*") und im Rahmen der Atmungskette verbraucht. Damit besteht nicht nur die Gefahr der Co-Enzym Q_{10}-Verarmung im Blut, sondern auch die Gefahr der Minderversorgung anderer Organe mit diesem universellen Schutzfaktor- und Energielieferanten. Die Störungen im Herz-Kreislaufsystem bei Hyperthyreose sind in diesem Zusammenhang beispielsweise diskutiert worden.

Auf der ersten Konferenz der Internationalen Co-Enzym Q_{10}-Assoziation im Mai 1998 in Boston wurde darauf hingewiesen, daß bei der Schilddrüsenüberfunktion eine einschleichende Dosierung von Co-Enzym Q_{10} zu empfehlen ist.

> **FAZIT:** **Co-Enzym Q_{10} ist bei der Schilddrüsenüberfunktion regelmäßig erniedrigt.**

4.10.2. Co-Enzym Q_{10} bei Schilddrüsentumoren

Erniedrigte Co-Enzym Q_{10}-Spiegel sind in der Literatur bei einer Vielzahl von bösartigen Erkrankungen beschrieben worden. Dr. D. Tedeschi stellte im Mai 1998 in Boston auf der Co-Enzym Q_{10}-Konferenz die Daten einer großen italienischen Arbeitsgruppe aus Anatomen, Onkologen und Biochemikern vor. Sie untersuchten die Co-Enzym Q_{10}-Blutspiegel bei Patienten mit Schilddrüsentumoren vor, während und nach einer Strahlentherapie. Auch wenn weltweit gute Erfahrungen mit der Strahlentherapie bei Schildrüsentumoren vorliegen, so weiß man, daß es zum vermehrten Anfall von „Freien Radikalen" kommt. Auch Veränderungen an weißen Blutkörperchen nach Strahlentherapie sind beschrieben worden. Für Dr. D. Tedeschi und Mitarbeiter war dies der Anlaß, nach dem wichtigen Radikalenfänger Co-Enzym Q_{10} unter der Strahlentherapie zu schauen.

Die Daten der italienischen Arbeitsgruppe waren eindeutig. Es konnte ein ausgeprägter Abfall der Co-Enzym Q_{10}-Blutspiegel nach der Strahlentherapie nachgewiesen werden. Der Tiefpunkt wurde am 14. Tag nach der Strahlentherapie erreicht. Anschließend kam es während der folgenden zwei Monate zu einem leichten Anstieg der Co-Enzym Q_{10}-Blutspiegel, ohne daß die Ausgangswerte vor der Bestrahlung wieder ereicht wurden. Die Autoren werten die Änderungen der Co-Enzym Q_{10}-Spiegel als Ausdruck des Verbrauchs bei vermehrtem „Oxidativen Streß".

> **FAZIT:** *Strahlentherapie bei Schilddrüsentumoren führt zu einer anhaltenden Erniedrigung der Co-Enzym Q_{10}-Blutspiegel.*

4.11. Fettstoffwechselstörungen / Cholesterin

Fettstoffwechselstörungen sind in der Bundesrepublik und anderen westlichen Industrienationen häufig. Man kann die selteneren angeborenen bzw. primären Formen von den reaktiven oder sekundären Formen unterscheiden.

Bei der Untersuchung auf Fettstoffwechselstörungen werden im Blut zum einen die Fette (Cholesterin, Triglyceride, Phospholipide) zum anderen bestimmte Eiweißpartikel (Apoproteine) bestimmt. Letztere sind wichtige Transportvehikel für die Fette.

Fehlernährung mit Übergewichtigkeit, zu hoher Alkoholkonsum und Diabetes sind die wichtigsten Risikofaktoren für eine krankhafte Erhöhung der Blutfette. Aber auch Leberfunktionsstörungen, Schilddrüsenunterfunktionen oder bestimmte Medikamente können insbesondere zur Steigerung der Cholesterinspiegel („Hypercholesterinämie") führen.

Die Folge einer anhaltenden Erhöhung der Blutfette können sein: Herzkranzgefäßverengung („Koronare Herzkrankheit"), Herzinfarkt, Schlaganfall, Fettgeschwüre („Xanthome"), Fettleber, Bauchspeicheldrüsenentzündung („Pankreatitis") usw..

Das Ziel der Behandlung ist die anhaltende Normalisierung der Blutfette. Bei den „sekundären Formen" bedeutet dies: Behandlung einer Schilddrüsenunterfunktion, optimale Einstellung eines Diabetes, Alkoholkarenz, sowie besonders Gewichtsnormalisierung und spezielle Diät.

Außerdem stehen eine Reihe verschiedener Medikamente zur Verfügung. Im Laufe der letzten Jahre haben sich die sogenannten „Statine" als wirksamste Substanzgruppe herauskristallisiert. Die „Statine" hemmen das Schlüsselenzym der körpereigenen Cholesterinsynthese, die *„HydroxyMethylGlutaryl-Coenzym A-Reduktase"*, kurz *„HMG-CoA-Reduktase"*. Unter der Behandlung gelingt es zumeist, die Chloesterinwerte sehr wirksam zu senken.

Bereits 1993 berichteten jedoch Dr. G. Ghirlanda und Prof. Dr. G. P. Littarru über eine gleichzeitige **signifikante Erniedrigung der Co-Enzym Q_{10}-Blutspiegel unter der Behandlung mit HMG-CoA-Reduktasehemmern.** Dieser Effekt ist darauf zurückzuführen, daß Cholesterin und Co-Enzym Q_{10} zunächst einen gemeinsamen Syntheseweg haben. Andere Forschergruppen – wie Dr. A. M. Bargossi und Mitarbeiter – bestätigten diese Untersuchungsergebnisse.

Auch G. De Pinieux und Mitarbeiter publizierten 1996 im *British Journal of Clinical Pharmacology* gleichlautende Ergebnisse. Als Ausdruck der gestörten körpereigenen Co-Enzym Q_{10}-Produktion kam es unter der Behandlung mit *„HMG-CoA-Reduktase Hemmern"* zur Beeinträchtigung der Energiegewinnung in den Mitochondrien. Erniedrigte Q_{10}-Blutspiegel unter Statintherapie waren signifikant verknüpft mit krankhaft erhöhten Blutsäurespiegeln („Laktat").

Die zentrale Bedeutung und Multifunktion von Co-Enzym Q_{10} zeigt sich aber auch noch auf einer anderen Ebene. Für das gesunde Leben einer Körperzelle ist ein ausgewogenes Verhältnis von Salzen- und Spurenelementen erforderlich. Dies wird vor allem durch energieverbrauchende „Ionenkanäle" aufrecht erhalten. P. Sirvent zeigte in seiner 2005 veröffentlichten Forschungsarbeit in *Biochemistry and Biophysiology Research* eindrucksvoll, dass Simvastatin die mitochondriale Ergiegewinnung und damit das Calciumgleichgewicht gefährlich beeinträchtigt.

S. P. Jones veröffentlichte 2003 in der Fachzeitschrift *Circulation Research* besorgniserregende Hinweise zu Nebenwirkungen der Statine: *„Simvastatin attenuates oxidant-induced mitochondrial dysfunction in cardiac myocytes".* Mit anderen Worten: das Medikament Simvastatin senkt nicht nur effektiv die Cholesterinspiegel, sondern führt durch vermehrten oxidativen Streß zu Störungen der Mitochondrien in den Herzmuskelzellen.

In weiteren Studien konnte Dr. A. M. Bargossi zeigen, daß die gleichzeitige Einnahme von Co-Enzym Q_{10}-Monosubstanz die Erniedrigung der Co-Enzym Q_{10}-Blutspiegel verhindern konnte.

Noch deutlicher wird die Bedeutung von Co-Enzym Q_{10} in einer Veröffentlichung von Prof. Dr. Karl Folkers und Dr. Peter H. Langsjoen. Sie berichteten über die deutliche klinische Verschlechterung von Herzpatienten unter der Therapie mit Statinen („Lovastatin") bei gleichzeitigem Abfall der Co-Enzym Q_{10}-Blutspiegel. Nach Verabreichung von 200 mg Co-Enzym Q_{10}-Monosubstanz täglich kam es bald zur klinischen Erholung der Patienten.

Statine können nicht nur hoch effektiv die Cholesterinwerte senken, sondern auch die Co-Enzym Q_{10} Eigensynthese lebensgefährlich beeinträchtigen. Die Mediziner um Marc A. Silver und Peter H. Langsjoen vom East Texas Medical Center (2005) führten die oben genannten Studien weiter und weisen auf die unter der Statintherapie auftretenden Herzstörungen hin („Statin associated diastolic dysfunction"). – Darüber hinaus konnten sie zeigen, dass die frühzeitige Gabe von Co-Enzym Q_{10} diese Funktionsstörungen nicht nur verhindern kann, sondern sogar eine bereits nachgewiesene Funktionseinschränkung wieder verbessern kann. Unter der Gabe von 300 mg Co-Enzym Q_{10} über drei Monate kam es bei 8 von 9 mit Statinen behandelten Patienten zur Verbesserung einer zuvor eingeschränkten Herzfunktion.

Hiroshi Mabuchi von der Kanazawa University Graduate School of Medical Science in Japan kam im April 2005 zu ähnlichen Ergebnissen. Alle in seiner Studie mit Statinen behandelten Patienten zeigten einen hoch signifikaten Abfall der Co-Enzym Q_{10}-Blutspiegel! Gleichzeitig zeigte sich eine signifikante Erhöhung der „Kreatinkinase". Die „Kreatinkinase" ist ein Enzym, das bei Herzmuskelschädigungen erhöht ist und auch in der Diagnostik eines Herzinfarkts von großer Bedeutung ist. Mabuchi nimmt eindeutig Stellung: „Mediziner müssen von der Co-Enzym Q_{10} Verarmung unter der Behandlung mit Statinen wissen. Zur Verminderung des Risikos schwerer Komplikationen unter der Behandlung mit Statinen ist die Supplementierung mit Co-Enzym Q_{10} erforderlich."

Die medizinische Notwendigkeit der Nahrungsanreicherung mit Co-Enzym Q_{10} bei Patienten unter Statintherapie ist wissenschaftlich durch viele Studien gesichert und wie oben dargestellt physiologisch klar zu erklären. Dennoch soll an dieser Stelle abschließend ausführlich eine neue Studie von A. Kettawan und Mitarbeitern / Universität Kobe / Japan vorgestellt werden, die im Mai 2007 in dem weltweit sehr angesehenen *Journal of Clinical Biochemistry and Nutrition* veröffentlicht wurde. Die Arbeit faßt übersichtlich die bisherigen Studienergebnisse zusammen und belegt darüber hinaus den Einfluß der Statine auf Blutserum, Leber- und Herzgewebe.

Der Wissenschaftler hebt in seiner Publikation ausdrücklich die hohe Wirksamkeit der Statine zur Senkung der krankhaft erhöhten Cholesterinwerte hervor, stellt aber auch die vielen möglichen Nebenwirkungen vor: Herzmuskelschwäche bis hin zum lebensbedrohlichen Untergang von Herzmuskelgewebe („Rhabdomyolyse").

Die durch die Statine gestörte körpereigene Produktion von Co-Enzym Q_{10} beinträchtigt nachweislich alle Zellen und Organe mit hohem Energieumsatz: neben dem Herzmuskel also auch die anderen muskelfaserreichen Organe unseres Körpers. Der Mangel an Co-Enzym Q_{10} führt unweigerlich zu einem Bioenergetischen Defizitsyndrom mit zahllosen gefährlichen Folgen: die zelluläre Feinstruktur wird gestört, es kommt zu mitochondrialen Fehl- und Unterfunktionen, zu Zell- und Gewebeschwellungen, zur Erhöhung der Creatininkinase („CK") im Blutserum als Ausdruck von Untergang des Muskelgewebes, zu Störungen der Ionenkanäle mit gefährlicher Beeinträchtigung besonders der Calciumspiegel bis hin zum irreversiblen Untergang von großen Gewebeanteilen („Nekrose" und „Apoptose").

A. Kettawan und sein japanisches Forschungsteam untersuchten in einem aufwendigen Studienprotokoll die Auswirkungen von Simvastatin auf die Co-Enzym Q_{10}-Spiegel sowie die Zelltoleranz gegenüber oxidativem Streß. Dabei zeigte sich erwartungsgemäß die bereits aus all den vielen vorausgegangenen Studien bekannte signifikante Erniedrigung der Co-Enzym Q_{10}-Blutspiegel. Aber auch in den Herzmuskel- und Lebergewebeproben war Co-Enzym Q_{10} hochgradig erniedrigt, und das bereits nach einer Behandlung von nur 2 Wochen.

Parallel zur Erniedrigung der Q_{10}-Spiegel stiegen die Werte an „Thiobarbitursäure-reaktiven Substanzen" (TBARS) als Ausdruck der gefährlichen Lipidperoxidation durch reaktive Sauerstoffspezies signifikant an. Die Lipidperoxidation kann zum Untergang von Zellwänden und Mitochondrien führen. – Darüber hinaus konnten die Wissenschaftler zeigen, dass Simvastatin auch die Aktivität des Co-Enzym Q_{10}-reduzierenden Enzyms „NADPH-CoQ-Reduktase" signifikant senkt. Damit kann in den Mitochondrien kein „aktives" Co-Enzym Q_{10} regeneriert werden. Das Bioenergetische Defizit wird weiter verstärkt.

Im Rahmen ihrer Forschungsarbeiten zeigten die japanischen Wissenschaftler darüber hinaus, dass Simvastatin in Herzmuskelzellen die Resistenz gegenüber oxidativem Streß deutlich reduziert. Bei Vorbehandlung mit Q_{10} und sogar bei gleichzeitiger Verabreichung von Simvastatin und Q_{10} konnte die Widerstandsfähigkeit gegenüber oxidativem Streß ebenso verbessert werden wie die Herzmuskelaktivität. – Die cholesterinsenkenden Eigenschaften von Simvastatin wurden durch die Gabe von Co-Enzym Q_{10} nicht beeinträchtigt.

Die Wissenschaftler kommen damit abschließend zu dem gleichen Ergebnis wie alle anderen Forscher zuvor: Die Biosynthese von Co-Enzym Q_{10} und damit die Q_{10}-Spiegel werden im Blut und im Gewebe durch Statine signifikant erniedrigt. Dies führt zu einer herabgesetzten Toleranz gegenüber oxidativem Streß und zur Beeinträchtigung der Herzmuskelaktivität. Diesen unerwünschten Effekten kann durch die Einnahme von Co-Enzym Q_{10} effektiv entgegen gewirkt werden.

> **FAZIT:**
>
> 1. *Co-Enzym Q_{10}-Blutspiegel sind bei Therapie mit „Statinen" erniedrigt.*
>
> 2. *Die Behandlung mit „Statinen" führt regelmäßig zur Beeinträchtigung mitochondrialer Funktionen und damit zum Bioenergetischen Defizit Syndrom.*
>
> 3. *Co-Enzym Q_{10} konnte in Studien Nebenwirkungen der Therapie mit „Statinen" wirksam beheben.*
>
> 4. *Mit „Statinen" behandelte Patienten sollten immer gleichzeitig CoEnzymQ_{10} erhalten!*

4.12. Übergewicht

Von Übergewicht („Fettleibigkeit" oder „*Adipositas*") spricht man, wenn das Normalgewicht um mehr als 10 % überschritten wird. Hiervon sind vor allem Frauen in der zweiten Lebenshälfte betroffen. In über 90 % der Fälle ist die Ursache eine übermäßige Zufuhr von kalorienhaltigen Nahrungsmitteln und Getränken. Man spricht in der Medizin hierbei von der „*hyperalimentären Fettleibigkeit*". Andere Ursachen von krankhafter Übergewichtigkeit sind bedingt durch Störungen der Keimdrüsen oder der Schilddrüse.

Der genaue Prozentsatz der Übergewichtigen an der Bevölkerung ist nicht bekannt. Es wird geschätzt, daß etwa jeder dritte Erwachsene an Übergewicht leidet. Bei den über 50jährigen sind es vermutlich mehr als die Hälfte. Auch im Kindesalter wird die „*Adipositas*" zunehmend beobachtet.

     Dr. med. Michael Weber | Co-Enzym Q_{10}

Wie kommt es zur Gewichtszunahme und im Laufe der Jahre zum Übergewicht? – Bei Übergewichtigkeit ist die Kalorienzufuhr im Verhältnis zum
Bedarf zu groß. Die akut nicht benötigte Energiemenge wird als „Fettgewebe"
gespeichert. Als „Fettdepots" dienen das Unterhautfettgewebe („*subcutane
Fettspeicher*"), das sogenannte „große Netz" im Bauchraum, aber auch in die
Leber wird Fett in größeren Mengen eingelagert. Bei zunehmender Fettabla-
gerung in der Leber spricht man auch von der „Fettleber". Damit verbunden
sind Funktionsstörungen der Leber, später auch Strukturänderungen des Or-
gans.

Mit der Übergewichtigkeit sind aber auch noch eine Vielzahl weiterer ge-
sundheitlicher Probleme verbunden. Die größere Körperfülle und Zellmasse
bedeuten eine vermehrte Belastung für das Herz. Pulsbeschleunigungen,
Wassereinlagerungen („Ödeme") in der Knöchel- und Unterschenkelregion
sowie Kurzatmigkeit und Atemnot sind häufig die Folge. Der Blutdruck ist
regelmäßig zu hoch.

Außerdem kommt es zur chronischen Überbelastung der Bauchspeicheldrüse.
Fettstoffwechselstörungen und gefährliche Schwankungen des Blutzuckers
sind die Folge. Die Mediziner sprechen in diesem Zusammenhang von dem
„*Metabolischen Syndrom*". Besteht dieser Zustand über Jahre fort, droht die
Gefahr einer „Alterszuckerkrankheit" („*Diabetes mellitus Typ II*").

Die krankhafte Erhöhung der Blutfette, die Steigerung der Blutzuckerwerte
und die zu hohen Blutdruckwerte führen zur vorzeitigen Verkalkung der Blutgefäße („*Arteriosklerose*"). Die Folgen hiervon sind oft Verschlußkrankheiten
der Schlaggefäße (Arterien) mit der Gefahr von Schlaganfall und Herzinfarkt.

Die vorzeitige Blutgefäßverkalkung ist in den letzten Jahren immer wieder
im Zusammenhang mit einem **vermehrten „Oxidativen Streß"** diskutiert
worden. Die Veränderungen an bestimmten Fett-Eiweiß-Partikeln („*LDL*") im
Blut durch Sauerstoffradikale sind, so Dr. Roland Stocker und Dr. V. W. Bowry
aus Australien, Auslösefaktoren für die „*Arteriosklerose*". In verschiedenen
Studien konnte an Modellen gezeigt werden, daß Antioxidantien wie Vitamin C und Co-Enzym Q_{10} in diesen Prozeß eingreifen und die Fett-Eiweiß-
Partikel schützen können.

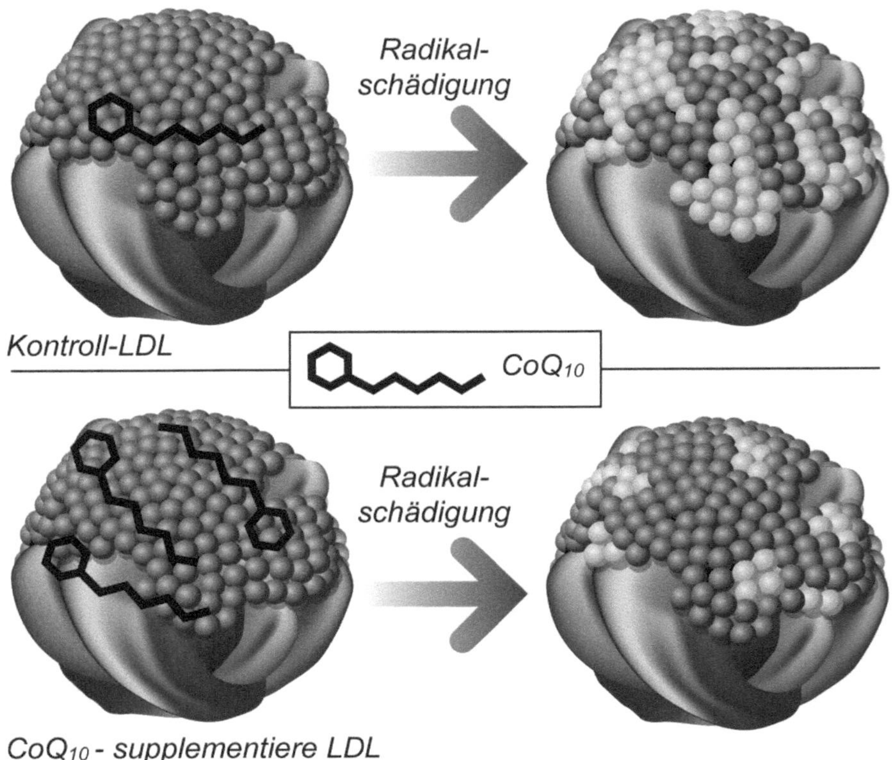

Schutz der Lipoproteine durch Co-Enzym Q$_{10}$

Bereits 1984 konnte Bowers nachweisen, daß bei der Mehrzahl der übergewichtigen Altersdiabetiker ein Co-Enzym Q$_{10}$-Mangel im Blut vorliegt. Dementsprechend verwundert es nicht, daß die Arbeitsgruppe von Dr. Luc van Gaal, Dr. Ivo de Leeuw und Prof. Dr. Karl Folkers **bei stark übergewichtigen Menschen ein Co-Enzym Q$_{10}$-Defizit von etwa 50 %** bestimmen konnten.

Die gleiche Arbeitsgruppe beschäftigte sich mit den Auswirkungen von Co-Enzym Q$_{10}$ auf die Übergewichtigkeit. Sie kamen zu dem interessanten Ergebnis, daß in ihrer Studie die Verabreichung von 100 mg Co-Enzym Q$_{10}$ täglich zu einer signifikanten Gewichtsreduktion von über 16 % führte. Außerdem zeigte sich, daß die Gewichtsreduktion um so ausgeprägter war, je niedriger der Co-Enzym Q$_{10}$-Ausgangsblutspiegel war.

Dr. med. Michael Weber | Co-Enzym Q$_{10}$

4.13.   Muskulatur und Sport

Co-Enzym Q$_{10}$ ist bei Bewegung und sportlicher Betätigung notwendig für die Muskulatur. Gleichzeitig konnte in verschiedenen Studien gezeigt werden, daß bei gesteigerter körperlicher Leistung die Co-Enzym Q$_{10}$-Reserven im Blut abnehmen. Darüber hinaus konnte in wissenschaftlichen Untersuchungen durch die Einnahme von Co-Enzym Q$_{10}$-Monosubstanz das körperliche Leistungsvermögen verbessert werden.

Unter dem Titel „Freie Radikale und Gewebeschädigung durch körperliche Aktivität" (*„Free radicals and tissue damage produced by exercise"*) berichteten Dr. K. J. A. Davies und Prof. Lester Packer bereits 1982 über die vermehrte Produktion von Sauerstoffradikalen bei körperlicher Belastung. Während der Bewegungsphasen kommt es zur vermehrten Aufnahme und Verarbeitung von Sauerstoff. Gleichzeitig berichteten die Forscher von einer **Erhöhung der Spiegel von „Freien Radikalen" um das zwei- bis dreifache bei körperlicher Aktivität.**

Die stark gesteigerte Produktion von zerstörerischen „Freien Radikalen" führt zum Verbrauch von „Antioxidantien" und akutem „Oxidativen Streß". In diesem Zusammenhang sind auch die regelmäßig **erniedrigten *Co-Enzym Q$_{10}$-* Spiegel bei Leistungssportlern** diskutiert worden. Bei körperlicher Aktivität wird Co-Enzym Q$_{10}$ in seiner Doppelfunktion beansprucht, als wichtiger Energielieferant über die Atmungskette und als bedeutender Radikalenfänger in den Zellwänden.

Dr. Sharon V. Landvik aus Minnesota/USA hebt in einer Übersichtsarbeit aus dem Jahr 1996 hervor, daß es sogar bei gut trainierten Leistungssportlern während erschöpfender körperlicher Tätigkeit zur Schädigung der Muskulatur kommt.

Dr. Landvik kommt daher zu dem Schluß, daß die vermehrte Muskelgewebsschädigung durch „Oxidativen Streß" bei Sport zu einem gesteigerten Bedarf an „Antioxidantien" führen muß. So berichtete C. T. Kumar 1992 über einen verbesserten Schutz des Herzmuskels vor „Sport-erzeugten Freien Radikalen" durch die Anreicherung der Ernährung mit Radikalenfängern. Ähnliche Ergebnisse stellte S. Sumida 1989 vor, der einen verbesserten Schutz der Blutfette (Abnahme der *Lipid Peroxidation*) durch die Verabreichung von Antioxidantien nachweisen konnte.

In einer Doppelblind-Studie konnten Dr. Geiß, Dr. F. Enzmann, Prof. Dr. Hamm und Prof. Dr. G. P. Littarru eine Steigerung der Leistungsdauer in Abhängigkeit vom Co-Enzym Q_{10}-Blutspiegel nachweisen. Sie verabreichten Ausdauerathleten über jeweils vier Wochen ein Leerpräparat (Placebo) oder 180 mg Co-Enzym Q_{10}-Monosubstanz.

Bereits vor Beginn der Studie zeigte sich „erwartungsgemäß" ein niedriger Co-Enzym Q_{10}-Blutspiegel von nur 0,62 +/- 0,13 µg/ml – gegenüber 0,80 µg/ml bei gesunden Erwachsenen ohne „Streßbelastung". Nach vierwöchiger Einnahme von Q_{10} waren die Co-Enzym Q_{10}-Werte auf 1,69 +/- 0,72 µg/ml angestiegen. Gleichzeitig zeigte sich in der Co-Enzym Q_{10}-Gruppe ein Anstieg der Leistungsdauer von bis zu 30 %. Dabei ergab sich ein signifikanter Zusammenhang zwischen der Höhe des gemessenen Co-Enzym Q_{10}-Blutspiegels und dem Ausmaß der Leistungssteigerung.

> **FAZIT:**
> 1. **Körperliche Aktivität führt zum vermehrten Anfall von „Freien Radikalen".**
> 2. **Co-Enzym Q_{10} ist ein wichtiger Energielieferant und Radikalenfänger bei körperlicher Aktivität.**
> 3. **Co-Enzym Q_{10}-Blutspiegel sind bei Leistungssportlern erniedrigt.**
> 4. **Co-Enzym Q_{10}-Monosubstanz führte in Studien zu einer Leistungssteigerung.**

 Dr. med. Michael Weber | Co-Enzym Q_{10}

4.14. Muskelschwäche und Muskelschwund

Beim Muskelschwund („*Muskelatrophie*") können verschiedene Formen unterschieden werden. Bei den „gutartigen" Formen kommt es zum Beispiel nach der Ruhigstellung durch Verbände (insbesondere Gipsverbände) zur Verschmälerung einzelner Muskelfasern. Die weitaus bedrohlicheren Formen beim Muskelschwund sind die Arten, bei denen ganze Muskelgruppen oder die gesamte Muskulatur betroffen sind.

Die verschiedenen Formen der generalisierten „Muskelatrophie" haben unterschiedliche Ursachen. Man unterscheidet vererbte Arten oder durch Krankheiten erworbene. Einige Formen sind geschlechtsbezogen und betreffen fast ausschließlich Jungen. Auch das Auftreten der ersten Krankheitserscheinungen ist sehr variabel und reicht vom frühen Kindesalter bis ins Erwachsenenalter.

Die Anzeichen bei den verschiedenen Formen des Muskelschwunds haben häufig fließende Übergänge. Der Beginn ist meist schleichend und betrifft bei zahlreichen Formen zunächst die kleinen Muskeln der Hand. Später kommen weitere Veränderungen hinzu. Betroffen sein können die Unter- und Oberarme, die Unter-und Oberschenkel, die Muskeln des Beckens, der Schultergürtel oder die Rumpfmuskulatur. Der schrittweise Befall immer weiterer Muskeln kann sich über wenige Jahre bis zu Jahrzehnten erstrecken. Der vorzeitige Tod tritt häufig schließlich durch eine Lähmung der Atemmuskulatur ein.

Bei den verschiedenen Formen des Muskelschwundes gibt es weder ein einheitliches Behandlungskonzept noch eine Aussicht auf Heilung. Die Therapie ist vor allem darauf ausgerichtet, Folgeerkrankungen zu vermeiden.

Seit der Aufklärung der chemischen Struktur von Co-Enzym Q_{10} und seinem Nachweis als zentrales Bindeglied der Energiebereitstellung in Muskelzellen wird dieses bei den verschiedenen Formen des Muskelschwundes gemessen und zur Behandlung eingesetzt. Erste Anwendungsbeobachtungen machten Prof. Dr. Karl Folkers und Dr. Enzmann bereits 1967 in Californien. 1972 veröffentlichte Prof. Folkers im *International Journal of Vitamin and Nutritional Research* über Erfahrungen der Therapie mit Co-Enzym Q_{10} bei „*Muskeldystrophie*".

Prof. Dr. G. Lenaz und andere zeigten parallel zu den Arbeiten von Prof. Folkers in verschiedenen Studien an Tieren, daß die Gabe von Co-Enzym Q_{10} zu einer klinischen Verbesserung bei „Muskeldystrophie" führte, auch wenn die Ursache der Erkrankung nicht in einem Co-Enzym Q_{10}-Mangel liegt.

Nachdem die Japaner über neue Verfahren („Fermentation" und „Chromatographie") größere Mengen von hochgereinigtem Co-Enzym Q_{10} zur Verfügung stellen konnten, wurden systematische Studien bei Patienten durchgeführt. So konnte Mitte der achtziger Jahre Prof. Dr. Karl Folkers über die erfolgreiche Behandlung von Patienten mit Muskeldystrophie im Rahmen einer „Placebo kontrollierten Doppel-Blind-Studie" berichten. Im Laufe der letzten Jahre sind zahlreiche weitere Berichte in der medizinischen Fachliteratur zur Behandlung mit Co-Enzym Q_{10} publiziert worden.

> **FAZIT:** **Co-Enzym Q_{10} ist bei „Muskeldystrophien" und „Muskelatrophien" erfolgreich eingesetzt worden!**

4.15. Orthopädische Erkrankungen

In den letzten Jahren konnte auch bei den „Orthopädischen Erkrankungen" – also den Erkrankungen des Stütz- und Bewegungsapparates – die Bedeutung von Oxidativem Streß und Bioenergetischem Defizit Syndrom gezeigt werden.

4.15.1. Rheuma / Rheumatische Erkrankungen

Der Name „*Rheuma*" ist ein Oberbegriff für verschiedene Erkrankungen. Die „*rheumatischen Erkrankungen*" können nach verschiedenen Gesichtspunkten unterteilt werden. Betroffen sind das Stütz- und Bindegewebe des Bewegungsapparates, darüber hinaus aber auch oft innere Organe wie Herz, Lunge, Nieren, Blutgefäße, Darm oder die Haut. Die verschiedenen „*rheumatischen Erkrankungen*" sind durch wandernde und ziehende Schmerzen gekennzeichnet, die in den Muskeln und Gelenken auftreten. Häufig kommt es gleichzeitig zu mehr oder weniger stark ausgeprägten Bewegungseinschränkungen. „Freie Radikale" sind an den rheumatischen Folgeschäden maßgeblich beteiligt.

Der relativ allgemeine Begriff „Rheuma" umfaßt eine große Gruppe verschiedener Erkrankungen, deren gemeinsames Merkmal eine Erkrankung des Bindegewebes ist. Die verschiedenen „rheumatischen Erkrankungen" sollen im Folgenden kurz vorgestellt und im Zusammenhang mit dem vermehrten „Oxidativen Streß" beschrieben werden.

Häufig wird der etwas ungenaue Begriff „Rheuma" gleichgesetzt mit der sogenannten *„Rheumatoiden Arthritis"* (auch: *„chronischer Gelenkrheumatismus"* oder *„chronische Polyarthritis"*/*„cP"*). Es handelt sich dabei um die häufigste Systemerkrankung des Bindegewebes, von der gut 1 % der Bevölkerung betroffen ist. Dabei erkranken Frauen etwa drei Mal häufiger als Männer. Familiäre Häufungen sind bekannt, aber die genaue Ursache ist noch nicht sicher geklärt. In jedem Fall kommt es bei der *Rheumatoiden Arthritis* zu einer erheblichen Störung im Abwehrsystem („Autoimmunerkrankung"). Die Erkrankung tritt meist jenseits des 40. Lebensjahres auf, aber auch schon Kinder können betroffen sein.

Die Rheumatoide Arthritis beginnt meist symmetrisch im Bereich der kleinen Gelenke, wobei häufig zunächst besonders die Finger betroffen sind. Anfänglich stehen Bewegungsschmerzen und Schwellungen der Fingergrundgelenke im Vordergrund und der Händedruck ist schmerzhaft. Dabei kommt es zu entzündlichen Veränderungen im Bereich der Gelenkflüssigkeit mit fortschreitender Zerstörung des Gelenkknorpels. Zahlreiche wissenschaftliche Untersuchungen zeigen, daß freie Radikale an diesen Vorgängen maßgeblich beteiligt sind. Y. Ozkan veröffentlichte 2006 hierzu eine Übersicht in *Clinical Rheumatology*: *„Oxidative status in rheumatoide arthritis"*. Die verstärkte Freisetzung von zerstörerischen Sauerstoffradikalen führt zur gefährlichen Lipidperoxidation mit Bioenergetischem Defizit Syndrom und einem erhöhten Bedarf an Antioxidantien.

Auch beim weiteren Voranschreiten der Erkrankung spielen aggressive Sauerstoffradikale eine wichtige Rolle. Dr. K. M. Surapaneni publizierte 2008 im *Indian Journal of Clinical Biochemistry* eine große Untersuchung mit 60 Probanden im Alter von 35-60 Jahren. Viele antioxidativen Schutzsubstanzen waren im Vergleich zu Gesunden hochsignifikant erniedrigt als Ausdruck eines chronischen Oxidativen Streßes: Ascorbinsäure (Vitamin C), Vitamin E, Catalase und Glutathion. Demgegenüber war Malondialdehyd als Ausdruck der gefährlichen Lipidperoxidation bei den Erkrankten sehr stark erhöht. Die hochreaktiven Sauerstoffradikale greifen neben den Lipiden viele andere wichtige Biomoleküle an, besonders die Zellwände.

Der Verlauf der Erkrankung ist gekennzeichnet durch Muskelschwund („Muskelatrophie"), Gelenkverformungen, morgendliche Steifigkeit der Gelenke, Durchblutungsstörungen, Gelenkergüsse, Pigmentverschiebungen der Haut und vieles mehr. Auch Blutgefäße, Herzmuskel und Herzbeutel können von den entzündlichen Veränderungen betroffen sein. Die Haare und Nägel werden glanzlos und brüchig, außerdem kommt es zu unspezifischen aber beeinträchtigenden Symptomen wie Leistungsknick und Abgeschlagenheit.

Die klassische Schulmedizin setzt neben Krankengymnastik und Bewegungstherapie vor allem auf Schmerzmittel („Analgetika"), Entzündungshemmer („Nicht Steroidale Antiphlogistika / NSAID"), Glucocorticoide (Cortison verwandte Substanzen) und sogenannte Basistherapeutika (unter anderem Methotrexat / MTX). Insbesondere bei der jugendlichen rheumatischen Arthritis („juvenile idiopathische Arthritis" / „JIA") ist das primäre Therapieziel die rasche Kontrolle der Entzündung. Neuere Medikamente wirken als Antikörper gegen Entzündungsstoffe („proinflammatorische Zytokine"). Eines der auch bei Jugendlichen ab dem 13. Lebensjahr zugelassenen Substanzen ist der sogenannte „Tumor Nekrose Faktor Alpha Inhibitor" („TNF.Alpha-Inhibitor" oder „Adalimumab"). – Die Traditionelle Chinesische Medizin erfaßt die Rheumatoide Arthritis ganzheitlich als bioenergetische Störung mit Blockaden im Fluß der Lebensenergie Qi und gleichzeitigem Qi- Mangel besonders im Systemkreis Milz. Therapeutisch kommen neben der Akupunktur besonders die chinesische Phytotherapie (Kräutertherapie) und Diätetik (spezielle, individuelle Ernährungspläne) zum Einsatz.

> **FAZIT:** *Die entzündlichen Veränderungen bei „rheumatischen Erkrankungen" sind mit verstärkter Radikalenfreisetzung und erhöhtem Antioxidantienbedarf verbunden*

   Dr. med. Michael Weber | Co-Enzym Q_{10}

Die Sonderformen der Rheumatoiden Arthritis sollen an dieser Stelle nur der Vollständikeit halber erwähnt werden. Tritt die Rheumatoide Arthritis in Kombination mit dem Versiegen der Speicheldrüsenfunktion auf, spricht man von dem *„Sjögren-Syndrom"*. Die *„Still-Krankheit"* ist eine schwere und ungewöhnlich verlaufende Rheumatoide Arthritis im Kindesalter. Eine schwere Verlaufsform der Rheumatoiden Arthritis im Erwachsenenalter ist das *„Felty-Syndrom"*.

Von der Rheumatoiden Arthritis müssen verschiedene Erkrankungen wie das „Akute rheumatische Fieber" abgegrenzt werden, bei dem meist die großen Gelenke betroffen sind.

Die beiden wichtigen Ziele in der Behandlung der Rheumatoiden Arthritis sind: Erhalt bzw. Verbesserung der Gelenkfunktion und Schmerzreduktion. Dabei sind einige der „klassischen" Rheumamedikamente mit zahlreichen Nebenwirkungen verbunden. Zur Ergänzung der Behandlung und zur Dosisreduktion können Antioxidantien also einen wichtigen Beitrag leisten. Die drei wichtigen Säulen der antioxidativen Strategie Vitamin C, Selen und Co-Enzym Q_{10} werden in der Literatur im Zusammenhang mit der Rheumatoiden Arthritis wiederholt beschrieben.

S. Roediger-Streubel berichtet 1995 in ihrem Buch „Gesund durch Mineralstoffe und Spurenelemente" über niedrige Selenspiegel bei Rheumakranken. Lunec und Blake veröffentlichten 1985 eine Studie, in der sie ein ausgeprägtes Vitamin C-Defizit bei Rheumatoider Arthritis nachweisen konnten. Insbesondere im Bereich des Entzündungsherdes in der Gelenkflüssigkeit konnte im Vergleich zu einer gesunden Kontrollgruppe ein verstärkter Verbrauch an aktivem, antioxidativ wirksamem Vitamin C gezeigt werden.

Degenerative Veränderungen mit Schwund von Muskulatur, Binde- und Stützgewebe sind Teil der rheumatischen Erkrankungen. Kollagene Fasern zählen zu den wesentlichen Bestandteilen unseres Binde-, Knorpel- und Knochengewebes. Für die Bildung des Kollagens ist Ascorbinsäure (Vitamin C) unerläßlich. Neuere Untersuchungen zeigen in diesem Zusammenhang, daß Vitamin C im Prozeß der Kollagenbildung bei drei chemischen Reaktionen beteiligt ist. Bei Vitamin C-Mangel wird die Struktur des Kollagens gestört und es kommt zur Beeinträchtigung der Gewebefunktionen. Folge ist eine schlechte Regeneration entzündeten Gewebes. Es sollte deshalb bei Rheumatoider Arthritis zur Unterstützung der Regeneration entzündeten Gewebes in ausreichenden Mengen als Langzeitpräparat zugeführt werden.

Bei Einnahme von Co-Enzym Q_{10}-Monosubstanz bei Rheumapatienten wurde über folgende Beobachtungen berichtet: bei über 60 % der Patienten kam es zur Dämpfung des Schmerzes und zur Verbesserung der Beweglichkeit. Insgesamt konnte eine Verbesserung der Lebensqualität erreicht werden. Viele Ärzte empfehlen eine Kombination von Vitamin C, Selen, Co-Enzym Q_{10} und Zink.

4.15.2. Arthrose / Gonarthrose

Der Begriff Arthrose (Arthrosis deformans) beschreibt einen „Gelenkverschleiß" (Degeneration), der das altersübliche Maß übersteigt. Sind die Veränderungen besonders im Kniebereich ausgeprägt, so spricht man in der Medizin von der sogenannten Gonarthrose. Die Definition der Arthrose leitet sich aus dem altgriechischen und dem lateinischen ab: Arthrosis deformans – altgriechisch ἄρθρον, „Gelenk" und lateinisch deformare „verstümmeln".

Arthrose und arthrotische Veränderungen mit daraus resultierenden Schmerzen sind eine der häufigsten Krankheitssymptome, die bei Allgemeinmedizinern und Internisten vorgebracht werden. Bis zu 90 % der über 65-jährigen leiden an einer Arthrose. Prinzipiell können alle Gelenke betroffen sein, zumeist sind es jedoch Finger-, Hüft- und Kniegelenke.

Nach Ansicht der westlichen Schulmedizin werden ursächlich ein Übermaß an Belastung (etwa erhöhtes Körpergewicht), angeborene oder traumatisch bedingte Veränderungen, wie Fehlstellungen der Gelenke, oder auch knöcherner Deformierung durch Knochenerkrankungen wie Knochenschwund (Osteoporose) gesehen. Sie kann ebenfalls als Folge einer anderen Erkrankung (etwa Gelenkentzündung) entstehen (sekundäre Arthrose) oder mit überlastungsbedingter Ergussbildung und Entzündungsreaktion einhergehen. Im Rahmen der Arthrose kommt es zur zunehmenden Zerstörung des Gelenkknorpels und Bildung von überschüssigem Knochengewebe am Rande der Gelenkflächen.

                    Dr. med. Michael Weber | Co-Enzym Q_{10}

Da keine Therapie strukturelle Veränderungen rückgängig machen kann, sollten präventivmedizinische Aspekte im Vordergrund stehen: Vermeidung von Übergewicht, regelmäßige körperliche Aktivität, bioenergetisch wertvolle, spurenelementreiche Ernährung.

Die Traditionelle Chinesische Medizin versteht die Arthrose als „Bi-Syndrom" oder als „Gelenk-Bi-Syndrom" mit Störung bzw. völliger Blockade im Fluss der Qi-Energie. Die TCM sieht ursächlich zum Einen die oben genannten Ursachen wie Unfälle, Verrenkungen und Verstauchungen, die zur Blockierung im Energiefluss führen. Zum Anderen spricht die TCM aber auch von sogenannten äußeren krankmachenden Faktoren: Eindringen von Wind, Kälte, Hitze oder Feuchtigkeit in die Energieleitbahnen führt besonders bei einem geschwächtem Abwehrsystem zu Verschluss- Syndromen (Obstruktionssyndromen) von der Körperenergie Qi und Blut in Leitbahnen, im Gelenk-, Muskel-, und Sehnenbereich. Ziel der TCM ist es daher das Energieleitbahnsystem wieder durchgängig zu machen und das Bioenergetische Gleichgewicht wieder herzustellen.

Viele Studienergebnisse beweisen die Wirksamkeit der Akupunktur bei arthrosebedingten, chronischen Kniegelenkschmerzen. So wurden die Ergebnisse einer großangelegten Studie der Deutschen Ersatzkassen unter anderem im *Deutschen Ärzteblatt* und *The Lancet* präsentiert. Dabei erwies sich die Akupunktur als hoch wirksam gegen Schmerzen im Kniegelenk bei Gonarthrose. Diese eindrucksvollen Ergebnisse führten in der Folge zur Kostenübernahme der Akupunktur durch die Krankenkassen bei chronischer Gonarthrose.

Zahlreiche Studien der Mitochondrialen Medizin haben in den letzten Jahren gezeigt, dass eine gesteigerte oxidative Belastung mit vermehrtem Anfall von freien Radikalen und daraus resultierendem Bioenergetischen Defizit bei der Arthroseentstehung von Bedeutung sein kann. Verschiedene Parameter des oxidativen Gleichgewichts weisen bei Patienten mit Arthrose gegenüber Gelenkgesunden auf ein vermehrtes Maß an oxidativem Streß hin. A. Ostalowska und Mitarbeiter publizierten 2006 in *Osteoarthritis Cartilage* ihre wissenschaftlichen Studien zum vermehrten Anfall von freien Radikalen in der Gelenkflüssigkeit von Patienten mit Gonarthrose. Schon fast vergessen sind die Untersuchungen von M. Mezes, die bereits 1983 in *Clinical Rheumatology* herausgebracht wurden. Schon „damals" wurde von vermehrter Lipidperoxidation und Störungen im Vitamin E-Stoffwechsel berichtet.

Im Januar 2007 veröffentlichten K. M. Surapaneni und G. Venkataramana ihre Studienergebnisse im *Indian Journal of Medical Science*, in denen sie zeigen konnten, dass bei Patienten mit Arthrose signifikant erhöhte Spiegel von Malondialdehyd (MAD) nachzuweisen sind. MAD ist einer der wichtigsten Marker der Lipidperoxidation, also der Zellschädigung durch freie Radikale. Die Lipidperoxidation ist immer verbunden mit einer Schädigung auch der Mitochondrien und der Co-Enzym Q_{10} abhängigen Bereitstellung von ATP. Es kommt somit unweigerlich zum Bioenergetischen Defizit im Gewebe. Auch die von den Autoren beobachtete Kompensationsreaktion mit erhöhter Aktivität der antioxidativ wirkenden Enzyme Superoxidismutase (SOD) und Glutathionperoxidase (GPx) konnte den vermehrten oxidativen Streß nicht ausgleichen.

K. M. Surapaneni und G. Venkataramana fordern in ihrer Publikation den Einsatz von Antioxidantien als sinnvolle therapeutische Maßnahme bei Arthrosepatienten. Der frühzeitige Einsatz biete nach Ansicht der Wissenschaftler einen guten Ansatz, um schon frühe oxidative Veränderungen und damit das Fortschreiten der Erkrankung zu verhindern.

Zahlreiche Studien bei verschiedensten Krankheitsbildern haben gezeigt, dass Co-Enzym Q_{10} der wohl wichtigste Schutzfaktor vor der Lipidperoxidation ist. Co-Enzym Q_{10} sollte daher frühzeitig und ausreichend hoch dosiert schon bei beginnender Arthrose eingesetzt werden.

4.16. Erkrankungen des Nervensystems

Co-Enzym Q_{10} ist für die Funktionsfähigkeit sämtlicher Körperzellen – insbesondere auch für unser hochspezialisiertes und störempfindliches Nervensystem – unentbehrlich. Die Medizin hat in den letzten Jahren eine Zunahme von verschiedenen Erkrankungen insbesondere des Gehirns beobachtet. Wissenschaftliche Untersuchungen belegen den Verlust von Co-Enzym Q_{10} und Störungen der Energieversorgung im Gehirn bei Erkrankungen wie *„Morbus Alzheimer"* (Gehirn-und Hirnleistungsschwund), *„Morbus Parkinson"* (Schüttellähmung) oder *„Chorea Huntington"* (Veitstanz). Einige Mediziner führen frühzeitig eine hochdosierte Substitution mit Co-Enzym Q_{10} durch, da in verschiedenen Studien Hinweise für eine klinische Verbesserung gefunden werden konnten. **Neuere Daten zeigen auch eine Verarmung an Co-Enzym Q_{10} im Blut von Patienten mit *„Multipler Sklerose"*.**

Co-Enzym Q_{10} ist nicht nur unentbehrlich für die Energiegewinnung in sämtlichen Organen, sondern auch zum Schutz aller Organe vor Sauerstoffradikalen. Dies gilt in Besonderem für eines der kompliziertesten und störanfälligsten Organe des menschlichen Körpers: das Nervensystem! Wie Prof. Dr. M. Flint Beal vom Massachusetts General Hospital in Boston in zahlreichen Publikationen und zuletzt Ende Mai 1998 im Rahmen seines Vortrages auf dem Internationalen Co-Enzym Q_{10} Kongreß ausführt, gibt es eine Fülle von Hinweisen für einen vermehrten „Oxidativen Streß" bei Erkrankungen des Nervensystems. Besonders bei fortschreitenden Erkrankungen des Nervensystems, den sogenannten „Neurodegenerativen Erkrankungen", gibt es zahlreiche wissenschaftliche Studien zu der Schädigung der Hirnsubstanz durch „Freie Radikale". Die „Freien Radikale" können sowohl die Zellwände als auch die *Mitochondrien* (die lebenswichtigen Zentralen der Energieversorgung) zerstören. Damit ist der Untergang von Gehirnzellen eingeleitet. Wie bei einer atomaren Kettenreaktion kann sich die Schädigung des Gehirns durch „Freie Radikale" fortsetzen. Da Co-Enzym Q_{10} ein wirksamer Radikalenfänger und Energielieferant ist, liegt es schon aus theoretischen Überlegungen nah, diese Substanz auch bei „Neurodegenerativen Erkrankungen" einzusetzen.

D. Gupta und Mitarbeiter berichteten nach umfangreichen Studien auf der Vierten Internationalen Co-Enzym Q_{10} Konferenz im April 2005 in Los Angeles / California von vielversprechenden Hinweisen auf eine Schutzfunktion gegenüber „Neurodegenerativen Erkrankungen" durch die Gabe von Co-Enzym Q_{10}. Neben der Verbesserung von Verhaltensauffälligkeiten konnte durch die Gabe von Co-Enzym Q_{10} der Blutspiegel anderer antioxidativ wirkender Vitamine wie Viamin E, C und A (Beta – Carotin) gesteigert werden.

Welche Erkrankungen gehören zu den „Neurodegenerativen Erkrankungen"? Die Liste dieser Erkrankungen ist lang, zu den wichtigsten gehören: die *Alzheimer Krankheit*, der *Parkinsonismus* und die *Huntington Krankheit.*

Eine weitere, relativ häufige Erkrankung des Nervensystems, die im Zusammenhang mit vermehrtem Oxidativen Streß diskutiert worden ist, ist die *Multiple Sklerose* oder oft kurz nur *„MS"* genannt.

Die vorliegenden wissenschaftlichen Untersuchungen zeigen, daß bei zahlreichen Erkrankungen des Nervensystems Co-Enzym Q_{10} in Zukunft eine bedeutende Rolle in Vorbeugung und Behandlung spielen könnte. Co-Enzym Q_{10} besitzt eine Vielzahl von Protektionsmechanismen für das neuronale System.

Neuroprotektionsmechanismen von CoEnzym Q10

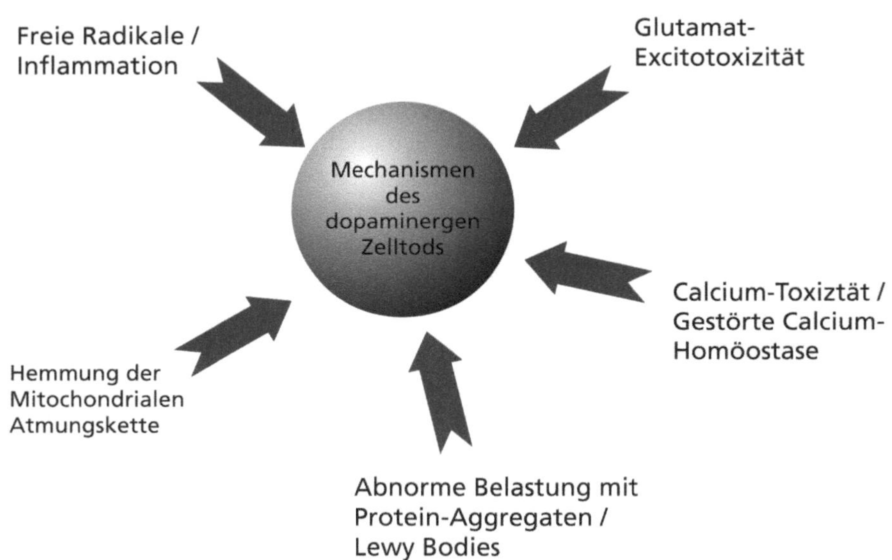

Neuronale Schutzmechanismen von CoEnyzm Q_{10}

4.16.1. Alzheimer-Krankheit

Die *Alzheimer Krankheit* (auch: *Morbus Alzheimer* oder auch „DAT" = Demenz vom Alzheimer-Typ) geht einher mit Verlust von Großhirnrinde und anderen Anteilen des Gehirns. In der Medizin (ICD-10 : G30) spricht man hierbei von „*Hirnatrophie*" oder „*Degeneration*" von Hirngewebe oder „*Neurodegenerativer Erkrankung*". Die Erkrankung wird oft zwischen dem 55. und 65. Lebensjahr diagnostiziert und ist zunächst gekennzeichnet durch einen

Dr. med. Michael Weber | Co-Enzym Q_{10}

Leistungsknick und unspezifische Orientierungs- und Gedächtnisstörungen. Die Erkrankung schreitet über Jahre langsam fort und führt zunehmend zur Einschränkung aller Großhirnfunktionen wie Störungen des Erinnerungs- vermögens und Erkennens, Sprachstörungen, Rechenstörungen etc. – Im Jahr 1901 beschrieb der deutsche Arzt Alois Alzheimer den ersten Fall dessen, was später als Alzheimer-Krankheit bekannt wurde.

Demenzerkrankungen sind weltweit häufig. In Deutschland leiden aktuell mehr als eine Million Menschen unter einer Demenzerkrankung, 700 000 davon unter Morbus Alzheimer. Es gibt eine genetische Komponente in der Verursa- chung der Alzheimer-Krankheit. Etwa fünf bis zehn Prozent der Betroffenen zeigen eine familiäre Häufung. Daneben spielen aber auch Umwelteinflüsse eine große Rolle. Aluminium belastete Lebensmittel werden immer wieder in diesem Zusammenhang in der medizinischen Literatur beschrieben.

Prof. Dr. M. F. Beal (Department of Neurology and Neuroscience, New York / USA) und Dr. D. Harmann gehen davon aus, daß durch einen hohen Anteil an „Freien Radikalen" die Großhirnzellen zunehmend zerstört werden. Das Forscherteam um Prof. Beal konnte darüber hinaus zeigen, daß bei Neuro- degenerativen Erkrankungen ein „Bioenergetisches Defizit" im Gehirn entsteht. Die Energiegewinnung über die Atmungskette ist gestört, die Konzentration des wichtigsten Energieträgers (des „ATP" = Adenosin-Tri-Phosphat) fällt. Prof. Beal kann mit Hilfe von modernen Untersuchungsmethoden zeigen, daß bei Patienten mit der Alzheimer Krankheit der Energiefluß im Gehirn gestört ist und daß relativ energiereiche Restprodukte (*„Laktat"*) vermehrt anfallen.

Wichtige Hinweise aus neueren Studien sprechen dafür, daß die primären Schäden in den Mitochondrien erfolgen. Punktmutationen in der mitochon- drialen Erbsubstanz (mt DNS) – erzeugt durch Radikaleinwirkungen – sind für geringere Aktivitäten der sogenannten „Cytochromoxidasen und / oder der NADH-Dehydrogenasen" verantwortlich. Da Mitochondrien-DNS im Gegen- satz zur Kern-DNS (im Zellkern) nicht repariert werden kann, bombardieren die Mitochondrien ein Leben lang die Nervenzelle. In der Folge kommt es zu Anlagerung und Anhäufung von sogenanntem „Beta-Amyloid".

Viele Mediziner raten daher zur Vermeidung von Alzheimer-Erkrankungen zu einer gesunden, cholesterinarmen Ernährung, die gleichzeitig reich an

Antioxidantien ist: viel frisches Obst und Gemüse. Ziel der Ernährung ist eine ausreichende Versorgung mit Co-Enzym Q_{10}, Vitamin C, Vitamin E, Folsäure, Vitamin-B-Komplex, Ω-3-Fettsäuren, L-Carnitin, Selen und Zink.

In verschiedenen Tierversuchen konnte Prof. M. F. Beal zeigen, daß die Gabe von Co-Enzym Q_{10} eine Schutzwirkung bei Verletzungen von Nervenzellen hat. Die Bereitstellung des zentralen Zelltreibstoffs „ATP" wurde ebenso verbessert wie der Gesundheitszustand der Patienten. In seiner im August 2004 (*Journal of Bioenergetics and Biomembranes*) veröffentlichten Studie faßt Beal seine positiven Ergebnisse zusammen: „Mitochondrial dysfunction and oxidative damage in Alzheimer's and Parkinson's diseases and coenzyme Q_{10} as a potential treatment.".

4.16.2. Parkinson-Erkrankung

Beim *Morbus Parkinson* (oder: *Schüttellähmung, Parkinson Krankheit* oder *Paralysis agitans*) kann, wie bei der Alzheimer Krankheit, ein vorzeitiger Untergang von Hirnsubstanz nachgewiesen werden. Bei der Parkinson Krankheit sind überwiegend Gehirnzellen im Bereich der „Schwarzen Hirnsubstanz" („*Substantia nigra*") betroffen. Dadurch wird ein bestimmter Botenstoff („*Dopamin*") nicht mehr ausreichend gebildet. Die Krankheit ist gekennzeichnet durch unwillkürliches Zittern, Einschränkung der Bewegungsfähigkeit und zunehmende Steifheit der Gliedmaßenmuskulatur. Außerdem kommt es häufig zu depressiven Verstimmungen und Stimmungslabilität sowie Antriebsstörungen.

In einigen Untersuchungen konnte gezeigt werden, daß sich die Co-Enzym Q_{10}-Spiegel mit fortschreitender Erkrankung stetig verringerten. Außerdem wurde bereits Anfang der neunziger Jahre in verschiedenen angesehenen amerikanischen Fachzeitschriften eine Fehlregulation der Atmungskette und eine Störung der Mitochondrien beim Parkinsonismus diskutiert. Bereits seit zwei Jahrzehnten ist gleichzeitig die zentrale Bedeutung von Co-Enzym Q_{10} im Rahmen der Atmungskettenfunktion bekannt. Im vergangenen Jahr konnten Prof. Dr. Clifford W. Shults und Mitarbeiter von der *University of California / USA* zeigen, daß in den Mitochondrien von Parkinsonpatienten nicht nur die Aktivitäten der Atmungskette eingeschränkt sind, sondern auch die Co-Enzym Q_{10}-Spiegel signifikant erniedrigt sind.

 Dr. med. Michael Weber | Co-Enzym Q_{10}

Die Untersuchungen bildeten für die Wissenschaftler um Shults die Grundlage für einen Tierversuch, bei dem die „Schwarze Hirnsubstanz" künstlich zerstört wurde. Bei Behandlung mit Co-Enzym Q_{10} in einer hohen Dosierung von 200 mg / kg / Tag blieb die Konzentration des Botenstoffs *Dopamin* um fast 40 % höher. In diesem Tierversuch konnte durch die Behandlung mit Co-Enzym Q_{10} also ein wirksamer Schutz erreicht werden.

Die Ergebnisse waren so ermutigend, daß eine erste kleinere Studie bei Parkinsonpatienten begonnen wurde. Die Ergebnisse dürfen mit Spannung erwartet werden. Prof. Dr. Shults ist zuversichtlich, daß Co-Enzym Q_{10} eine nützliche Behandlung bei Parkinsonismus werden und die fortschreitende Verschlechterung zumindest verlangsamt werden kann.

Uwe Gröber (Mikronährstoffe; Beratungsempfehlungen für die Praxis; 2. Auflage; wbg 2006) gibt als Richtwert für die therapeutische Wirksamkeit einen Mindestspiegel von 2,5 µg / ml an. Für Parkinsonpatienten empfiehlt er sogar Blutspiegel von mehr als 4 µg / ml.

FAZIT: 1.   **Co-Enzym Q_{10}-Spiegel sind bei Parkinson-Patienten erniedrigt.**

2.   **Co-Enzym Q_{10} zeigte in Tiermodellen eine gute „neuroprotektive Wirkung".**

4.16.3.   Huntington Krankheit / Chorea Huntington

Eine weitere, relativ seltene Neurodegenerative Erkrankung ist der *„erbliche Veitstanz"* (oder: *„Chorea Huntington"*). Diese Krankheit beginnt meist zwischen dem 30. und 40. Lebensjahr und hat einen schleichend-verschlechternden Verlauf. Es kommt zum allmählichen körperlichen Verfall und schließlich zu Veränderungen der Persönlichkeitsstruktur.

Prof. Dr. Flint Beal und Mitarbeiter setzten in Tierversuchen künstliche Läsionen, die den Veränderungen im Gehirn bei Chorea Huntington ähneln. Wie bei Patienten mit der Huntington Krankheit konnten in den betroffenen

Arealen sowohl ein Bioenergetisches Defizit als auch ein vermehrter Anfall von „Freien Radikalen" nachgewiesen werden. Die Verabreichung von Co-Enzym Q_{10} war hochgradig wirksam in der Verringerung dieser künstlichen, Huntington ähnlichen Läsionen.

Prof. Dr. Beal sieht in Co-Enzym Q_{10} eine vielversprechende Substanz in der Behandlung von Chorea Huntington.

FAZIT: **1.** **Die Huntington-Krankheit ist vermutlich durch „Freie Radikale mitbedingt.**

2. **Co-Enzym Q_{10} war im Tierversuch erfolgreich bei Chorea Huntigton ähnlichen Gehirnveränderungen.**

4.16.4. Multiple Sklerose / „MS"

Die *Multiple Sklerose* oder kurz „MS" ist eine relativ häufige Erkrankung des Zentralnervensystems. Der Name Multiple Sklerose bedeutet übersetzt so viel wie „viele Verhärtungen". Die genaue Ursache für die Multiple Sklerose ist bis heute nicht geklärt, immer wieder sind Verletzungen, körperlicher Streß oder akute Infektionen als auslösende Momente diskutiert worden. Dr. C. A. Syburra aus Rom / Italien und andere sehen die Empfindlichkeit des Gehirns gegenüber Oxidativem Streß als eines der krankmachenden Prinzipien bei „MS".

Das Krankheitsbild beginnt häufig mit undeutlich werdender Sprache, Zuckungen der Augäpfel, gelegentlichem Zittern, krankhaften Reflexen und langsam zunehmenden krampfartigen Lähmungen. Der Krankheitsverlauf ist schubweise und immer wieder von Zeiträumen unterbrochen, in denen sich die Beschwerden und Störungen teilweise zurückbilden. Eine spezifische Behandlung ist bisher nicht bekannt.

Die Traditionelle Chinesische Medizin beschreibt die Multiple Sklerose gemeinsam mit muskulärer Dystrophie und Muskelatrophie als sogenanntes „*Wei-Syndrom*". Der Verlauf der MS wird in der TCM in drei verschiedene

Stadien eingeteilt, woraus sich unterschiedliche therapeutische Ansätze ergeben. Im Anfangsstadium finden sich in der Regel Schwächen im Bereich der Milzleitbahn: „Milz-Qi und Milz-Yang Mangel". Klassische Körperakupunktur wird zumeist mit Ohrakupunktur und Elektrostimmulation kombiniert.

Auf der ersten Konferenz der Internationalen Co-Enzym Q_{10}-Assoziation im Mai 1998 in Boston stellte Dr. C. A. Syburra seine umfangreichen Untersuchungen bei Patienten mit Multipler Sklerose vor. Er konnte im Vergleich zu einer gleichaltrigen gesunden Kontrollgruppe einen deutlich vermehrten Oxidativen Streß im Blut der Patienten nachweisen. Insbesondere die Co-Enzym Q_{10}-Blutspiegel waren stark erniedrigt (0,78 + / - 0,08 in der Kontrollgruppe gegenüber 0,21 + / - 0,10 µg / ml in der Patientengruppe). Die Co-Enzym Q_{10}-Spiegel betragen in dieser Gruppe nur etwa ¼ im Vergleich zu den Gesunden. Noch ausgeprägter waren in der Untersuchung die Unterschiede bei Betrachtung der *Leukozyten*, d. h. der Weißen Blutkörperchen. Während der Gesamt-Co-Enzym Q_{10}-Gehalt in den Leukozyten der Kontrollgruppe bei 30,3 ng / ml + / - 7,2 lag, wurde in der MS-Gruppe nur ein Wert von 8,1 + / - 4,0 gemessen. Dieser hochsignifikante Unterschied reflektiert den vermehrten Oxidativen Streß bei Multipler Sklerose.

Dr. C. A. Syburra hält eine ausgewogene Ernährung mit gezielter Gabe von Antioxidantien unter Einschluß von Selen und Co-Enzym Q_{10} für einen vielversprechenden Weg zur Verbesserung des Krankheitsverlaufs bei Multipler Sklerose. Neuere Anwendungsbeobachtungen zeigen, daß auch der Einsatz von Vitamin C bei der Behandlung einen günstigen Einfluß hat.

> **FAZIT:** **Co-Enzym Q_{10}-Blutspiegel sind bei „MS"-Patienten nach vorläufigen Studien stark erniedrigt.**

4.16.5. Schlaganfall

Der **Schlaganfall** (oder: *Gehirnschlag*; in der Medizin: *Cerebraler Insult* oder *Apoplektischer Insult*) ist eine schwere Erkrankung des Gehirns, die zu einem anhaltenden Ausfall von Funktionen des Zentralen Nervensystems führt.

Verursacht wird ein Schlaganfall durch eine kritische Störung der Blut- und Sauerstoffversorgung im Gehirn. Minderdurchblutungen und direkte Hirnblutungen sind die beiden Hauptformen. – Für viele Menschen ist der Schlaganfall eine Erkrankung, die plötzlich – wie ein Blitz aus heiterem Himmel – auftritt. Es gibt jedoch oft Vorboten und vor allem vermeidbare Auslösefaktoren.

Arterienverkalkung, Bluthochdruck, Rauchen, Bewegungsmangel, Gefäßfehlbildungen, Blutgerinnungsstörungen, Fettstoffwechselstörungen sind die häufigsten Auslöser.

Die Diagnose wird heute durch bildgebende Verfahren, zumeist durch *Computertomographie (CT)* oder durch *Kernspintomographie (MRT)* gestellt.

Die akute Minderdurchblutung des Gehirns führt stets zu lokalem Sauerstoffmangel, zur Freisetzung von Freien Radikalen und damit zum schweren Oxidativen Streß. Auch bei der möglichen Wiederdurchblutung fallen in großen Mengen aggresive Radikale an.

Bereits 1984 konnte J. Cahn in *Biomedical and Clinical Aspects of Coenzyme Q* seine eindrucksvollen Studien zu Bedeutung von Co-Enzym Q_{10} beim Schlaganfall veröffentlichen. Bei einem Apoplex erhält und verbessert Ubiquinon Q_{10} die Gehirn-Biochemie und damit die Gehirnfunktion. Der gefährlich erhöhte Einstrom von Calcium-Ionen wurde hochsignifikant gehemmt.

	intrazerebrale Ca^{++}-Konzentration [mmol / kg TG]
Kontrolle	**4,7 ± 0,17**
Postinfarkt ohne Q_{10}	**21,0 ± 2,33 ***
Postinfarkt mit Q_{10} [10 mg / kg i.p.]	**8,7 ± 2,68 ****
*** p < 0,05 vs. Kontrolle**	
**** p < 0,05 vs. Postinfarkt ohne Q_{10}**	
TG = Trockengewicht	

Intrazerebrale Calciumkonzentrationen nach Schlaganfall

R.B. Singh und G.P. Littarru berichteten auf der Vierten Internationalen Co-Enzym Q_{10}-Konferenz im April 2005 in Los Angeles / California von einer groß angelegten Doppelblindstudie bei 161 Patienten mit schwerem akuten Schlaganfall. Durch die Gabe von Co-Enzym Q_{10} neben der Standardbehandlung konnte eine eindrucksvolle Verbesserung der klinischen Erholung der Erkrankten erreicht werden.

Bei einigen Patienten wurde bereits in der akuten Notfallsituation bei Einlieferung der Co-Enzym Q_{10}-Blutspiegel analysiert. Dieser war im Vergleich zu einer gesunden Kontrollgruppe signifikant erniedrigt!

Unmittelbar nach der Diagnosestellung „Schlaganfall" mittels Schichtröntgenaufnahmen (CT) erhielt die Behandlungsgruppe 120 mg Co-Enzym Q_{10} / Tag, während die Vergleichsgruppe ein Leerpräparat (Placebo) erhielt. Die betroffenen Hirnbereiche waren in beiden Gruppen messbar nahezu identisch.

In der Co-Enzym Q_{10}-Behandlungsgruppe zeigte sich statistisch signifikant eine viel schnellere Erholung. Bewußtseinseintrübungen (Coma) und Lähmungen bildeten sich deutlich rascher zurück! Wie nicht anders zu erwarten, konnten aufwendige Messungen auch zeigen, dass sich die Muskelkraft schneller zurückbildete. Ähnlich eindrucksvoll waren die Ergebnisse bei der Überprüfung der Bewusstseinslücken und der Denkfunktionen! Defizite der Denkleistungen waren in der Co-Enzym Q_{10}-Behandlungsgruppe hochsignifikant niedriger. – Außerdem wirkte sich die Verabreichung von Co-Enzym Q_{10} positiv auf andere Radikalenfänger wie Vitamin E und Vitamin C aus. Während die Spiegel der Vitamine E und C in der Behandlungsgruppe höher lagen, waren die Abfallprodukte des Oxidativen Streßes niedriger.

4.16.6. Autismus

Die Weltgesundheitsorganisation WHO beschreibt den Autismus als eine angeborene, unheilbare Wahrnehmungs- und Informationsverarbeitungsstörung des Gehirns. Es handelt sich um eine tiefgreifende Entwicklungsstörung, die sich bereits im frühen Kindesalter bemerkbar macht. Im Allgemeinen unterscheiden die Mediziner und Psychologen zwischen **Frühkindlichem Autismus** mit stark ausgeprägten Symptomen und dem **Asperger-Syndrom** mit schwächer ausgeprägten Symptomen.

Die häufigsten therapeutischen Ansätze sind: Verhaltenstherapie, Elterntraining, Soziales Kompetenztraining, Ergotherapie, Reittherapie, Musiktherapie, Physiotherapie, Logopädie und andere. Darüber hinaus kommen Festhalttherapie, Gestützte Kommunikation und Delphintherapie zum Einsatz.

Bei Untersuchungen von Menschen mit Autismus wurden in den letzten Jahren Besonderheiten im biochemischen Bereich festgestellt. Teilweise weisen sie einen gestörten Dopamin-, Adrenalin-, Noradrenalin- und Serotoninspiegel auf. Dies sind unter anderem Botenstoffe im Gehirn. Jedoch sind die Befunde in diesem Bereich uneinheitlich und lassen keine allgemeingültigen Schlüsse zu. Es gibt Berichte, nach denen eine kasein- und glutenfreie Diät zu einer Besserung der Symptome beigetragen hat. Die genauen Ursachen sind aber weiterhin im Unklaren.

In Deutschland wenig Beachtung fand die eindrucksvolle Untersuchung aus dem Jahr 1993 von M. C. Dolske und Mitarbeitern von der Universitätsklinik in Alabama, die zur Verbesserung der biochemischen Situation im Gehirn mittelhochdosiertes Vitamin C einsetzten. Da Vitamin C im Zentralen Nervensystem (ZNS) eine dopaminerge Wirkung hat, verabreichten sie bei Kindern mit Autismus 800 mg / 70 kg Körpergewicht / Tag über 30 Wochen in einer Doppelblindstudie. Mit Hilfe von standartisierten Beobachtungsbögen

  Dr. med. Michael Weber | Co-Enzym Q_{10}

wurden wöchentliche Statuserhebungen durchgeführt. Es zeigte sich eine klare Verbesserung des klinischen Bildes mit Verbesserung der sensomotorischen Auffälligkeiten.

Im Oktober 2004 veröffentlichten A. und. V. Chauhan von Staten Island / New York in *Life Sciences* eine Studie, die einen vermehrten oxidativen Streß bei Kindern mit Autismus nachweisen konnte. Sie verglichen Kinder mit Autismus mit ihren gesunden Geschwisterkindern. Im Blut waren bei den Kindern mit Autistischem Syndrom deutliche höhere Spiegel von geschädigten Blutfetten nachzuweisen, als Ausdruck einer Sauerstoffradikalenschädigung der Fettsäuren. Gleichzeitig waren schützende Eiweisse wie Eisen- und Kupferbindende Substanzen (Transferrin, Coeruloplasmin) bei den Autistischen Kindern signifikant erniedrigt. Die vorgelegten Untersuchungen sind besonders deshalb hoch interessant, weil die erniedrigten Blutwerte der Radikalenfänger mit einer Verschlechterung der klinischen Symptome verbunden sind. Je niedriger die Radikalenfänger, desto schlechter der Sprachstatus der Kinder!

Im August 2006 publizierte die gleiche Arbeitsgruppe in *Pathophysiology* eine weitergehende Arbeit. – Im Rahmen von Oxidativem Streß sind besonders die verschiedenen Membranen der Zellen und die dort wichtigen Phospholipide Ziel von Sauerstoffradikalen und Schädigungen. In dieser neueren Arbeit konnten die Autoren zeigen, dass nicht nur in den Bluteiweissen Zeichen des Oxidativen Streßes vorhanden sind, sondern auch in den Zellwänden. In den Membranen der roten Blutkörperchen – den Erythrocyten – wurden Sauerstoffradikalschädigungen nachgewiesen.

Abschließend untermauern die Wissenschaftler ihre Vermutung, dass Oxidativer Streß in der Entstehung und dem Voranschreiten von Autismus eine entscheidende Rolle spielen. Sie gehen von einem krank machenden Wechselspiel von Oxidativem Streß, radikalenbedingter Zellmembranschädigung, gestörtem Immunsystem und pathologischer Energiebereitstellung (*„impaired energy metabolism"*) aus.

Die Daten von **S. Salih Zoroglu – publiziert im Juni 2004 in** *European Archives of Psychiatry and Clinical Neuroscience* – untermauerten die Amerikanischen Daten. Auch die Arbeitsgruppe von Zoroglu konnte bei Patienten mit Autismus einen vermehrten Oxidativen Streß mit Schwächung der Radikalenabwehr im

Bereich der Enzyme in den Erythrocyten nachweisen. Die Radikalenfängerenzyme Xanthinoxidase und die Superoxidismutase waren bei den Patienten
mit Autismus im Vergleich zu einer gesunden Kontrollgruppe hochsignifikant
erniedrigt!

Stellvertretend für eine Vielzahl weiterer Studien sei an dieser Stelle noch
die Arbeit von S. J. James und P. Cutler aus Dezember 2004 (*American Journal of Clinical Nutrition*) erwähnt. Die Wissenschaftler von der University of
Arkansas konnten auch im Bereich der selenabhängigen Glutathionenzyme
(vermehrter Anfall von oxidiertem Glutathion) gesteigerten Oxidativen Streß
nachweisen.

Co-Enzym Q_{10} ist basierend auf den hier genannten Untersuchungen eine erfolgversprechende Möglichkeit, um die Krankheitsentstehung und den Verlauf
positiv zu beeinflussen! Kein anderer Radikalenfänger verbessert gleichzeitig
die bioenergetische Komponente. – Die Daten von Dolske legen darüber hinaus eine Therapiekombination mit Vitamin C nah, die Daten von James und
Cutler die Gabe von Selen.

> **FAZIT:**
> 1. **Bei Patienten mit Autismus konnte ein vermehrter Oxidativer Streß nachgewiesen werden.**
> 2. **Die Gabe von Antioxidantien führte bei Patienten mit Autismus zu einer eindrucksvollen Verbesserung der klinischen Situation!**
> 3. **Co-Enzym Q_{10} bietet eine rationale Option beim Autistischen Syndrom.**

4.16.7. Migräne

Die Migräne ist eine neurologische Erkrankung, die durch einen anfallsarti-
gen, pulsierenden und meistens halbseitigen Kopfschmerz gekennzeichnet ist.
Die Migräneattacken sind meist mit belastenden Symptomen wie Stimmungs-
schwankungen, Übelkeit, Erbrechen, Schwindelgefühl, Lichtempfindlichkeit

oder Geräuschempfindlichkeit verbunden. Bei einigen Patienten geht einem Migräneanfall eine „Aura" voraus, während der häufig optische oder sensorische Wahrnehmungsstörungen – wie Tunnelblick, Gesichtsfeldausfälle o.ä. – auftreten.

Die Dauer der eigentlichen Kopfschmerzphase während einer Migräneattacke variiert zwischen 60 Minuten und bis zu 3 Tagen in Abhängigkeit von Patient und Migräneform. Kinder haben in der Regel kürzere Migräneattacken mit eher beidseitiger Lokalisation in der Stirn-Schläfenregion. – Nach dem eigentlichen kopfschmerzdominierten Migräneanfall sind die betroffenen Patienten zumeist für viele Stunden müde und abgespannt.

Die Diagnose „Migräne" erfolgt in erster Linie durch eine genaue Erhebung der Krankheitsgeschichte mit „Migränetagebuch". Blutuntersuchungen, EEG oder bildgebende Verfahren haben allenfalls zum Ausschluß von anderen Erkrankungen eine Bedeutung.

Statistisch gesehen leiden Frauen fast dreimal häufiger unter Migräne als Männer, wobei insbesondere Personen im Alter zwischen 25 und 45 Jahren betroffen sind. Es können jedoch auch Kinder unter Migräne leiden. Im letzten Grundschuljahr klagen bis zu 80 % aller Kinder über gelegentliche oder häufige Kopfschmerzen. Davon leiden nach Angaben der *Monatsschrift für Kinderheilkunde* etwa 12 % unter Migräne. Bis zur Pubertät erhöht sich der Anteil sogar auf 20 %. Jungen und Mädchen vor der sexuellen Reife leiden ungefähr gleich häufig unter Migräne. Erst mit der Pubertät und parallel zur Entwicklung der sexuellen Reifung steigt die Häufigkeit beim weiblichen Geschlecht an.

Auf Grund ihrer Häufigkeit besitzt die Migräne eine erhebliche volkswirtschaftliche Bedeutung. Jährlich werden in Deutschland etwa 500 Mio. Euro von Patienten und Krankenversicherungen für die ärztliche und medikamentöse Behandlung der Migräne ausgegeben. Die durch Arbeitsausfall zusätzlich entstehenden indirekten Kosten werden auf über das 10-fache dieser Summe geschätzt.

Die Ursachen der Migräne sind nicht sicher geklärt, sind aber keinesfalls einheitlich. Neben genetischen Faktoren mit deutlicher familiärer Häufung spielen Umwelteinflüsse eine Rolle; denn die Migränehäufigkeit hat sich in den letzten 40 Jahren in den Industrieländern mehr als verdoppelt. – Sicher ist, dass bei empfindlichen Personen durch verschiedenste Streßfaktoren wie Schlafmangel, starke psychische und physische Anstrengung Migräneanfälle ausgelöst werden können. Auch bestimmte Nahrungsmittel können bei einigen Patienten Migräne auslösen.

Die Traditionelle Chinesische Medizin betrachtet Kopfschmerzen und Migräne in Bezug auf den Schmerzort und die dazugehörige Energieleitbahn, den sogenannten „Meridian". So werden Scheitelkopfschmerzen mit der Leberleitbahn in Verbindung gebracht, Stirnkopfschmerzen mit Magen- und Dickdarmmeridian, Hinterkopfschmerzen mit Blockaden besonders im Bereich der Blasenleitbahn. – Darüber hinaus erfragt die TCM aber auch den genauen Schmerzcharakter und Zusatzsymptome. Erst nach Erfassung aller Beschwerden wird ein gezielter, individueller Therapieplan erstellt. Die Blockaden im freien Fluss der Lebensenergie Qi sollen nach den Grundlagen der TCM gelöst werden, um das energetische Gleichgewicht wieder herzustellen.

Auch die Mitochondriale Medizin hat durch experimentelle und klinische Befunde zeigen können, dass bei Migränepatienten Störungen im mitochondrialen Energiestoffwechsel vorliegen und / oder ein erhöhter cerebraler Energieverbrauch im Sinne eines Bioenergetischen Defizitsyndroms besteht. – Wie an anderer Stelle bereits dargelegt, haben Nervenzellen ohnehin einen sehr hohen Energiebedarf; denn allein die Steuerung der Wasser- und Ionenkanäle verschlingt bereits fast 50 % der mitochondrialen Energieproduktion. Die Schlüsselsubstanzen der Energiegewinnung in den mitochondrialen „Kraftwerken" sind neben Co-Enzym Q_{10}: Riboflavin (Vitamin B2) und Niacinamid (Vitamin B 3).

Während des eigentlichen Migräneanfalls kommt es nach westlicher Vorstellung zu Störungen bestimmter Botenstoffe im Gehirn, wobei insbesondere der sogenannte *Neurotransmitter Serotonin* betroffen ist. Damit verbunden kommt es zu einer entzündungsähnlichen Situation im Gehirn mit Erweiterung von Blutgefäßen und Durchblutungsveränderungen sowie Oxidativem Streß. Bereits 1996 berichtete H. Watanabe in *Neurology* über einen vermehrten Anfall von der Stoffwechselsäure „Laktat" als Ausdruck von einem gestörten Sauerstoff-Stoffwechsel und Mitochondrialer Dysfunktion. Watanabe

   Dr. med. Michael Weber | Co-Enzym Q_{10}

bestätigte damit frühere Untersuchungen von K.M. A. Welch, der in der gleichen Fachzeitschrift 1989 mitochondriale Fehlfunktionen für die Migräne verantwortlich gemacht hatte.

Eine Mitochondriale Fehlfunktion mit Oxidativem Streß und Bioenergetischem Defizit ist eine „klassische" Indikation für den Einsatz von Co-Enzym Q_{10}. So war T. D. Rozen im Jahr 2002 einer der ersten, der seine Daten zum Einsatz von Q_{10} bei Migränepatienten in *Cephalalgia* publizierte. – Im Jahr 2005 veröffentlichte P.S. Sándor von der Universitätsklinik in Zürich seine eindrucksvolle Studie zum Einsatz von Q_{10} bei nach internationalen Standards klinisch gesicherter Migräne. In einer bizentrischen, randomisierten, placebo kontrollierten Doppelblindstudie wurden 42 Patienten untersucht. Die behandelten Personen erhielten hoch dosiert 3 x täglich 100 mg Co-Enzym Q_{10}, entsprechend den Dosierungen bei bereits zuvor erfolgreich behandelten anderen mitochondrialen Erkrankungen des Gehirns. Das Co-Enzym Q_{10} wurde als Nano-Q_{10} verabreicht.

Bereits nach einem Behandlungszeitraum von drei Monaten zeigten sich eindrucksvolle Verbesserungen unter der Gabe von Q_{10}: ein statistisch hochsignifikanter Rückgang der Migräneanfälle, ein Rückgang der Migränedauer und weniger Tage mit Übelkeit!

Noch vor Durchführung der Q_{10}-Studien untersuchte Schoenen den Einfluß von Nahrungsanreicherung mit Riboflavin (Vitamin B2) bei Migränepatienten. Er veröffentlichte seine vielversprechenden Ergebnisse in den Jahren 1994 in *Cephalgia* und 1998 in *Neurology*: „*Effectivness of high-dose riboflavin in migraine prophylaxis*". In einer randomisierten Doppelblindstudie konnten Schoenen und Mitarbeiter die Wirksamkeit von 400 mg Riboflavin / Tag bei 55 Migränepatienten nachweisen. Die Anzahl der Kopfschmerztage und die Häufigkeit der Attacken wurden im Vergleich zur Placebogruppe statistisch signifikant reduziert.

Prof. Dr. Flint Beal konnte in verschiedenen Studien zeigen, dass nicht nur Co-Enzym Q_{10} für den Energiestoffwechsel im Nervengewebe von elementarer Bedeutung ist, sondern auch Niacinamid (Vitamin B 3). Durch die gleichzeitige Gabe beider Substanzen konnten Beal und Mitarbeiter einen synergistischen Effekt nachweisen mit nochmaliger Vebesserung der zellulären Bioenergie und

Optimierung der Schutzwirkung des Nervensystems. Prousky und Dugald veröffentlichten 2005 im *Nutrition Journal* ihre Ergebnisse zum positiven Einfluß von Niacinamid bei Migränepatienten.

Neben verschiedenen Medikamenten kommen in der Akuttherapie bzw. der Prophylaxe auch verschiedene andere Maßnahmen wie Entspannungstherapie, Autogenes Training oder Akupunktur zum Einsatz.

Viele der klassischen oder neueren Migränemedikamente sind weder für Kinder und Jugendliche, noch für Schwangere oder Stillende zugelassen. Außerdem sind für viele Migränemedikamente nicht unerhebliche Nebenwirkungen beschrieben. – Wie P.S. Sándor eindrucksvoll in seiner o.g. Studie gezeigt hat, ist ausreichend hoch dosiertes Co-Enzym Q_{10} ein hochwirksamer Wirkstoff in der Migränetherapie: weniger Kopfschmerzattacken, weniger Kopfschmerztage, weniger Tage mit Übelkeit! Da Co-Enzym Q_{10} eine körpereigene, bestverträgliche Substanz ist, ist es ein ideales Mittel in der Behandlung der Migräne bzw. in der Migränevorbeugung. Die Kombination mit Riboflavin (Vitamin B2) und Niacinamid (Vitamin B 3) ist eine durch verschiedene Studien wissenschaftliche belegte weitere Therapieoptimierung.

> **FAZIT:** 1. **Migräne ist eine Erkrankung mit vermehrtem Oxidativen Streß.**
>
> 2. **Migräne kann als Störung der Mitochondrien mit gestörtem Sauerstoffmetabolismus erklärt werden (Bioenergetisches Defizit).**
>
> 3. **Co-Enzym Q_{10} bietet eine rationale Option in der Behandlung der Migräne.**

4.16.8 Aufmerksamkeitsdefizit-Syndrom (ADHS) und Hyperaktivität

Das **Aufmerksamkeitsdefizitsyndrom (ADS)**, das **Aufmerksamkeitsdefizit-Hyperaktivitätssyndrom (ADHS)** oder **Hyperkinetische Störung (HKS)** ist

 Dr. med. Michael Weber | Co-Enzym Q_{10}

eine, bereits im Kindesalter beginnende Störung, die sich primär durch leichte Ablenkbarkeit und geringes Durchhaltevermögen, sowie ein leicht aufbrausendes Wesen mit der Neigung zum Handeln ohne nachzudenken auszeichnet. Etwa 3-8 % aller Kinder zeigen Symptome im Sinne eines AD(H)S. Jungen werden deutlich häufiger diagnostiziert als Mädchen. Oft wird das ADHS auch als „Zappelphilipp-Syndom" umschrieben. – Die Symptome können mit unterschiedlicher Ausprägung bis in das Erwachsenenalter hinein fortbestehen.

Unbehandelte Kinder, ihre Eltern und ihre Angehörigen stehen meist unter erheblichem Leidensdruck. Versagen in Schule oder später im Beruf, fehlende Schul- oder Berufsabschlüsse und die Entwicklung von weiteren psychischen Störungen sind häufig.

Die westliche Medizin beschreibt das AD(H)S als multifaktoriell bedingtes Störungsbild und schuldigt den Mangel eines körpereigenen Botenstoffs (Dopamin), der für die Weiterleitung von Nervenimpulsen unentbehrlich ist als hauptursächlich an. Amerikanische Studien mit speziellen Kernspinuntersuchungen von bestimmten Gehirnabschnitten belegen diese Theorie. – Hier ist auch der Ansatzpunkt für die oft erfolgreiche medikamentöse Behandlung mit „Methylphenidat" (*Ritalin, Medikinet, Concerta, Equasym* u.a.).

Die Traditionelle Chinesische Medizin (TCM) hat bei Aufmerksamkeits- und Konzentrationsstörungen eine ganzheitliche Betrachtungsweise. Nicht ohne Grund verzeichnet daher die TCM in der Behandlung hyperaktiver Kinder erhebliche Erfolge.

Nach Ansicht der TCM besteht beim Aufmerksamkeitsdefizitsyndrom (ADS / ADHS) eine Dysbalance der körpereigenen Energien YIN und YANG. Zumeist kann man im Rahmen der TCM-Diagnostik eine Überaktivität der YANG-Energie, insbesondere des Herz-Yangs feststellen.

In der TCM ist das Herz für den Geist, das Shen verantwortlich. Ein Energieüberschuß führt zu Konzentrationsstörungen und Unruhe. Ziel der TCM ist es das Gleichgewicht zwischen YIN und YANG wieder herzustellen, indem das YANG besänftigt und das YIN gestärkt wird. Das Herz als Sitz des Geistes wird beruhigt, die Überaktivität gemildert.

Psychotherapeutische Verfahren und Verhaltenstherapie kommen beim ADHS ebenso zum Einsatz wie Ergotherapie, Autogenes Training, Familientherapie, Erziehungsberatung, Ernährungsberatung und Umstellung u.a.

Chan empfielt in einer Übersichtsarbeit aus dem Jahr 2002 bei ADHS die Gabe von Co-Enzym Q_{10} in einer Dosierung von 2 mg / Kilogramm Körpergewicht und Tag, neuere Studien raten zu 10 mg / kg. – Viele Therapeuten bestätigen in ihrer täglichen Arbeit diesen Ansatz.

Akupunktur, Änderungen der Nahrungsgewohnheiten, Nahrungsergänzungsmittel (Vitamin C, Co-Enzym Q_{10}, bestimmte Fettsäuren u.a.), Spurenelemente (Zink, Selen u.a.) und Phytotherapie sorgen dafür das YIN und YANG wieder in ein harmonisches Gleichgewicht kommen können. Vitamin C ist für die Biosynthese von Botenstoffen im Gehirn unabdingbar.

Medikamente können durch ein ganzheitliches Konzept oft vermieden oder zumindest deutlich reduziert werden. Für jedes betroffene Kind sollte ein individuell abgestimmtes Behandlungskonzept erstellt werden.

> **FAZIT:** **Co-Enzym Q_{10} ist in der Behandlung des AD(H)S ein oft erfolgreicher Therapiebaustein.**

4.16.9. Magersucht / „Anorexia nervosa"

Die Anorexia nervosa – auch Magersucht genannt – gehört zu den psychogenen Essstörungen. Die Erkrankung betrifft meist Mädchen in der Pubertät und junge Frauen, die sich sehr stark mit ihrem Aussehen und ihrem Körper beschäftigen. Das Verhältnis Frauen zu Männern beträgt 10 : 1. Die Mortalität (Sterblichkeit) liegt bei 5 % pro Jahrzehnt. In den letzten Jahren hat die Häufigkeit leider stark zugenommen, wobei auch immer jüngere Mädchen betroffen sind.

Nach der in Europa geltenden ICD-10-Klassifikation (International Classification of Diseases) wird ab einem BMI (Body-Mass-Index) von < 17,5 kg / m² von einer Anorexie gesprochen. Zu den weiteren Kriterien der Anorexia nervosa zählen: Selbst herbeigeführter, bewusster Gewichtsverlust, Körperschemastörung und Endokrine Störungen (hormonelle Störungen).

Magersüchtige Mädchen zeigen neben psychischen Störungen auch schwere körperliche Veränderungen, die zum Teil laborchemisch nachzuweisen sind. Immer wieder wurden in den letzten Jahren beispielsweise Störungen der Leberenzyme beobachtet und in Publikationen beschrieben. Dabei finden sich paradoxer Weise regelmäßig Laborbefunde, die die Medizin sonst von der sogenannten „Fettleber" kennt: krankhaft hohe Aktivitäten von „ALT" und „Gamma-GT".

Dr. Kazuto Tajiri von der Universitätsklinik Toyama / Japan veröffentlichte 2006 im *International Journal of Eating Disorders* seine Untersuchungen zur Rolle des Oxidativen Streßes bei der Entstehung der Leberverfettung. In der Gewebeuntersuchung einer Patientin mit schwerer Anorexia nervosa konnte der Mediziner in den Leberzellen neben einer vermehrten Anlagerung von Fetten typische Folgeschäden von freien Radikalen nachweisen.

H. F. Fong und Mitarbeiter von der Bostoner Universitätskinderklinik stellten 2008 die Ergebnisse einer größeren Stoffwechselstudie im *Journal of Pediatrics* vor. An den Untersuchungen hatten 53 Mädchen und junge Frauen mit Anorexia nervosa im Alter zwischen 13 und 30 Jahren teilgenommen. Durch die Schwere der Magersucht bestand bei allen Teilnehmerinnen bereits ein längeres Ausbleiben der Regelblutungen („Amenorrhö"). Bei keiner der Frauen war eine Lebererkrankung bekannt oder lagen klinische Zeichen einer solchen vor.

Bei den laborchemischen Untersuchungen zeigten sich jedoch erhöhte Spiegel der oben genannten Leberenzyme in Abhängigkeit vom Grad der Magersucht. Die Störungen des Leberstoffwechsels korrelierten also mit dem Schweregrad der Anorexie.

Die japanischen Wissenschaftler vermuten, dass ein Vitamin-E-Defizit in der Krankheitsentstehung eine wichtige Rolle spielt. Vitamin E blockiert (wie Co-Enzym Q_{10}) die Oxidation von Fettsäuren in der Leber. Diese Hypothese wird durch die Beobachtung gestützt, dass die Leberwerte unter einer Vitamin-E Zufuhr sinken.

Ein Medizinteam aus Ancona / Italien um Ariana Vignini geht in einer umfangreichen Publikation aus dem Jahr 2008 in *Neuromolecular Medicin* noch weit über die oben genannten Beobachtungen und Vermutungen hinaus: Die Lipidperoxidation in Leberzellen mit nachfolgender Leberverfettung ist nur ein Ausdruck einer umfassenden Stoffwechselstörung bei Anorexia nervosa. Oxidativer Streß spielt aller Wahrscheinlichkeit nach auch bei der primären Krankheitsentstehung („Pathogenese") eine Rolle.

Die Forscher untersuchten hierzu Zellen aus dem Zentralen Nervensystem. Bestimmte sternförmige Gehirnzellen („Astrozyten") wurden mit Lipoproteinen von magersüchtigen Patienten „inkubiert". Die Forscher bestimmten daraufhin die Veränderungen der Stickstoffmonoxid („NO") und Peroxinititproduktion als Ausdruck für oxidativen Streß. Im Vergleich zu gesunden Kontrollpersonen stiegen nach drei Stunden die Werte der Lipidperoxidation bei den Anorexiepatienten deutlich an.

Es bleibt also als Ergebnis dieser Studie festzustellen: Fetteiweiße („Lipoproteine") von magersüchtigen Patienten führen zur gesteigerten Produktion von Stickstoffmonoxid in Gehirnzellen. Stickstoffmonoxid ist ein überaus aggressives Sauerstoffradikal, es ist schleimhautreizend, karzinogen und durch die Bildung von Methämoglobin toxisch.

Vignini kommt zu dem Schluss, dass zwar die genaue Pathogenese der Magersucht noch weiter unklar ist. Es gibt aber klare Hinweise dafür, dass oxidative Veränderungen der Fette (Lipoproteine, Cholesterin, Phospholipide) zu Strukturveränderungen des sehr fettreichen Nervengewebes führen. Reaktive Sauerstoffspezies zerstören die Integrität des „Myelins", jener lipidreichen Biomembranen, die die langen Ausläufer der Nervenzellen spiralförmig umgeben und elektrisch isolieren. Auch der Austausch der Nervenzellen untereinander (an den sogenannten „Synapsen") sei durch vermehrten oxidativen Streß beeinträchtigt.

Das menschliche Gehirn ist ein äußerst fettreiches Organ mit sehr hohem Energiebedarf. Der Gehirnstoffwechsel ist praktisch vollständig abhängig von der Verbrennung von Zucker („Glukose"). Durch die völlig unzureichende Nahrungsaufnahme der Patienten mit Anorexia nervosa ist für den gesamten Körper keine ausreichende Energieversorgung gewährleistet. Dies führt unweigerlich zu einem Bioenergetischen Defizit Syndrom. Darüber hinaus konnte in Studien gezeigt werden, dass in verschiedenen Gehirnzellen ein vermehrter Oxidativer Streß besteht. Es darf also erwartet werden, dass das „Multitalent" Co-Enzym Q_{10} in viellerlei Hinsicht bei Magersucht wirksam sein sollte: Abfangen von freien Sauerstoffradikalen, Verbesserung der Membraneigenschaften und besonders Optimierung der zellulären Energieversorgung.

FAZIT:

1. *Magersucht ist wahrscheinlich unter anderem durch Oxidativen Streß ausgelöst.*

2. *In klinischen Studien zeigte sich unter der Behandlung mit Antioxidantien eine Verbesserung der Leberwerte.*

3. *Magersucht ist ein klassisches Beispiel für ein schweres Bioenergetisches Defizit.*

4. *Co-Enzym Q_{10} ist vermutlich therapeutisch ein idealer Wirkstoff, da es das Bioenergetische Defizit ebenso verbessern kann, wie die Schädigung durch Sauerstoff Radikale hoch wirksam reduzieren kann.*

4.16.10. Das angeborene „Co-Enzym Q_{10}-Defizit-Syndrom"

Das Co-Enzym Q_{10}-Defizit-Syndrom ist ein komplexes Krankheitsbild, das auf Grund des ubiquitären Vorkommens von Q_{10} ein buntes äußeres Erscheinungsbild zeigt. Besonders betroffene Organe sind diejenigen, die einen hohen Energieumsatz haben: das Gehirn, das Herz und die Skelettmuskulatur unter Belastung. Wissenschaftler haben in den letzten Jahren einige Gendefekte dieser Erbkrankheit entschlüsseln können.

Das Co-Enzym Q_{10}-Mangelsyndrom („Co-Enzym Q_{10}-Defizit-Syndrom") ist eine komplexe, autosomal-rezessiv vererbte Erkrankung, die mit verschiedenen klinischen Phänotypen („Erscheinungsbildern") assoziiert ist:

➢ Enzephalomyopathie mit Belastungsintoleranz, mitochondrialer Myopathie, Myoglobinurie, Epilepsie, Ataxie (Ogasahara et al. 1989, Sobreira et al. 1997)

- ➢ Schwere Infantile Enzephalomyopathie, Kardiomyopathie, Ataxie, optische Neuropathie, Taubheit, Nephrose (Rotig et al. 2000)
- ➢ Zerebelläre Ataxie (Lamperti et al. 2003, Le Ber et al. 2007)
- ➢ Leigh-Syndrom mit Kleinwuchs, Ataxie, Taubheit (Maldergem et al. 2002)
- ➢ Isolierte Myopathie (Horvath et al. 2006b)

M. Hirano hob im November 2007 auf der *Fifth Conference of the International Coenzyme Q_{10} Association* in Kobe / Japan hervor, dass der genetische Hintergrund des Co-Enzym Q_{10}-Mangelsyndroms sehr heterogen ist. Vor kurzem wurden pathogene Mutationen bei vier Familien in verschiedenen Co-Enzym Q_{10}-Biosynthese-Genen bei infantiler Enzephalomyopathie und Nephrotischem Syndrom beschrieben (primäre Co-Enzym Q_{10}-Defizienz; Gene COQ 2, PDSS 1, PDSS 2; López et al. 2006, Quinzii et al. 2006, Mollet et al. 2007).

Sekundärer Co-Enzym Q_{10}-Mangel kommt bei Gendefekten mit Einfluss auf die Co-Enzym Q_{10}-Biosynthese vor (Gene APTX, ETFDH; Quinzii et al. 2005, Gempel et al. 2007). Es gibt Formen des Co-Enzym Q_{10}-Mangel-Syndroms, die bestimmte Punkte im Elektronenfluss (Flavoprotein Dehydrogenase / EFT-DH) betreffen und zur isolierten Myopathie („Muskelleiden") führen.

Wie wird die Diagnose eines Co-Enzym Q_{10}-Mangelsyndroms gestellt? – Hierzu reichen einfache Blutuntersuchungen nicht aus. Die sicherste Diagnosestellung erfolgt über Muskelbiopsien und Fibroblastenkulturen (bestimmte Bindegewebszellen). Im Rahmen der Diagnostik werden die Co-Enzym Q_{10}-Gewebekonzentrationen ebenso bestimmt wie die anderen Bestandteile der Atmungskette. Außerdem kommen neuerdings die Molekulargenetischen Untersuchungen hinzu (PDSS 1, PDSS 2, COQ 2, ETFDH, APTX).

Hirano betonte im Rahmen seines Vortrags in Kobe, dass eine frühzeitige Diagnosestellung äußerst wichtig sei; denn die therapeutische Gabe von Co-Enzym Q_{10} führe regelmäßig zu dramatischen Verbesserungen.

In den *Leitlinien für Diagnostik und Therapie in der Neurologie* (4. überarbeitete Auflage 2008, S. 654 ff, ISBN 978-3-13-132414-6; Georg Thieme Verlag Stuttgart) werden zur Zeit hochdosierte Co-Enzym Q_{10}-Gaben von 500-1000 mg / d angeraten. Die Kosten für Co-Enzym Q_{10} werden von den gesetzlichen Krankenkassen im Regelfall auch hier nicht übernommen. Bei nachgewiesener muskulärer Co-Enzym Q_{10}-Defizienz sollte jedoch unbedingt ein Antrag auf Kostenübernahme gestellt werden.

4.17. Ohrenerkrankungen

4.17.1. Ohrensausen / Tinnitus

Das Ohr und das Gehör sind ein kompliziert aufgebautes Sinnesorgan. Die Aufgaben des Höhrorgans sind die Wahrnehmung und Weiterleitung von „Geräuschen" (Schallschwingungen im Frequenzbereich von 20 bis 22000 Schwingungen pro Sekunde). Die vom Gehör registrierten Wahrnehmungen werden über den Hörnerv (*„Nervus acusticus"*) zur Weiterverarbeitung an das Gehirn geleitet.

Das Hörorgan kann von verschiedensten Erkrankungen betroffen sein. Eine dieser Erkrankungen, die im Zusammenhang mit „Oxidativem Streß" verbunden ist, wird in der Fachsprache *„Tinnitus"* genannt. In der chinesischen Heilkunde werden einige Formen des Tinnitus auch als „Krankheit des trockenen Ohres" bezeichnet. Daher wird dort unter anderem eine reichliche (3-4 Liter) Flüssigkeitzufuhr empfohlen. Nach der Lehre der Traditionellen Chinesischen Medizin (TCM) besteht beim Tinnitus immer ein Ungleichgewicht der beiden Energiepole Yin und Yang, zumeist ist ein deutlicher Energiemangel im Bereich der Niere bzw. der sogenannten Nierenleitbahn vorhanden.

Das Ohrensausen (*„Tinnitus"*) geht mit der Wahrnehmung von Ohrgeräuschen einher, die in Wirklichkeit nicht existieren. Diese äußerst unangenehmen Dauergeräusche im Ohr werden hervorgerufen durch Reizzustände des *„Nervus chochlearis"*. Das krankhafte Ohrensausen kommt bei verschiedenen Erkrankungen des Ohres vor.

Die Tinnitus-Krankheit bedeutet für die betroffenen Patienten eine enorme Streß-Situation. C. Weber veröffentlichte 2002 (*Journal of Psychosom. Research*) eine umfangreiche Studie zu den Streßfaktoren des Tinnitus. Das „Ohrklingeln" ist ein chronischer Streßfaktor und führt zu Störungen im Immunsystem mit vermehrtem Anfall von hoch reaktiven Sauerstoffradikalen. So konnten unter anderem J. Liu und Mitarbeiter in ihren bereits 1996 publizierten Untersuchungen einen Anstieg oxidativer Schädigungen unter Streßbedingungen nachweisen. Gleichzeitig konnten bei Patienten mit Tinnitus in kleineren Studien von Dr. Enzmann und F. Surrey (1995 / 1996) wiederholt deutlich erniedrigte Co-Enzym Q_{10}-Blutspiegel nachgewiesen werden.

Q10-Spiegel bei Tinnitus-Patienten

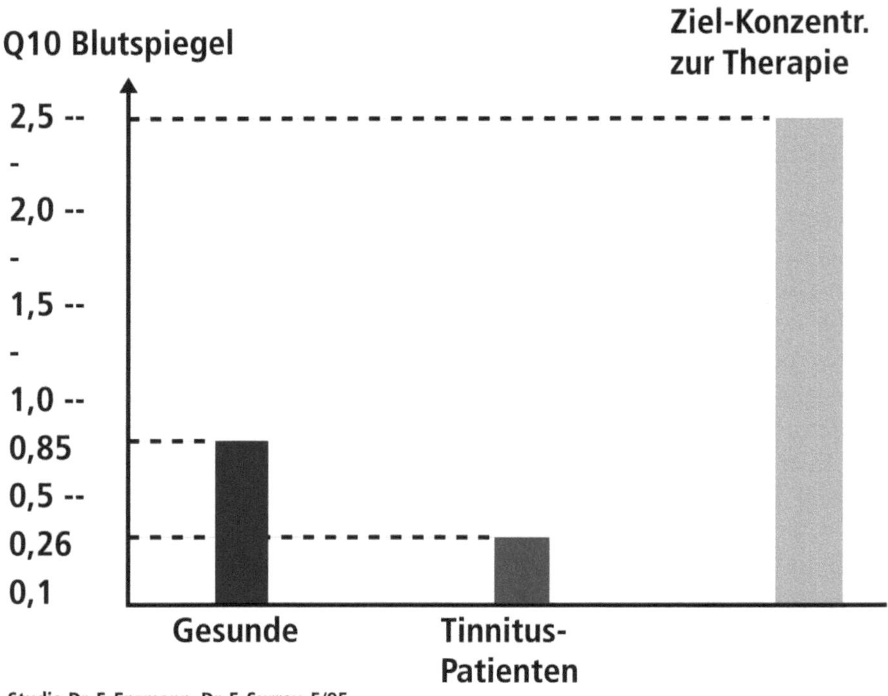

Studie Dr. F. Enzmann, Dr. F. Surrey, 5/95

Die neuesten Untersuchungen aus dem Jahr 2007 bestätigten die ersten Pilotstudien. Die Medizinergruppe um Martin Khan von der Charité in Berlin untersuchte in einer 16-wöchigen klinischen Studie den Zusammenhang

Dr. med. Michael Weber | Co-Enzym Q_{10}

zwischen Tinnitus, Co-Enzym Q_{10}-Blutspiegeln und dem totalen antioxidativen Status. Im Ergebnis zeigte sich bei Patienten mit niedrigen Q_{10}-Blutplasmawerten vor Beginn der Behandlung eine deutliche Verbesserung der Ausprägung des Tinnitus.

Neuere Anwendungsbeobachtungen und klinische Studien zeigen einen sehr guten Erfolg einer hochdosierten Kombinationsbehandlung von Q_{10}, Vitamin C, Selen und Evolenz, insbesondere bei Patienten mit erniedrigten Q_{10}-Blutwerten.

Auch in der Kombination von Akupunktur, Hitzakupunktur (Moxibustion), Phytotherapie und hochdosierter Gabe von Co-Enzym Q_{10} konnten in den letzten Jahren eindrucksvolle Erfolge bis zum völligen Verschwinden aller Symptome erzielt werden.

> **FAZIT:** 1. *Co-Enzym Q_{10}-Blutspiegel sind bei Tinnitus-Patienten in zahlreichen Studien erniedrigt.*
>
> 2. *In klinischen Studien zeigte sich unter der Behandlung mit Co-Enzym Q_{10} eine deutliche Verbesserung.*

4.17.2. Mittelohrentzündung („Otitis media")

Mittelohrentzündungen sind schmerzhafte, oft mit hohem Fieber einhergehende Erkrankungen, die durch verschiedene Viren oder Bakterien ausgelöst werden können. – Bei allen entzündlichen Erkrankungen spielen freie Radikale eine besondere Rolle, so auch bei der akuten Mittelohrentzündung.

Die akute bakterielle Mittelohrentzündung bedarf immer der Antibiotikatherapie, eine unterstützende Behandlung mit Akupunktur, Kräutertherapie und spezieller Diätetik und Nahrungsergänzungsmitteln zur schnelleren Heilung und Schmerzerleichterung ist jedoch sinnvoll.

Wiederkehrende, antibiotikapflichtige Mittelohrentzündungen sind im Rahmen der TCM in der Regel sehr gut zu behandeln und zu vermeiden. Die nach

Abtötungen der Bakterien zurückbleibenden Schleimbelastungen können durch Akupunktur und entsprechende Kräutertherapie entfernt werden.

M. Yariktas und Mitarbeiter berichteten 2004 im *International Journal of Peddiatric Otorhinolaryngology* über einen vermehrten Anfall von Freien Radikalen bei akuten Mittelohrentzündungen, der sogar in den roten Blutkörperchen, den Erythrocyten, nachgewiesen werden konnte. Die Arbeitsgruppe befürwortet den Einsatz von antioxidativen Vitaminen wie Vitamin C, um Oxidativen Streß abzumildern.

> **FAZIT:** **Bei Patienten mit Mittelohrentzündungen kommt es zu einem vermehrten Auftreten von Freien Radikalen.**

4.18. Augenerkrankungen

Schädigungen durch „Freie Radikale" werden für verschiedene Augenerkrankungen in der medizinischen Fachliteratur diskutiert. Hier sollen beispielhaft vier häufige Krankheitsbilder besprochen werden: Alterskatarakt (Grauer Star), Glaukom (Grüner Star), Retinitis pigmentosa und Makuladegeneration. Zunächst erfolgt eine kurze Darstellung vom Aufbau des Auges und eine Beschreibung der Erkrankungen. Anschließend werden verschiedene Studien zur Entstehung und mögliche neue Behandlungsansätze vorgestellt.

Das Auge gehört mit rund 130 000 000 Sinneszellen zu unseren leistungsfähigsten Sinnesorganen. Der Augapfel (Bulbus oculi) besteht aus der harten äußeren Augenhaut (Sklera), die nach vorn hin als durchsichtige Hornhaut (Cornea) ausgebildet ist. Die mittlere Augenhaut setzt sich aus der Aderhaut (Choroidea) mit dem Strahlenkörper und der farbigen Regenbogenhaut (Iris) zusammen. In der Mitte der Iris findet sich das sogenannte Sehloch, die Pupille. Durch die durchsichtige Hornhaut und die Pupille mit der Linse hat der Augenarzt die Möglichkeit den Augenhintergrund mit dem Austrittspunkt (Makula) des Sehnervs (Nervus optikus) zu betrachten und zu beurteilen. Die

 Dr. med. Michael Weber | Co-Enzym Q$_{10}$

Makula stellt im Auge die Stelle des schärfsten Sehens dar. Die Farbstoffe der Makula (Makuläre Pigmente) ähneln der Funktion einer „Sonnenbrille" und schützen vor energiereichem blauen Licht und wirken antioxidativ.

Die innere Hautschicht des Auges (Retina) nimmt über spezielle Sinnesreize (Stäbchen und Zapfen) die Lichtreize auf und überträgt sie auf den Sehnerv, der sie zum Gehirn weiterleitet, wo dann die eigentliche Verarbeitung und Zusammensetzung der Sehreize erfolgt.

4.18.1. „Graue Star" als Folge von Sauerstoffschädigung?

Der Graue Star ist ein Oberbegriff für alle Trübungen der Augenlinse. Einige Formen sind erblich bedingt oder angeboren. So kann es durch einen Rötelnerstkontakt der Mutter in der Frühschwangerschaft zur schwersten Schädigung des kindlichen Auges kommen. Der *Altersstar* ist die weitaus häufigste Form und tritt erst im höheren Lebensalter auf. Die Trübung der Linse ist bereits bei einer Beleuchtung des Auges mit einer Taschenlampe sichtbar. Die herkömmliche augenärztliche Behandlung des Grauen Stars besteht in der mikro-chirurgischen Entfernung der getrübten Linse. Der Funktionsersatz erfolgt heute mit Speziallinsen oder klassisch mit der Starbrille.

Die Augenlinse besteht im Wesentlichen aus Wasser und Eiweißen (Proteinen). Diese Linsenproteine können Jahrzehnte alt werden und im Laufe der Zeit durch Lichteinfall und Sauerstoff erhebliche Schädigungen erfahren. Damit kommt es zu Strukturveränderungen. Schließlich häufen sich immer mehr geschädigte Eiweißsubstanzen an, eine Linsentrübung oder Katarakt bildet sich aus. Dr. Allen Taylor vom *Human Nutrition Research Centre on Aging / Boston, USA* beziffert Katarakte als eine der häufigsten und teuersten Krankheitsbilder in den Vereinigten Staaten. Katarakte mit mehr oder minder ausgeprägter Einschränkung der Sehfähigkeit betreffen rund die Hälfte aller Personen jenseits des 75. Lebensjahres.

Die „jugendliche" Linse besitzt noch eine ausgeprägte antioxidative Kapazität. So können zunächst Sauerstoffschädigungen weitgehend verhindert werden. Verschiedene Forschergruppen haben im Bereich der Linse Vitamin C und Carotinoide (Vitamin A) als Antioxidantien nachweisen können. Zusätzlich scheinen auch hier antioxidative Enzyme wie die Superoxid-Dismutase (SOD) und die Katalase eine wichtige Funktion zu besitzen.

Ist es bereits zur Schädigung durch „Freie Radikale" gekommen, setzen die begrenzten Reparaturprozesse des Körpers ein. Über spezielle Enzyme (Proteasen) besteht darüber die Möglichkeit, oxidativ veränderte Proteine zu entfernen. Diese antioxidativen Abwehrmechanismen scheinen im Alter abzunehmen.

Der Abfall einzelner Antioxidantien mit zunehmendem Alter und damit der gesamten antioxidativen Kapazität ist für einige der bekannten Radikalenfänger auch im Rahmen anderer Untersuchungen gut dokumentiert. So veröffentlichte R. Beyer bereits 1985 in der Fachzeitschrift *Mechanism of Aging and Development* Untersuchungen an Ratten, die zeigten, daß die Co-Enzym Q_{10}-Konzentration bei älteren Ratten in verschiedenen Geweben – wie Herz und Skelettmuskulatur – deutlich abnahm. Ein altersbedingter Co-Enzym Q_{10}-Abfall wurde auch beim Menschen festgestellt. Im Jahre 1989 publizierten Kahlen und Mitarbeiter umfassende Daten über die Co-Enzym Q_{10}-Konzentrationen beim Menschen in verschiedenen Organen und verschiedenen Lebensjahrzehnten.

Auf der Suche nach Risikofaktoren für die Entstehung von Grauem Star haben verschiedene Untersuchungen gezeigt, daß Rauchen und intensiver Lichteinfall von Bedeutung sind. Beide Faktoren haben einen ausgeprägten pro-oxidativen Effekt. Hier kommt es zur vermehrten Erzeugung von „Freien Radikalen". Neuere bevölkerungsstatistische (epidemiologische) Studien liefern darüber hinaus zahlreiche Hinweise dafür, daß ernährungsphysiologische Einflußfaktoren existieren. Dementsprechend sind Forschungsarbeiten mit Vitamin C und Carotinoiden (also Vitamin A und verwandte Substanzen) angelaufen.

> **FAZIT:** **„Freie Radikale" spielen bei der Entstehung des „Grauen Stars" eine wichtige Rolle.**

Vitamin C scheint in der antioxidativen Strategie des Auges eine Schlüsselfunktion zu besitzen; denn die Ascorbinsäure-Konzentrationen in der Linse sind um ein vielfaches höher als die im Blut.

Dr. med. Michael Weber | Co-Enzym Q_{10}

In verschiedenen Studien ist daher Vitamin C zum antioxidativen Schutz der Augenlinse eingesetzt worden. Zahlreiche Untersuchungen zeigten ein niedrigeres Katarakt-Risiko bei höheren Vitamin C-Gaben. Verbunden mit einem Anstieg der Ascorbinsäure im Blut und in der Augenlinse konnte der Schutz vor „Freien Radikalen" verbessert werden.

Besonders eindrucksvoll sind die Daten von der Arbeitsgruppe um Robertson. Sie konnten 1989 zeigen, daß die Zahl der Kernkatarakte unter Gabe von mehr als 300 mg Vitamin C / Tag um zweidrittel niedriger lag als in der Gruppe ohne zusätzliche Ascorbinsäure-Gaben. In einigen weiteren Studien fand sich meist ein ähnlicher Effekt.

Besonders hervorzuheben ist an dieser Stelle noch eine Arbeit von Masao Yoshida und Mitarbeitern von der Universität Tokyo / Japan, die im Januar 2007 im angesehenen *European Journal of Nutrition* veröffentlicht wurde. Die Arbeitsgruppe konnte in einer großen prospektiven Studie mit mehr als 35 000 Teilnehmern nachweisen, dass hohe und regelmäßige VitaminC Gaben das Risiko an einem Alterskatarakt zu erkranken, signifikant reduzierten. Dementsprechend lag auch die Zahl der erforderlichen Kataraktoperationen deutlich niedriger.

Auch über andere Antioxidantien, wie das Vitamin E sind zahlreiche Studien durchgeführt worden. Vitamin E scheint nach Untersuchungen von Libondi und Mitarbeitern die Zellmembranen der Linse zu stabilisieren. Dabei kann verbrauchtes Vitamin E durch Vitamin C wieder aktiviert werden. Die Regenerierung von Vitamin E durch **Co-Enzym Q$_{10}$** ist gleichfalls oft beschrieben worden.

Es gibt somit eine Vielzahl von Belegen für Schädigungen des Auges durch Sauerstoffradikale. Mit dem Alter zunehmender „Oxidativer Streß" kann mit einer Linsentrübung einhergehen. Der Graue Star entsteht. Zahlreiche Untersuchungen zeigen einen günstigen Effekt von Antioxidantien. Die erfolgversprechendsten Daten liegen dabei bisher für Vitamin C vor. Vermutlich muß eine ausreichend hohe und frühzeitige Versorgung gewährleistet sein. Weitere Studien, die zur Zeit durchgeführt werden, können in einigen Jahren hoffentlich einen neuen Ansatz liefern; denn in den letzten Jahren haben sich zwar in der Kataraktchirurgie deutliche Fortschritte ergeben, nicht jedoch in der Vorbeugung.

4.18.2. Oxidativer Streß beim Glaukom

Das Glaukom – auch „Grüner Star" – ist die häufigste Erkrankung des Sehnerves und weltweit eine der häufigsten Ursachen der Erblindung. Die Augenärzte unterscheiden dabei verschiedene Formen: Offenwinkel- und Engwinkelglaukome. Kennzeichnend für die Erkrankung ist ein kontinuierlicher Verlust von Nervenfasern. Als Folge entstehen charakteristische Gesichtsfeldausfälle („Skotome") und im Extremfall eine Erblindung des Auges. Die Augenärzte gehen davon aus, dass in Deutschland insgesamt etwa 1 Million Menschen von einem Glaukom betroffen sind. Die genauen molekularen Ursachen sind bislang ungeklärt, es gibt jedoch deutliche Hinweise darauf, dass in der Entstehung des häufigen sogenannten „primären Offenwinkelglaukoms" Oxidativer Streß von Bedeutung ist.

Der akute Glaukomanfall mit erhöhten Augeninnendruckwerten ist immer ein augenärztlicher Notfall und sollte von einem erfahrenen Augenarzt behandelt werden. – Beim chronischen Verlauf kann jedoch ein unterstützender Behandlungsversuch mit Akupunktur, Kräutertherapie und Nahrungsergänzung lohnenswert sein. Die Chinesen sprechen beim chronischen Verlauf des Glaukoms vom „Grünen Wind, der von innen versperrt". Nach der Vorstellung der TCM sind Leber und Nieren betroffen, so wie der Fluss von Blut und der Körperenergie „Qi" gestört.

So veröffentlichte O. Yildirim im Fachblatt *Eye* im Jahr 2005 eine Studie, in der erhöhte Serumspiegel von Malondialdeyd als Folge von Veränderungen der Lipidperoxidation durch oxidativen Streß gewertet wurden.

Gerade im Bereich der Lipidperoxidation konnten andere Untersuchungen deutliche schützende Wirkungen von Co-Enzym Q_{10} nachweisen. Es gibt also gute Gründe, in den nächsten Jahren positive Ergebnisse aus ersten Behandlungsstudien zu erwarten.

4.18.3 Retinitis pigmentosa

Die Retinitis pigmentosa ist eine durch Vererbung oder spontane Mutationen entstehende Erkrankung des Augenhintergrundes. Durch Untergang von Sehsinneszellen („Photorezeptoren") kommt es zu Veränderungen der Netzhaut („Netzhautdegenerationen"). Bereits 1855 wurde diese Erkrankung erstmalig durch einen holländischen Arzt beschrieben, aber bis heute kennt die Schulmedizin keine anerkannte Heilmethode, auch wenn bei einigen Formen der Erkrankung mittlerweile sogar der zugrunde liegende Gendefekt bekannt ist.

Weltweit leiden über 3 Millionen Menschen an der Retinitis pigmentosa, in Deutschland sind es immerhin mehr als 40. 000. Die Symptome der Erkrankung sind zunächst oft unspezifisch: schlechte Anpassung der Augen auf sich ändernde Lichtbedingungen und Blendempfindlichkeit bis zur Nachtblindheit. Dann kommt es zu zunehmenden Einschränkungen des Gesichtsfelds mit „Tunnelblick", d.h. das zentrale Gesichtsfeld bleibt erhalten.

Die Arbeitsgruppe um S.C. Saccà veröffentlichte 2005 in der angesehenen medizinischen Fachzeitschrift *Archieves of Opthalmology* eine Studie, die Oxidativen Streß als Ursache für den allmählichen Untergang der Zapfen – Photorezeptoren beschreibt. Parallel zur Abnahme der Zapfen fanden die Wissenschaftler erhöhte Werte verschiedener oxidativer Marker. Im Tierexperiment ließ sich durch den Einsatz von Antioxidantien der Zelltod der Sehsinneszellen wirksam verhindern.

4.18.4. Altersabhängige Makuladegeneration (AMD)

Die altersabhängige Makuladegeneration (AMD) ist eine Sehstörung, die durch zunehmende Beeinträchtigung des zentralen, also scharfen Sehens gekennzeichnet ist. Sie führt auch im Endstadium nicht zur Erblindung, die Orientierung im Raum bleibt erhalten, aber z.B. lesen und Auto fahren sind nicht mehr möglich. Die Häufigkeit nimmt mit steigendem Lebensalter zu. Frühformen der AMD findet man bei 35 % der über 75-jährigen, das Endstadium bei 5 % derselben Altersgruppe. Die Ursache der AMD ist noch nicht eindeutig geklärt. – Die AMD ist eine fortschreitende Erkrankung, das Tempo des Fortschreitens ist jedoch unterschiedlich und nicht vorhersehbar.

In der Entstehung der AMD spielt unter anderem der Oxidative Streß eine Rolle; denn die Retina ist für oxidative Prozesse und Sauerstoffradikale besonders anfällig. Hier kommen die Risikofaktoren des Oxidativen Streßes gebündelt zusammen: relativ hoher Anteil an Sauerstoff, mehrfach ungesättigte Fettsäuren, intensive Lichtexposition…. So ist es verständlich, dass zum Beispiel die höchsten Konzentrationen von Carotinoiden des Auges im Bereich der Makula zu finden sind.

Zahlreiche Studien aus den letzten Jahren haben gezeigt, dass für die Primärprävention der AMD eine ausreichende Versorgung mit antioxidativ wirkenden Mikronährstoffen von Bedeutung ist. In einigen Untersuchungen – hervorzuheben ist hier die „Age – Related Eye Disease" Studie – konnte gezeigt werden, dass hohe Gaben von Vitamin C, Zink, Beta-Carotin und anderen fettlöslichen Vitaminen den Verlauf verbessern und das Voranschreiten der AMD verlangsamen konnten.

Redmer van Leeuwen und sein Forscherteam veröffentlichten im Dezember 2005 im *Journal of the Medical Association – JAMA* eine überaus umfangreiche Studie, die sich mit der Einnahme von Antioxidantien und dem Risiko der Entstehung der AMD beschäftigte.

Insgesamt 4170 Personen im Alter von über 55 Jahren, bei denen zu Studienbeginn keine Anzeichen für eine AMD bestanden, gaben ausführlich zu ihren Ernährungsgewohnheiten (einschließlich der Einnahme von Nahrungsergänzungsmitteln) Auskunft. Alle Teilnehmer wurden in regelmäßigen Abständen fachärztlich untersucht. – Im Ergebnis zeigten sich nach einer durchschnittlichen Nachbeobachtungszeit von acht Jahren bei 560 Personen eine AMD. Die Personen, die regelmäßig über die Nahrung größere Mengen fettlöslicher Vitamine, Vitamin C und Zink zu sich nahmen, entwickelten seltener (-35 %!) eine AMD.

Die Wissenschaftler um Leeuwen kommen zu dem eindeutigen Ergebnis, dass die hochdosierte vorbeugende Gabe von fettlöslichen Vitaminen, Vitamin C und Zink das Risiko an einer AMD zu erkranken signifikant reduziert („*A high dietary intake was associated with a substantially reduced risk of AMD in elderly persons.*")

Dr. F. Enzmann empfiehlt in der Behandlung der AMD hochdosiertes flüssiges Q_{10}, an Spirulina gebundenes Selen, mikroverkapseltes / langwirkendes Vitamin C und Zink. – Dr. Petra Scherenbacher sieht einen wichtigen Stellenwert für eine gezielte Nahrungsanreicherung in der Vorbeugung und der Behandlung der AMD: „Mikronährstoffe, antioxidativ wirkende Vitamine und Spurenelemente können zum Schutz des Auges beitragen. Desweiteren kann die nutritive Zufuhr dieser Mikronährstoffe die Entstehung und den Verlauf altersbedingter Augenerkrankungen wie AMD und Katarakt günstig beeinflussen.".

FAZIT: 1. *Oxidativer Streß ist eine Ursache für die Entstehung der AMD!*

2. *Hochdosierte Antioxidantien können die Entstehung der AMD verhindern!*

3. *Hochdosierte Antioxidantien können den Verlauf der AMD verbessern!*

4.18.5. Uveitis („Regenbogenhautentzündung")

Die Uveitis (auch „Regenbogenhautentzündung") ist eine Entzündung der mittleren Augenhaut (Uvea), die aus der Aderhaut (Choroidea), dem

Strahlenkörper (Corpus ciliare) und der Regenbogenhaut (Iris) besteht. Der Glaskörper kann auch beteiligt sein. Nach Ansicht der westlichen Medizin ist die Uveitis ein komplexes Krankheitsbild, das auf verschiedenste Komponenten zurückzuführen ist. In vielen Fällen bleibt die Ursache unklar. Ein- oder beidseitiges Auftreten ist möglich.

Die Medizin unterscheidet ursächlich übergreifend zwei Formen der Uveitis: Die primäre und die sekundäre Variante. Die primäre Uveitis ist schulmedizinisch – wissenschaftlich nicht weiter erklärbar und betrifft ca. 40 % der Patienten. Man nannte diese Form früher auch endogen oder idiopatisch. Die sekundäre Uveitis (ca. 60 % der Patienten) wird weiter unterteilt in assoziiert mit Systemerkrankung, Infektion und okuläres Syndrom.

Die betroffenen Patienten beschreiben in unterschiedlichem Ausmaß Schmerzen und Lichtempfindlichkeit sowie eine in der Regel schubweise auftretende Verschlechterung der Sehfähigkeit. Durch zunehmende Komplikationen kann es zur Erblindung kommen.Das klinische Bild und die Beschwerdesymptomatik können jedoch sehr stark variieren.

Bei der augenärztlichen Untersuchung der vorderen „Uveitis anterior" zeigen sich unterschiedlich ausgeprägte Entzündungszeichen des Vorderabschnitts: eiweißreiche Ausfällungen („proteinreiche Exsudate") in der Vorderkammer, Verklebungen („Synechien"), Rötungen („ziliare Injektionen"), Ausfällungen von Hornhautzellen („Hornhautendothelpräzipitate").

Die westliche Medizin behandelt grundsätzlich unter Berücksichtigung einer eventuell vorliegenden Grunderkrankung. Darüber hinaus kommen verschiedenste entzündugshemmende Substanzen zum Einsatz: lokale und / oder systemische Gaben von cortisonähnlichen Präparaten, Immunsuppressiva bis hin zu Zytostatika und Interferone.

Die TCM hat bei der Uveitis eine ganzheitliche Betrachtungsweise. Jede Form der Uveitis wird individuell betrachtet und mit weiteren körperlichen Symptomen in ein medizinisches Gesamtbild eingeordnet. Daher gibt es in der chinesischen Augenheilkunde für die Uveitis keine spezifischen Bezeichnungen. Einzelne Symptome des Krankheitsbildes werden jedoch mit speziellen Begriffen umschrieben. Beispielshaft seien hier die oft auftretenden

     Dr. med. Michael Weber | Co-Enzym Q_{10}

Verklebungen („Synechien") genannt, die die chinesischen Augenärzte als „fehlerhafte Pupille" (*„Tongshen ganque"*) bezeichnen.

Differentialdiagnostisch kommt nach Ansicht der TCM unter anderem ursächlich in der Krankheitsentstehung (Pathogenese) folgende Möglichkeit in Betracht: Wind-Hitze dringt in die sogenannte Leberleitbahn und den Leberfunktionskreis ein. Die TCM spricht von einer Störung des energetischen Gleichgewichts. Die chinesischen Ärzte sagen, dass sich die Leber im Auge widerspiegelt und auch westlich ist bekannt, dass sich Leberentzündungen frühzeitig in einer Gelbfärbung des Auges zeigen. Nicht ohne Grund verzeichnet daher die TCM mit ihrem energetischen, ganzheitlichen Ansatz in der Behandlung der Uveitis oft erhebliche Erfolge.

Nach Ansicht der TCM besteht bei der Uveitis eine Dysbalance zwischen den körpereigenen Energien YIN und YANG. Die Chinesische Medizin spricht vom *„Eindringen krankmachender Faktoren"*, in einigen Fällen von „Feuererkrankung". Zum Einsatz kommen Akupunktur, chinesische Phytotherapie und ausführliche Ernährungsberatung.

Im Rahmen der Mitochondrialen Medizin versteht man die Uveitis wie jeden entzündlichen Prozess im Körper als Oxidativen Streß mit massivem Anfall von freien Radikalen und konsekutivem Bioenergetischen Defizit. – Der Mediziner Alan R. Gaby veröffentlichte 1996 den Artikel: „The role of coenzyme Q_{10} in clinical medicine" in *Alternative Medical Review*. In seiner Übersichtsarbeit hebt er ausdrücklich den hohen Energieumsatz von Zellen und Geweben hervor, die bei der Immunantwort des Körpers von besonderer Bedeutung sind. Gaby unterstreicht, dass für eine optimale Funktion des Immunsystems eine adäquate Versorgung mit CoQ_{10} unerlässlich ist. Bereits 1970 konnte E. Blitznakov (im Fachjournal *Experiencia* veröffentlicht) in Tierexperimenten zeigen, dass CoQ_{10} die Aktivität von bestimmten Abwehrzellen („Phagozyten") stimuliert und die gesamte Immunantwort verbessert. Der Wissenschaftler I. Saiki und Mitarbeiter bestätigten 1983 diese Daten in einer Veröffentlichung im *International Journal of Vitamin and Nutritional Research*.

Der große Nestor der Q_{10}-Forschung Prof. Karl Folkers konnte bereits 1982 in der medizinischen Fachzeitschrift *Research Commununications in Chemical*

Pathology and Pharmacology von eindrucksvollen Ergebnissen bei chronisch kranken Patienten berichten: die Gabe von nur 60 mg Co-Enzym Q_{10} / Tag führte bereits nach 27 Tagen zu einem signifikanten Anstieg des Immunglobulins G (IgG) im Blutserum, welches von zentraler Bedeutung im menschlichen Abwehrsystem ist. Co-Enzym Q_{10} scheint daher in der Verhütung einer Immunschwächung ebenso von Bedeutung zu sein, wie in der Umkehrung einer Immunschwächung bei chronischen Erkrankungen.

Das Forscherteam um G. S. Wu von der Universitätsaugenklinik in Los Angeles / Kalifornien publizierte 1997 in *Investigative ophthalmology & visual science* Untersuchungsdaten zur lokalen Schädigung durch Oxidativen Streß bei Autoimmun Uveitis. In ihrer Versuchsreihe konnten sie eine hohe Konzentration von sogenanntem „Peroxinitrit" – als Ausdruck von Nitrosativem Streß – in den Photorezeptorzellen des Auges nachweisen. Gerade diese Zellen sind sehr anfällig für eine Zerstörung der empfindlichen Membranen durch freie Radikale (Lipidperoxidation).

Ähnliche Daten veröffentlichten Sindhu Saraswathy und A. Rao Narsing im Jahr 2008 in *Ophthalmic Research* unter dem Titel: „Photoreceptor Mitochondrial Oxidative Streß in Experimental Autoimmun Uveitis". Die Wissenschaftler vermuten, dass Oxidativer Streß der initiale Auslöser für die Entstehung einer Uveitis ist. Die aggressiven Sauerstoffradikale führen zu unspezifischen Entzündungsreaktionen und lösen Schädigungen der Photorezeptorzellen aus beginnend mit der Zerstörung von Mitochondrien. Dies wird dann klinisch als Krankheitsbild sichtbar als Uveitis mit Zeichen der Zellentzündung: Rötung, Ausfällen von Eiweißbestandteilen und anderes.

Die Mediziner van Rooij J, Schwartzenberg SG, Mulder PG, Baarsma SG aus der Universitätsaugenklinik Rotterdam / Niederlande berichteten 1999 im *British Journal of Ophthalmology* von einer Studie mit 145 Patienten, die an einer Uveitis anterior erkrankt waren. Durch die therapeutische Gabe der Antioxidantien (Vitamin C und E) konnte die Sehkraft in Testverfahren verbessert werden. – Da bereits durch den Einsatz dieser nicht energetisch wirksamen Radikalenfänger eine Verbesserung erreicht werden konnte, wird hier postuliert, dass bei Einsatz von Q_{10} eine deutlich überlegene Wirkung hat.

  Dr. med. Michael Weber | Co-Enzym Q_{10}

FAZIT: *1.* *Oxidativer Streß ist eine Ursache für die Entstehung der Uveitis!*

          2. *Die TCM versteht die Uveitis als energetische Störung.*

          3. *Hochdosierte Antioxidantien können den Verlauf der Uveitis verbessern!*

          4. *Hochdosiertes CoEnzymQ$_{10}$ verbessert das Bioenergetische Defizit!*

4.19.   Nierenerkrankungen und Dialyse

Die Niere ist beim Menschen ein paarig angelegtes Organ, welches verschiedene Aufgaben erfüllt. Es ist nicht nur mitverantwortlich für den Wasserhaushalt und die Flüssigkeitsausscheidung, sondern sorgt auch für die Ausschwemmung von Stoffwechselendprodukten und Giftstoffen. Die Niere reguliert durch die Kontrolle der Zusammensetzung des Harns neben dem Wasserhaushalt die Elektrolytzusammensetzung des Blutes, den Blutdruck, den Säure-Basen-Haushalt, die Mineralisierung des Knochens und durch Bildung des Hormons Erythropoetin auch die Blutbildung.

Die Niere kann von verschiedensten Krankheiten betroffen sein: von Entzündungen bis hin zum völligen Funktionsausfall, der vollständigen *Niereninsuffizienz*. Das Auftreten der terminalen oder endgültigen Niereninsuffizienz nimmt weltweit mit steigender Tendenz zu. Die Ursachen der terminalen Niereninsuffizienz und damit der Dialysepflichtigkeit sind vielfältig. Eine der Ursachen ist die „Volkskrankheit" *Arterielle Hypertonie*, das heißt der Bluthochdruck.

Die Arbeitsgruppe von Prof. Dr. G. A. Müller von der Uniklinik Göttingen, Abteilung Nephrologie, beschäftigt sich unter anderem eingehend mit den zellulären Ursachen der Niereninsuffizienz. In ihrem umfassenden *Research Report 1999-2002* kommen sie zu dem Ergebnis, dass neben einer Vielzahl von Faktoren reaktive Sauerstoffverbindungen wie Superoxidanionen,

Hydroxylradikale und Wasserstoffperoxide für die endotheliale Dysfunktion, die *Artherogenese* (Arterienverkalkung) und den Funktionsverlust der *Leukocyten* (weiße Blutkörperchen) mitverantwortlich sind. – Die Göttinger Mediziner untersuchen daher die Leukocyten von Dialysepatienten und vergleichen diese mit einem gesunden Kontrollkollektiv. Sie versuchen Unterschiede im Bereich der Radikalenfängerenzyme wie Superoxiddismutase, Glutathionperoxidase und Katalase nachzuweisen.

Auch K. Ivens und B. Grabensee von der Uniklinik Düsseldorf weisen in ihrer Veröffentlichung in *Der Nephrologe* im November 2006 auf den Zusammenhang zwischen Niereninsuffizienz und erhöhter Kardiovaskulärer Krankheitsrate hin. Sie machen für die beschleunigte Arterienverkalkung unter anderem chronisch-entzündliche Prozesse und Oxidativen Streß verantwortlich.

Wie oben erwähnt, werden Freie Radikale und die damit verbundene Lipidperoxidation zunehmend als auslösender Faktor für die Entwicklung der „Arterienverkalkung" erkannt. R. Stocker vom Heart Research Institute in Campertown / Australien gelang es in eindrucksvollen Untersuchungen nachzuweisen, daß bei der Oxidation von nativem LDL zunächst das reduzierte Q_{10} (Ubiquinol-10) verbraucht wird zum Schutz der Lipide, erst dann wird Vitamin E oxidiert. – Es gibt somit gute theoretische Grundlagen, Co-Enzym Q_{10} zur Vermeidung und in der Therapie der terminalen Niereninsuffizienz einzusetzen.

Bereits 1994 berichtete die Arbeitsgruppe von S. Lippa in *Molecular Aspects of Medicine* über deutlich erniedrigte Q_{10}-Blutspiegel bei Dialysepatienten. – Auch bei anderen Nierenerkrankungen konnten K. Gazdikova im Jahr 2001 in klinischen Untersuchungen bis zu 25 % erniedrigte Q_{10}-Blutspiegel nachweisen.

A. Gvozdjakova und Mitarbeiter berichteten im Jahr 2000 auf dem Internationalen Q_{10}-Kongreß in Frankfurt über eine erste große Interventionsstudie. Über 12 Wochen verabreichten sie täglich 240 mg Co-Enzym Q_{10}. Dies führte zu einer verbesserten Ausscheidung von giftigem Ammoniak. Die Autoren folgerten, dass Co-Enzym Q_{10} eine wirksam zusätzliche Antioxidantienbehandlung zur Verbesserung des Krankheitsverlaufs bei fortschreitenden Nierenerkrankungen ist.

R.B. Singh veröffentlichte 2003 eine umfangreiche randomisierte Doppelblindstudie zur Wirksamkeit von Q_{10} auch bei Niereninsuffizienz im Endstadium.
Nach 12 wöchiger Behandlung mit Co-Enzym Q_{10} fanden sich signifikant weniger Patienten in der Dialysebehandlung als in der Plazebogruppe.

G. Bigus, ein erfahrener Schmerztherapeut und Dialysespezialist, publizierte
2005 in der Fachzeitschrft *Nieren- und Hochdruckkrankheiten* Untersuchungen zu Dialysepatienten, Co-Enzym Q_{10}-Spiegeln und der Antioxidativen
Kapazität des Blutes. Für acht Wochen erhielten 27 Dialysepatienten 360 mg
Co-Enzym Q_{10} pro Tag. Vor Beginn der Behandlung fanden sich deutlich erniedrigte Q_{10}-Blutspiegel, die sich zum Ende der Behandlung erwartungsgemäß
erhöhten, aber trotz der relativ hohen Dosierung noch nicht im Normbereich
lagen. Das Verhältnis zwischen verbrauchtem (oxidiertem) und aktivem (reduziertem) Q_{10} blieb durchgehend konstant.

Unter der Behandlung konnte der Allgmeinzustand verbessert werden, die
Schmerzbeurteilung änderte sich positiv, die Schmerzmittel konnten teilweise
reduziert werden, die Blutdruckwerte sanken erfreulicherweise leicht ab und
die Entgiftungsparameter im Blut zeigten einen Trend zur Besserung. – Bei
Dialysepatienten scheint insgesamt somit ein schwerer Oxidativer Streß zu
bestehen, der eine sehr hoch dosierte Nahrungsergänzung mit Co-Enzym Q_{10}
sinnvoll erscheinen lässt.

> **FAZIT:**   1.   **Oxidativer Streß ist eine Ursache für die Entstehung der dialysepflichtigen Niereninsuffizienz!**
>
>   2.   **Hochdosierte Antioxidantien können den Verlauf der Niereninsuffizienz verbessern!**
>
>   3.   **Hochdosiertes Co-Enzym Q_{10} wurde bei dialysepflichtiger Niereninsuffizienz erfolgreich eingesetzt!**

 Infertilität / Unfruchtbarkeit

Unfruchtbarkeit (auch Sterilität oder Infertilität) bezeichnet in der Medizin und der Biologie die Unfähigkeit, gesunde Nachkommen hervorzubringen – Unfruchtbarkeit beim Menschen beschreibt die Unfähigkeit eines Paares, ein gesundes Kind zu zeugen, auszutragen oder zur Welt zu bringen. Ein Paar gilt als **steril**, wenn trotz bestehenden Kinderwunsches nach einem Jahr regelmäßigem ungeschützen Verkehrs eine Empfängnis ausbleibt. **Infertilität** hingegen bezeichnet die Unfähigkeit, eine Schwangerschaft bis zur Geburt auszutragen.

Etwa 10 % der Paare benötigen länger als 2 Jahre, um Kinder zu bekommen. Bis zu 4 % der Paare bleiben ungewollt kinderlos. – 50 % der Unfruchtbarkeit beruht auf rein weiblichen Ursachen, 30 % auf rein männlichen Ursachen und in 20 % der Fälle sind kombinierte Ursachen zu finden. Je später der Wunsch zur Familiengründung, desto höher die Unfruchtbarkeit.

Der Hauptfaktor für die männliche Unfruchtbarkeit ist die Qualität des Spermas; der Mann kann zu wenige oder keine Spermien produzieren, oder die produzierten Spermien können zu unbeweglich sein oder aufgrund verschlossener Samenleiter nicht nach außen gelangen. Alkohol- und Drogenmissbrauch können genau wie Umweltschadstoffe, Röntgenstrahlen oder die berufsbedingte Schadstoffexposition die Samenqualität beeinflussen. Auch Krankheiten wie Bauchhoden, Leistenhoden oder Infektionskrankheiten wie Mumps können zu lebenslänglich verminderter Samenqualität führen. – Untersuchungen zeigen ferner, dass die Samenqualität mit dem Alter abnimmt.

In der Chinesischen Medizin wird die Inferitilität des Mannes mit wenig und trägen Spermien bei gleichzeitigem emotionalen Streß und Ängsten in der Regel als Schwäche des Nierensystems („Nieren-Yang-Mangel") verstanden. Beim „Nieren-Yang-Mangel" finden sich darüber hinaus oft Blässe, kalte Extremitäten, Schmerzen in Rücken oder Knien, Sehstörungen und / oder Schwindelgefühle. Es kommt zu einem Versiegen des Lebensfeuers, des „Mingmen". Im westlichen Verständnis gibt es Ähnlichkeiten mit dem sogenannten „Burn-Out-Syndrom". Bei beiden Vorstellungsweisen besteht ein bioenergetisches Defizit. Im Rahmen der TCM versucht man das „Nieren-Yang" und das

            Dr. med. Michael Weber | Co-Enzym Q_{10}

„Mingmen" durch Akupunktur und gezielte Wärmeakupunktur („Moxibustion") zu stärken, im Sinne der Mitochondrialen Medizin unterstützt man besonders durch Q_{10} die Energieversorgung des gesamten Organismus.

Die Qualität des männlichen Spermas wird unter anderem entscheidend durch freie Radikale und Oxidativen Streß beeinflußt. – Samenzellen, von den Medizinern Spermatozoen genannt, enthalten große Mengen an mehrfach ungesättigten Fettsäuren und sind daher bevorzugter Angriffspunkt von freien Sauerstoffradikalen. Zum Schutz finden sich in der Samenflüßigkeit von gesunden Männern hohe Konzentrationen verschiedener Antioxidantien. – A. Agarwal und R.A. Saleh berichteten 2002 im medizinischen Fachjournal *Urology Clinics of North Amerika* über die Bedeutung von aggressiven Sauerstoffen auf die Spermienqualität und die daraus resultierenden Behandlungsmöglichkeiten. Auch Y. Koca und Mitarbeiter veröffentlichten 2003 in *Archieves of Andrology* eine wissenschaftliche Untersuchung, in der nachgewiesen wurde, dass die Gesamte Antioxidative Kapazität („TAC" oder „Total Antioxidant Capacity") im Samenplasma bei infertilen Männern deutlich reduziert ist.

Eine Arbeit von A. Khosrowbeygi und N. Zarghami aus Juni 2007, die im *BMC Clinical Pathology* veröffentlicht wurde, bestätigte die verschiedenen früheren Untersuchungen. Im Vergleich zu gesunden Kontrollpersonen wiesen 46 Männer mit eingeschränkter Spermienqualität und dadurch bedingten Fertilitätsstörungen deutlich niedrigere Spiegel verschiedener antioxidativer Substanzen auf.

Eine der neuesten Arbeiten zum oxidativen Streß bei Infertilität ist eine umfangreiche, sechzehnseitige, australische Publikation von Kelton Tremellen / University of Adelaide aus Februar 2008 im *Human Reproduction Update*. Tremellen stellt alle bisherigen wissenschaftlichen Veröffentlichungen zusammen und kommt zu dem Ergebnis das in bis zu 80 % aller Fälle von männlicher Infertilität hoch reaktive Sauerstoffradikale als Mitverursacher angenommen werden müssen.

Aggressive Sauerstoffradikale werden durch weiße Blutkörperchen („Leukozyten") in Spermien und im Samenplasma gebildet und tragen im Wesentlichen über zwei Wege zur Fertilitätsstörung bei: 1. Sie schädigen die Membran der Samenzellen, vermindern ihre Beweglichkeit („Motilität") und die Fähigkeit mit der Eizelle zu verschmelzen und 2. Können freie Radikale die

Spermien-DNA verändern. Letzteres führt zur Weitergabe defekter väterlicher DNA an den Embryo.

Auf dem Internationalen Q_{10}-Kongress in Boston USA (1998) führten A.Gvozdjáková und Mitarbeiter aus, daß bei Männern mit gestörter Fertilität die bioenergetische Funktion der Mitochondrien im Sperma gestört ist. Es konnte gezeigt werden, daß Q_{10}-Mangel einen Einfluß ausübt auf die Spermienanzahl und die Spermienmobilität.

Trotz des engen Zusammenhangs zwischen eingeschränkter Spermienqualität und oxidativen Schädigungen werden nach Angaben von Dr. Tremellen viel zu selten Männer auf oxidativen Streß hin untersucht, geschweige denn behandelt. Stattdessen werde den Betroffenen in aller Regel „mechanische" Hilfe in Form der künstlichen Befruchtung („InVitroFertilisation" / "IVF") angeboten. Der Wissenschaftler hält dies für den eindeutig falschen Weg; denn die Ursache werde damit nicht behoben und ein möglicher radikal bedingter DNA-Schaden bliebe unbeachtet.

Dr. Tremellen kommt zu dem Schluß, dass folgende Fakten durch wissenschaftliche Studien als belegt gelten können:

> *FAZIT:*   **1.**   **Oxidativer Streß ist eine Ursache für eine verminderte Spermienqualität!**
>
>   **2.**   **Hochdosierte Antioxidantien können die Spermienqualität verbessern!**

4.21. Das „Burnout-Syndrom"

Das Burnout-Syndrom (aus dem Englischen „to burn out": „ausbrennen") ist ein Zustand massiver emotionaler Erschöpfung mit stark reduzierter Leistungsfähigkeit. Das Burnout-Syndrom ist als echter Krankheitskompex anerkannt (ICD 10: Z73.0). – Aus der Sicht der Mitochondrialen Medizin beseteht ein schweres Bioenergetisches Defizitsyndrom. Die TCM spricht analog vom „Verlöschen oder Aufbrauchen des Lebensfeuers (Mingmen)".

Das Burnout-Syndrom ist ein komplexes Krankheitsbild mit vielen verschiedenen psychischen und physischen Symptomen als Folge hoher und lang andauernder psychonervaler Überbeanspruchung. Mediziner und Psychologen (Herbert Freudenberger, Lauderdale, Jerry Edelwich, Christina Maslach, Stevan Hobfoll und Cary Cherniss) haben verschiedene Stadien und Theorien zum Burnout-Syndrom entwickelt. Im Wesentlichen kann man aber folgende Stadien hervorheben: Enthusiasmus, Stagnation, Frustration, Apathie und Burnout.

Physische und psychische Reize aus dem sozialen Umfeld können im Verlauf der Erkrankung zunehmend schwerer verarbeitet werden. Die Folgen für den Körper sind vielfältig und schwer. Dies führt zu einer stetig ansteigenden Beeinträchtigung der Funktions- und Leistungsfähigkeit sowie der gesamten Lebensqualität. Zum Beispiel kann ein zu Beginn des Berufslebens vorhandener Optimismus mit Enthusiasmus nach und nach umschlagen in Verzweiflung, Verlust von Lebensfreude und Optimismus in allen sozialen Belangen weit über den beruflichen Bereich hinaus. Gravierende psychische Folgen wie Konflikte mit Arbeitskollegen, Lebenspartnern, Familienangehörigen, Gefühle der persönlichen Wertlosigkeit und Nutzlosigkeit des eigenen Tuns bestimmen immer größere Phasen des täglichen Lebens. Es kommt zu einer scheinbar immer enger werdenden Welt mit Empfindungen wie Ausweglosigkeit, Sinnlosigkeit und Hoffnungslosigkeit.

Die Umwelt reagiert zumeist zunehmend befremdet und kann den Krankheitswert der Veränderungen oft nicht einschätzen, so dass die Diagnose Burnout-Syndrom zumeist erst sehr spät, manchmal zu spät gestellt wird. Schwere Beziehungskrisen, Arbeitsplatzverlust, gravierende Depressionen bis hin zur Suizidalität sind oft die Endstadien der Erkrankung.

Die statistischen Zahlen sind ebenso bedrückend wie die individuellen Schicksale, die sich dahinter verbergen. Etwa 250 000 000 Arbeitsstunden gehen in Deutschland pro Jahr verloren, weil Arbeitnehmer an depressiven Erkrankungen leiden. Nach Veröffentlichungen des Statistischen Bundesamtes fallen für die Behandlungskosten von Depressionen bereits heute pro Jahr fast 4 Milliarden Euro an – mit setig steigender Tendenz!

Das Burnout-Syndrom ist eine primär psychische Erkrankung mit physischen Folgen, die jeden treffen kann, der sich im Alltag regelmäßig starkem Streß und Überbelastung ausgesetzt fühlt. Das „Ausbrennen der Lebensenergie" kann nahezu alle sozialen Gruppen treffen – von Schülern über Forscher bis hin zu Arbeitslosen und Rentnern sind Krankheitsfälle bekannt. Die Statistiken der WHO zeigen in den letzten Jahren einen stetigen Anstieg dieses Krankheitskomplexes.

Die Ursachen der Krankheisentstehung sind wie der Verlauf der Erkrankung vielfältig. Wissenschaftliche Untersuchungen beschreiben jedoch einige immer wiederkehrende Ursachen: Hohe Arbeitsbelastung, Streben nach sozialer Anerkennung, Suche nach Perfektionismus, Zeit- und Verantwortungsdruck, unpersönliches Arbeitsklima, Mobbing und wachsende Komplexität von Arbeitsabläufen.

Der energetische Ansatz der TCM kennt das Aufbrauchen oder die Auszehrung der Lebensenergie, des „Qi", seit Jahrtausenden. Aus der Sicht der TCM kommt ein großer Teil unserer Energie, unserer Willenskraft, unseres Durchsetzungsvermögens aus dem „Lebensfeuer" oder „mingmen". Die TCM legt daher sehr großen Wert auf den schonenden Umgang mit dieser wertvollen Energie.

Die TCM versucht bei fast allen Krankheiten primär die zu Grunde liegende energetische Pathologie zu erkennen und auszugleichen. Dabei wird immer wieder auf das einfache Bild der „Yin-Yang-Monade" zurück gegriffen. Yin und Yang benötigen und bedingen sich gegenseitig wie Tag und Nacht oder wie Sommer und Winter. Gerät das Gleichgewicht dieser beiden Pole durcheinander entstehen Krankheitssymptome. Beim Burnout-Syndrom kommt es nach und nach zum gegenseitigen Verbrauch von Yin und Yang.

Yang ist Hitze, Streß, Antrieb, das „powern" über viele Stunden am Tag, das Arbeiten bis tief in die Nacht usw. Die Ausdehnung der täglichen Yangphasen verbraucht unphysiologisch viel an energetisch wichtigem „Qi". Zunächst steigt als Gegenregulation das Yin an, um ein neues Gleichgewicht auf bereits krankhaft hohem Niveau aufzubauen. Da bei anhaltendem psychischen und physischem Streß der Körper aber keine Möglichkeit hat das Yin zu regenerieren, wird das Yin zunehmend aufgebraucht, es zeigen sich die ersten Folgen des Bioenergeti-

                          Dr. med. Michael Weber | Co-Enzym Q$_{10}$

schen Defizits, der zunehmenden Auszehrung: Abbau von Substanz, Schwäche, Verlust an Lebenskraft und Lebensfeuer, mangelnde Ausdauer.

Das TCM Prinzip ist so einfach wie zugleich bestechend und bei konsequenter Umsetzung erfolgreich: das Yin tonisieren (aufbauen), das Yang sedieren (Streß Faktoren abbauen). Zum Einsatz kommen Änderung der Lebensführung, Anpassung des Eßverhaltens, chinesische Phytotherapie, Akupunktur und Wärmeakupunktur (Moxibustion).

Auch die westliche Medizin hat längst erkannt, dass das Burnout-Syndrom auf vielen Ebenen therapiert werden muss, dass die alleinige Gabe von Medikamenten wie Antidepressiva erfolglos ist. An erster Stelle steht die Änderung der Lebensführung (nach der TCM: Aufbau des Yin): regelmäßiger, ausreichend langer Schlaf, Pausen, reichlich Flüssigkeit, gute, ausgewogene, energetisch hochwertige Ernährung. Darüber hinaus müssen die Betroffenen Erlernen „Nein" sagen zu können, es muß eine Entwöhnung von Genuss- und Aufputschgiften wie Alkohol, Nikotin, Cola, Coffein erfolgen. Außerdem ist ein schrittweises körperliches Aufbautraining Teil einer ganzheitlichen Therapie. – Die TCM legt hier einen besonderen Schwerpunkt, da Bewegung die „Lebensenergie Qi" besser fließen läßt und gute Atmungstechniken die Aufnahme des „Göttlichen Atmungs-Qi" verbessern. Westlich entspricht eine gute Körperhaltung mit tiefer Atmung einer Verbesserung der Durchblutung und Belüftung der Lungen und damit einer Steigerung der Sauerstoffversorgung für den ganzen Körper.

Die westlichen Behandlungsstrategien und die „Traditionelle Chinesische Medizin" können darüber hinaus erheblich von den Erkenntnissen der modernen „Mitochondrialen Medizin" profitieren; denn der bioenergetische Ansatz der Mitochondrialen Medizin wird gerade beim Burnout-Syndrom überaus erfolgreich sein.

In zahlreichen Studien konnte gezeigt werden, dass Patienten mit den Zeichen des Burnout einen erheblichen Mangel an Co-Enzym Q_{10} aufwiesen. T. Sugino und Mitarbeiter stellten auf der *Fifth Conference of the International Coenzyme Q_{10} Association* im November 2007 in Kobe / Japan eine Studie von der University Medical School in Osaka / Japan vor, in der sie zeigen konnten, dass sogar bei gesunden Probanden eine regelmäßige ergometrische Belastung an der Streßgrenze zur Verarmung an Co-Enzym Q_{10} im Blut führt. – Durch die oft langjährige ungesunde Lebensführung und Ernährung kommt es zur verminderten natürlichen Aufnahme von Co-Enzym Q_{10} sowie zur verminderten Eigenproduktion als auch zum gesteigerten Verbrauch durch anhaltenden psychischen und physischen Streß. – Auch andere bioaktive Vitalstoffe wie L-Carnitin, Vitamin B-Kompexe und Ω-3-Fettsäuren sind oft erniedrigt.

Neben den oben geschilderten dringend erforderlichen Änderungen der Ernährung und allgemeinen Lebensführung sind beim Burnout-Syndrom also zusätzliche bioenergetische Nahrungsoptimierungen mit Co-Enzym Q_{10}, L-Carnitin, Vitamin B-Kompexen, Selen, Zink und Ω-3-Fettsäuren sinnvoll. Darüber hinaus kann Vitamin C in Kombination mit den oben genannten Stoffen eine günstige Wirkung auf Symptome wie Reizbarkeit, psychische Erschöpfung, Müdigkeit und Neurotransmitterhaushalt haben.

4.22. Chronisches Müdigkeitssyndrom

Das Chronische Müdigkeissyndrom oder Chronische Erschöpfungssyndrom (CFS – Chronic fatigue syndrome) ist eine chronische Krankheit, die oft mit schweren physischen und psychischen Symptomen verknüpft ist (ICD-10 : G93.3).

Das Chronische Müdigkeitssyndrom ist charakterisiert durch eine lähmende geistige und körperliche Erschöpfung / rasche Erschöpfbarkeit sowie durch eine spezifische Kombination weiterer Symptome. Dazu gehören neben der chronischen Erschöpfung unter anderem Kopfschmerzen, Halsschmerzen, Gelenk- und Muskelschmerzen, Konzentrations- und Gedächtnisstörungen, nicht erholsamer Schlaf, sowie eine anhaltende Verschlechterung des Zustands oft schon nach geringen Anstrengungen. Es kommt zu einer zunehmenden Beeinträchtigung der Arbeits- und Leistungsfähigkeit sowie der sozialen Aktivitäten. Die persönlichen und die sozioökonomischen Folgen sind gravierend. Wie bei der Fibromyalgie sind die Ursachen unklar. Als mögliche Auslöser werden in der medizinischen Literatur diskutiert: Immunologische, neuroendokrine und psychische Ursachen, Virusinfektionen, allergische Reaktionen oder Belastungen durch Umweltgifte.

  Dr. med. Michael Weber | Co-Enzym Q_{10}

Die Diagnose „CFS" wird besonders in Deutschland wenig diagnostiziert, die Dunkelziffer der Erkrankung ist sicher hoch. Unter der Überschrift „Wenn das Leben nur noch eine Last ist" wurde im Deutschen Ärzteblatt (September 2002) von etwa 300 000 Patienten in Deutschland gesprochen. – Noch weniger bekannt ist die Tatsache, dass auch Kinder und Jugendliche erkranken können.

Es gibt für das „CFS" bislang keine diagnostischen Labortests oder objektivierende technische Untersuchungen. Für die Diagnosestellung ist eine ausführliche Anamnese richtungsweisend. Erschwerend für die Feststellung dieser Erkrankung kommt hinzu, dass beim Chronischen Erschöpfungssyndrom viele Symptome vorkommen, die auch bei anderen Krankheiten festzustellen sind.

Der Internist und Umweltmediziner Dr. Bodo Kuklinski schreibt in seinem Buch „Das HWS-Trauma" (Aurum Verlag; 3. Auflage 2008): „Jüngst wurde in einem Artikel in der Lancet über das CFS der Verdacht geäußert, dass eine Mitochondriopathie die Ursache sein könnte. Wir sind uns dessen sicher. [...] Unsere Patienten wiesen sehr hohe NO / NO2 – Konzentrationen der Ausatemluft auf.".

T. Sugino und Mitarbeiter von der University Medical School in Osaka / Japan stellten im November 2007 auf der *Fifth Conference of the International Coenzyme Q$_{10}$ Association* in Kobe / Japan ihre Forschungsdaten zu Co-Enzym Q$_{10}$ beim „CFS" vor. Sie kommen zu dem Ergebnis, dass eine gute Korrelation zwischen dem subjektiven Gefühl der Müdigkeit und einem hohen Anteil an oxidiertem Co-Enzym Q$_{10}$ am Gesamt Co-Enzym Q$_{10}$-Blutspiegel besteht. Der Redoxstatus von Co-Enzym Q$_{10}$ sei somit ein wertvoller Biomarker, um den Grad der „Erschöpfung" zu bestimmen.

Die TCM kennt im Rahmen eines sogenannten „Milz-Qi-Mangels" einen Syndromkomplex mit Schlaflosigkeit, Vergeßlichkeit, großer Erschöpfung, Adynamie, Antriebslosigkeit und Lustlosigkeit. Über Akupunktur und chinesische Phytotherapie wird die „Innere Mitte" wieder hergestellt und so zumeist eine eindrucksvolle Verbesserung erreicht.

Aus der Sicht der TCM und Naturheilkunde werden beim CFS mit gutem Erfolg Ginseng, Tragant (Radix Astragali), Yamswurzelknolle (Rhizoma Dioscoreae), Ginkgo biloba und Johanniskrautextrakte eingesetzt.

Aus der Sicht der Mitochondrialen und Orthomolekularen Medizin ist beim Chronischen Erschöpfungssyndrom eine breitgefächerte Multivitamin-Energetik-Mineralstoff-Kombination angeraten: Co-Enzym Q_{10} und L-Carnitin für die Bioenergetische Seite, darüber hinaus Glutathion, Vitamin C, Vitamin B-Komplex, Vitamin D, Calcium, Zink und Ω-3-Fettsäuren. – Die Kombination der Mitochondrialen Medizin und der TCM bringt – wie die Praxis zeigt – in den allermeisten Fällen gute Erfolge.

4.23. Fibromyalgie / Fibromyalgie-Syndrom (FMS)

Bei der Fibromyalgie (auch Fibromyalgie-Syndrom / FMS) handelt es sich um ein komplexes, chronisches Krankheitsbild mit vielfältiger Symptomatik, wobei Muskelschmerzen meist im ganzen Körper im Vordergrund der Symptomatik stehen. Nach neueren wissenschaftlichen Studien kann man die Fibromyalgie klar als Mitochondriopathie einordnen.

Die Fibromyalgie (ICD-10 : M79.0) ist eine oft schwer verlaufende Erkrankung mit chronischen Schmerzen besonders im Bereich der Muskulatur. Das Wort Fibromyalgie leitet sich in seinen drei Bestandteilen ab aus „Fibro-" vom lateinischen fibra = Faser, griechisch „My-" bzw. „Myo-" von myos = Muskel und „algie", ebenfalls aus dem Griechischen von algos = Schmerz. Von den Schmerzen besonders betroffen sind Rücken, Nacken, Brustkorb als auch die Gelenke in den Armen und Beinen. Bis zu 3 % der Bevölkerung leidet am Fibromyalgie – Syndrom.

Die Schmerzen können aber auch andere Teile des Stütz- und Bindegeweb-Apparates betreffen wie Knochen und Sehnenansätze. Klinisch finden sich in der Regel typische, klar umschriebene Druckpunkte („tender points") und Steifigkeit in der Muskulatur. Darüber hinaus finden sich fast immer auch psychische, neurologische und vegetative Störungen bis hin zu depressiven Verstimmungen.

Der Erkrankungsbeginn ist häufig völlig unspezifisch, schleichend und unauffällig. Am Anfang stehen meistens unklare Beschwerden wie beispielsweise Abgeschlagenheit, Schlafstörungen oder Magen-Darm-Beschwerden. Später kommen Schmerzen im Bereich der Lenden- oder – etwas seltener – der

                    Dr. med. Michael Weber | Co-Enzym Q_{10}

Halswirbelsäule hinzu. Erst danach entwickeln sich die typischen Schmerzen in Arm und Beinen sowie weitere begleitende Symptome und Beschwerden. In den meisten Fällen verschlimmert sich die Krankheit nicht kontinuierlich. Heftige Schmerzattacken werden von zum Teil langen schmerzfreien Intervallen abgelöst. Kälte, Nässe oder äußere Belastungen können zur Verschlimmerung führen. Bis sich das Vollbild der Erkrankung herausgebildet hat, dauert es durchschnittlich einige Jahre.

Der Auslöser und die Mechanismen der Krankheitsentstehung sind bis heute ungeklärt. Die Fibromyalgie ist durch schulmedizinische Maßnahmen nicht heilbar. Ein Behandlungskonzept ist heute die multimodale Therapie entsprechend den Erkenntnissen der modernen Schmerzforschung unter Einbeziehung von Physio- und Ergotherapie. – Einige amerikanische Autoren versuchen die Fibromyalgie immer wieder als psychosomatische Erkrankung einzuordnen.

Der Düsseldorfer Arzt Dr. med. Gabriel Stux, einer der bedeutendsten Akupunkturärzte Deutschlands, schreibt: „Wenn man Patienten mit der Diagnose Fibromyalgie nach den Kriterien der chinesischen Medizin diagnostiziert, findet man neben dem scheinbaren Füllesymptom Muskelschmerz deutliche Zeichen, d. h. Befunde und Symptome einer Yin-Schwächestörung, also eine Schwäche des Yin der Strukturkräfte. Yin die Substanz und Yang die Funktion stehen beim gesunden Menschen im Gleichgewicht. Das Yin nährt das Yang, wie das flüssige Wachs der Kerze die Flamme nährt. Ist das Wachs verbraucht, das Yin also erschöpft, beginnt die Flamme, das Yang, zu flackern bzw. aufzulodern. Aufgrund von Yin-Schwäche wird das Yang also überaktiv, da das Yin das Yang nicht kontrollieren kann.".

Das Ziel der TCM-Therapie lautet: Verbesserung der Bioenergetik durch Nähren des geschwächten Yin und das Harmonisieren des Yang. Dabei kommen neben allgemeinen Änderungen der Lebensführung (viele Ruhephasen, ausreichender Schlaf, weniger berufliche oder private Anspannungen bzw. Tätigkeiten), Ernährungsumstellungen, Chinesischer Phytotherapie auch Akupunktur und Qi Gong Atemtherapie erfolgreich zum Einsatz.

Aus der Sicht der Mitochondrialen Medizin besteht bei der Fibromyalgie ein Bioenergetisches Defizit. Daher sind Co-Enzym Q_{10} und L-Carnitin zentrale Bestandteile der Therapie. D. E. Pongratz und M. Späth publizierten

1998 in der *Zeitschrift für Rheumatologie* eine wichtige Übersichtsarbeit zur Fibromyalgie: *„Morphologic aspects of fibromyalgia"*. Die Autoren beschreiben Veränderungen an der mitochondrialen Erbsubstanz (Deletionen am mitochondrialen Genom) und mitochondriale Fettansammlungen. Dementsprechend können Muskelfaseruntergänge, abnorme Mitochondrien und Carnitinmangelzustände nachgewiesen werden.

Außerdem ist der Einsatz von Magnesium, VitaminB – Komplex, Selen und Zink in der Regel sinnvoll. Zur Verbesserung depressiver Störungen und der Schlafarchitektur ist darüber hinaus die Behandlung mit Johanniskraut (Hypericum perforatum) erfolgreich.

4.24. „Lysosomale Speicherkrankheiten" und Mukopolysaccharidosen (MPS)

Mukopolysaccharidosen (MPS) sind angeborene Erkrankungen und werden zur sogenannten Gruppe der *„lysosomalen Speicherkrankheiten"* (ICD-10:E76) gerechnet.

Lysosomale Speicherkrankheiten sind eine Gruppe von etwa 45 genetisch bedingten Stoffwechselerkrankungen, die durch Fehlfunktionen im Lysosom ausgelöst werden. Die englischsprachige Fachliteratur benutzt meist den Begriff „Lysosomal Storage Diseases". – Die Gesamthäufigkeit aller lysosomaler Speicherkrankheiten liegt bei etwa 1 auf 7500 bis 8000 Neugeburten.

Das Lysosom ist ein in den meisten menschlichen und tierischen Körperzellen vorhandenes Zellorganell. Lysosomen sind winzig klein und haben einen Durchmesser von nur 0,1–1 μm. Die wichtigste Aufgabe des Lysosoms ist der Abbau („Verdauung") von körperfremden, aber auch körpereigenen Substanzen. Bei diesen Substanzen handelt es sich um Makromoleküle wie Proteine, Polysacchariden, Nucleinsäuren und Lipide. Der Abbau wird – unter Entstehung von freien Radikalen – durch eine Reihe von Enzymen katalysiert.

Die Lysosomen sind auch von wichtiger Bedeutung beim sogenannten „programmierten Zelltod" (Apoptose). Außerdem findet die Abtötung und der

Abbau von Bakterien in spezialisierten Lysosomen – den „Phagosomen" statt. Die lysosomalen Enzyme sind verantwortlich für die intrazelluläre Verdauung z.B. eines Bakteriums, das durch Phagozytose in die Zelle aufgenommen wurde. Nachdem das Bakterium in ein Vesikel (Phagosom) eingehüllt ist, verschmelzen andere Bläschen, die bestimmte Enzyme enthalten mit dem Vesikel. Die Enzyme werden aktiviert und verdauen das Bakterium. Ähnliche Bedeutung haben die Lysosomen in der Abwehr von bösartigen Krebszellen.

Bei den in den Lysosomen aktiven Enzymen handelt es sich um hydrolysierende (aufspaltende) Enzyme, sogenannte Hydrolasen wie beispielsweise Proteasen, Nukleasen und Lipasen. Die Wirkung der lysosomalen Enzyme ist von einem sehr sauren Milieu (pH <5) innerhalb der Vesikel abhängig. Dieses saure Milieu wird ATP-Energieabhängig aufrecht erhalten und ist somit von einer adäquaten Versorgung mit Co-Enzym Q_{10} abhängig. Die Wände der Lysosomenbläschen enthalten große Mengen von Co-Enzym Q_{10}.

Professor Crane berichtete wiederholt über die Bedeutung von Co-Enzym Q_{10} für die physiologischen Abläufe und die Integrität der Lysosomen: „Biochemical functions of coenzyme Q_{10}" (*Journal of the American College of Nutrition* 2001;20(6): 591-598). Durch das Vorhandensein von Co-Enzym Q_{10} in den Wänden der Lysosomen kann es „saure" Protonen in seiner reduzierten Form aufnehmen und in das saure Innere der Lysosomenvesikel wieder abgeben.

Ist nun durch einen Erbdefekt die Aktivität eines dieser Enzyme deutlich herabgesetzt, das heißt, dass das Enzym den Abbau eines Makromoleküls nicht mehr oder nur deutlich schlechter katalysieren kann, so reichern sich die abzubauenden Makromoleküle zunächst in der Zelle an. Ab einer bestimmten Konzentration können sie über die Plasmamembran unkontrolliert in Bereiche außerhalb der Zelle gelangen und sich so überall im Körper anreichern.

Da es sich um angeborene erblich bedingte Erkrankungen handelt, ist eine ursächliche Therapie bisher nicht möglich, obwohl es auch für die Mukopolysaccharidosen Forschungsansätze für eine Gentherapie gibt. Für einzelne Typen existiert eine Enzymersatztherapie, die mit gesichertem Nutzen eingesetzt werden kann, wenn sie vor Einsetzen der Symptome beginnt.

Die Mucopolysaccaridosen beruhen auf vererbbaren Störungen des enzymatischen Abbaus der sauren Mukopolysaccharide (Glykosaminoglykane) durch lysosomale Hydrolasen. Die nicht-abgebauten Glykosaminglykane werden in den Lysosomen gespeichert. Die Speicherung dieser Substrate führt schließlich zu Störungen des zellulären Stoffwechsels und in schweren Fällen zum Zelltod. Betroffen sind vor allem Gewebe des Skelettsystems, des ZNS, innere Organe, der Haut und der innersten Schicht der Herzwand (Endokard).

Es werden vier Typen von Glykosaminoglykanen gespeichert. Je nach unterschiedlichem Verteilungsmuster, und nach klinischen Kriterien lassen sich dabei verschiedene Hauptformen der Mukopolysaccharidosen unterscheiden, die wiederum in verschiedene Subtypen unterteilt werden.

Diese Subtypen bezeichnen entweder verschiedene klinische Erscheinungsbilder desselben Enzymdefektes (z. B. milde und schwere Form eines Morbus Hunter) oder aber unterschiedliche biochemische Defekte eines klinischen Erscheinungsbildes (z. B. Morquio A und B). Andere Mucopolysaccharidosen sind: Hurler-Pfaundler-Syndrom, Scheie-Krankheit und das Sanfilippo-Syndrom.

Bei fast allen Typen gibt es schwere und mild verlaufende Formen. Eine Zuordnung ist nur durch den klinischen Verlauf und die Geschwindigkeit, mit der die Krankheit fortschreitet, möglich. – Für einige Erkrankungen ist es gelungen eine Enzymersatztherapie zu entwickeln, die zumeist eine deutliche Verbesserung für die Betroffenen bringt.

Joachim Kreuder aus der Abteilung für Pädiatrische Kardiologie, Zentrum für Kinderheilkunde der Justus-Liebig-Universität, Giessen berichtete in einer Übersichtsarbeit in der *Monatsschrift Kinderheilkunde* (1998 • 146 : 257-262 © Springer-Verlag 1998) über genetisch bedingte Kardiomyopathien im Kindes- und Jugendalter. In seiner Publikation beschrieb er auch die Mukopolysaccharidosen als Krankheitsbild mit schweren Herzinsuffizienzen. – Insbesondere der Morbus Hunter (auch Mukopolysaccharidose Typ II genannt), eine X-chromosomal-rezessiv vererbte Erkrankung, ist für kardiale Beteiligungen bis zur Herzinsuffizienz bekannt.

Die Therapie der Mukopolysaccharidosen ist schwierig und erfordert die enge Zusammenarbeit von den betroffenen Kindern, den Eltern, Kinder- und

Jugendärzten, Orthopäden, Physio- und Ergotherapeuten, Logopäden und Lehrern. Darüber hinaus gibt es aber Hinweise, dass durch Nahrungsoptimierung und Nahrungsergänzungsmittel der Verlauf der Erkrankung gemildert und das Auftreten von Folgeerkrankungen verzögert werden kann. Besonders bei Restaktivitäten der betroffenen Enzyme kann man erwarten, dass durch Gabe von Co-Enzym Q_{10} einem bioenergetischen Defizitsyndrom vorgebeugt werden kann und die energetische Situation der Lysosomen verbessert wird.

4.25. Colitis ulcerosa

Die Colitis ulcerosa (ICD-10:K51.-) gehört zur Gruppe der chronisch-entzündlichen Darmerkrankungen. Sie ist durch einen entzündlichen Befall („Ulcera") des Mastdarms und Dickdarms („Colon") gekennzeichnet. Oxidativer Streß spielt in der Pathogenese der Erkrankung eine herausragende Rolle.

Etwa 200 von 100 000 Einwohnern leiden an einer Colitis ulcerosa. Frauen und Männer sind gleich häufig betroffen. Das typische Erkrankungsalter liegt zwischen dem 20. und 40. Lebensjahr, gelegentlich sind aber auch schon Kinder betroffen. Die Ursache der Erkrankung ist unbekannt. Streß und Belastungen können aber wesentlich zu einem schwierigen Verlauf beitragen und können aktive Schübe der Krankheit auslösen.

Die Symptome der Erkrankung sind: Durchfälle (während der Krankheitsschübe fulminant und oft mit Blutbeimengungen), Bauchschmerzen und Gewichtsverlust. Starke Blähungen können im Schub zur erhöhten Stuhlfrequenz führen. Die schubabhängigen Blähungen liegen teils an einer schubbedingten Zuckerunverträglichkeit (etwa Lactose, Fructose).Die Erkrankung beginnt in aller Regel im Mastdarm und weitet sich oralwärts aus, in etwa 10 % der Fälle ist das gesamte Colon betroffen.

Zahlreiche Symptome auch außerhalb des Verdauungsbereichs (extraintestinal) lassen eine systemische Ursache (Autoimmunerkrankung) als sehr wahrscheinlich erscheinen: ankylosierende Spondylitis (1-26 %), Sakroiliitis (bis zu 24 %), Arthritis peripherer Gelenke mit wanderndem Befall großer Gelenke

(11 %), PSC (primär sklerosierende Cholangitis) (2-10 %), Erythema nodosum (14-19 %), Uveitis (Iritis / Iridocyclitis), Episkleritis (1,5-4 %), Osteoporose (7-18 %) oder Osteopenie (34-67 %).

Bei Kindern verzögert die Malnutrition das Längenwachstum und den Eintritt in die Pubertät. Demzufolge muss die Ernährungstherapie beziehungsweise die präoperative Behandlung der Colitis ulcerosa aus einer energiereichen Ernährung bestehen, die alle wichtigen Nähr- und Vitalstoffe in genügenden Mengen enthält. Ziel der individuellen Ernährungsberatung und Ernährungstherapie ist es, den Allgemeinzustand zu verbessern, die Symptome zu lindern und Komplikationen zu vermeiden. Co-Enzym Q_{10} mit seiner zentralen Bedeutung in der zellulären Energiegewinnung ist dabei von elementarem Einfluss.

Die Diagnose Colitis ulcerosa kann nur durch eine Darmspiegelung (Koloskopie) mit Probeentnahmen (Biopsie) und anschließender feingeweblicher (histologischer) Untersuchung gestellt werden. Differenzialdiagnostisch sind Erkrankungen mit ähnlichen endoskopischen Befunden abzugrenzen, insbesondere der Morbus Crohn.

Zur Behandlung der Colitis ulcerosa steht wie zur Behandlung des Morbus Crohn eine Reihe von Medikamenten (Corticosteroide, Immunsupressiva zur lokalen oder systemischen Anwendung, Entzündungshemmer) zur Verfügung, die jedoch vor allem bei längerer Anwendung mitunter starke oder zumindest unangenehme Nebenwirkungen haben können. Gelegentlich lässt sich ein operatives Eingreifen nicht verhindern.

Aus der Sicht der TCM sind chronisch entzündliche Darmerkrankungen wie die Colitis ulcerosa kein einheitliches Syndrom. Die chinesische Medizin erkannte schon frühzeitig, dass nicht nur das „Fu" oder „Hohlorgan" Dickdarm, sondern fast immer auch die „Zang-Organe" Milz, Leber und Niere mit betroffen sind. Klaus-Dieter Platsch schreibt in seinen Buch „Die fünf Wandlungsphasen – Das Tor zur chinesischen Medizin" (Elsevier; Urban & Fischer; München-Jena; 2. Auflage 2009): „So gibt es eigentlich keinen roten Faden für eine energetische Grundstörung bei diesen auch als autoaggressive Krankheiten bekannten Erkrankungen. Allerdings beobachte ich bei den meisten Patienten, dass Kälte im unteren Erwärmer eine Rolle spielt

    Dr. med. Michael Weber | Co-Enzym Q_{10}

mit gleichzeitiger Neigung zur Leber-Qi-Stagnation…“. – Durch die genaue individuelle Anamnese und Patientenbeobachtung wird von einen erfahrenen TCM-Therapeuten ein jeweils einzigartiges Therapiekonzept entwickelt, das den Betroffenen dort abholt wo er mit seiner spezifischen Erkrankung steht. Die Erfolge durch Ernährungsberatung, Phytotherapie und Akupunktur sind oft beeindruckend.

Im akuten Schub sowie auch in Remission als Wechselwirkung mit Medikamenten kann es zu Mangelerscheinungen kommen. Auch wenn die Entzündung bei Colitis ulcerosa immer auf den Dickdarm beschränkt ist, werden bei starken Durchfällen viele Nährstoffe nicht im Dünndarm resorbiert. Außerdem kommt es durch die Durchfälle zu einem erhöhten Verlust von Mineralstoffen. Mängel können daher im Schub ausgeprägt sein. Regelmäßig defizitäre Mikronährstoffe sind: Vitamin D, Folsäure, Vitamin E, Vitamin K, Magnesium, Kalium und Eisen.

Durch den Einsatz der Medikamente wird dem Defizit von Mikronährstoffen weiterer Vorschub geleistet. Die therapeutische Gabe von Glucocorticoiden fördert beispielsweise den Eiweißabbau, unterdrückt die Proteinsynthese und wirkt Vitamin D-antagonistisch. Auch die Aufnahme von Calcium durch den Magen-Darmtrakt wird gehemmt. Daher findet sich bei Patienten mit chronisch entzündlicher Darmerkrankung häufig eine erniedrigte Knochendichte, die auf die Steroidtherapie zurückzuführen ist. Mit anderen Worten: Calcium- und Vitamin D-Substitutionen fördern die Knochengesundheit und beugen Mangelversorgungen vor. – Die tendenziell erhöhten Blutzuckerwerte unter Steroiden haben einen ungünstigen Einfluss auf die Wundheilung.

Um Bakterien und Keime im Bereich der geschädigten Colonschleimhaut abzuwehren, synthetisieren die weißen Blutkörperchen wie bei jeder Entzündung im Körper freie Sauerstoffradikale in hohen Mengen. Diese Sauerstoffradikale greifen Eiweiße, Lipoproteine und auch die zelluläre und mitochondriale DNA an. – Der hohe Anstieg an freien Sauerstoffradikalen unterhält beziehungsweise fördert schließlich die Entzündungsreaktionen der chronisch entzündlichen Darmerkrankung. Ein Kreislauf ist in Gang gesetzt, der durch die gezielte und ausreichend hoch dosierte Gabe von Radikalenfängern kontrolliert werden sollte.

Aus Sicht der Mitochondrialen Medizin sollte daher darüber hinaus an den gezielten Einsatz von Vitamin C, Glutathion, Biotin, Zink, Selen Ω-3-Fettsäuren und Co-Enzym Q_{10} gedacht werden. Oxidativer Streß und geschwächte antioxidative Schutzmechanismen bilden in der Entstehung und im Verlauf der Colitis ulcerosa (und des Morbus Crohn) einen wichtigen Faktor. So wies beispielsweise bereits 1997 die Arbeitsgruppe um Edward J. Hoffenberg von der University of Colorado / Denver / USA im *American Journal of Clinical Nutrition* auf die zentrale Bedeutung des Oxidativen Streßes bei Colitis ulcerosa hin: *„Circulating antioxidant concentrations in children with inflammatory bowel diasease.*". Sandra Bernotti und Mitarbeiter von der Université de Montréal, Montréal, Québec, Canada bestätigten diese Daten in ihrer Veröffentlichung im Jahr 2003 im *American Journal of Physiology and Gastrointestinal Liver Physiology*: In Darmschleimhautzellen, die durch Entzündungen geschädigt waren, konnten sie als Ausdruck von Oxidativem Streß erhöhte Spiegel von Malondialdehyd (MAD) bei gleichzeitig erniedrigten Spiegeln an ungesättigten Fettsäuren nachweisen. MAD ist ein wichtiger labordiagnostischer Marker für die Lipidperoxidation. Da Co-Enzym Q_{10} der wichtigste Schutzfaktor gegen eine sauerstoffradikalinduzierte Lipidperoxidation ist und gleichzeitig die lokale Bioenergetische Situation verbessern kann, dürfe Co-Enzym Q_{10} einer der wichtigsten Mikronährstoffe bei Colitis ulcerosa sein.

4.26. „Well-Aging" oder „Better-Aging"

Well-Aging oder *Better-Aging* ist das große Ziel der Mitochondrialen Medizin: das vitale Altern. Die Erkenntnisse der Jahrtausende alten „Traditionellen Chinesischen Medizin" und die neuen Forschungsergebnisse der Mitochondrialen Medizin ergänzen sich hier durch ihre bioenergetischen Ansätze in ganz besonderer Weise. Für die individuelle Gesundheitsentwicklung und für Gesundheit der Gesellschaft als Ganzes ergeben sich einzigartige Chancen.

Die Grundprinzipien und Ziele von Better-Aging lassen sich mit wenigen Worten zusammen fassen: Ursachen von Gesundheit und Gesunderhaltung erkennen, die Prävention mit Bewahrung von Gesundheit und Vitalität und nicht die Behandlung von Erkrankungen sowie Optimierung des Lebensstils zum Erhalt der Vitalität.

Die Ursachen des Alterungsprozesses sind in den vorausgegangenen Kapiteln immer wieder beschrieben worden: genetische Faktoren, frühere und derzeitige Erkrankungen, Reduktion verschiedener Hormonspiegel, Verlangsamung der Stoffwechselvorgänge, Bewegungsmangel und Übergewicht. Dazu kommen mögliche psychische Streßfaktoren: familiäre, berufliche und psychosoziale Situation. Auch exogene Faktoren sind bei der Ursachenanalyse zu berücksichtigen: UV-Strahlen, Ozon, Umwelttoxine, Raumtoxine, Gift- und Schadstoffe aus Nahrungs- und Genussmitteln wie Nikotin und Alkohol. – In fast allen genannten Bereichen spielt der Einfluss von „freien Radikalen" mit Schädigung der Mitochondrien eine zentrale Rolle.

Etwa vierzig Prozent der Bevölkerung leiden in den westlichen Industrienationen unter chronischen Beschwerden wie Herz-Kreislauf-Erkrankungen, Gelenkerkrankungen oder Allergien. Die Mitochondriale Medizin und die TCM sind darauf ausgerichtet, Signale des Körpers rechtzeitig zu erkennen und die Kräfte der Selbstheilung gezielt zu unterstützen oder zu aktivieren.

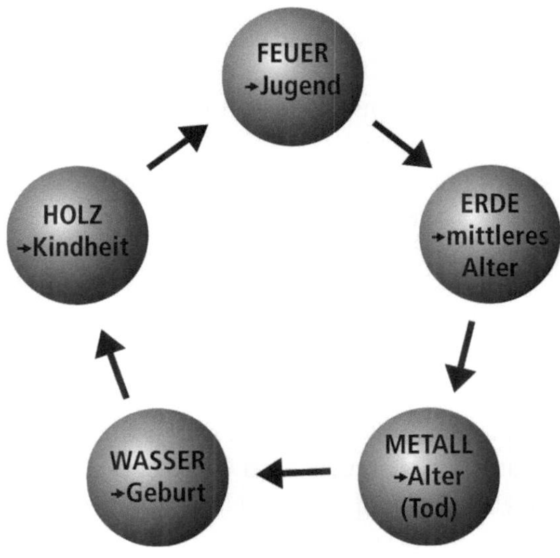

Der „Lebenskreislauf" aus der Sicht der TCM

Aus der Sicht der TCM durchläuft der Mensch verschiedene Lebensphasen mit typischen energetischen Mustern und eine präventive Gesundheitsvorsorge beginnt bereits mit der Zeugung eines Kindes. Die chinesische Medizin beschäftigt sich schon seit Jahrhunderten mit der vorgeburtlichen energetischen, körperlichen und emotionalen Entwicklung. May Loo schreibt in seinem umfangreichen Fachbuch „Akupunktur bei Kindern" (Elsevier; Urban & Fischer; München-Lena; 2007): „ *Im Gegensatz zur westlichen Medizin ist man in China der Ansicht, dass emotionale Belastungen den Fetus direkt energetisch schädigen können, auch wenn es nicht zu konkreten körperlichen Folgen bei der Mutter kommt. Sorgen und Ängste lassen beispielsweise das Qi ansteigen. Wenn dies während der Schwangerschaft der Mutter der Fall ist, steht weniger Qi für den Fetus zur Verfügung.*".

Auch die westliche Medizin und die Mitochondriale Medizin wissen um den Einfluss von präpartalen Faktoren auf die Gesundheit des Fetus und dessen späteres Leben. Gut beschrieben sind beispielsweise die körperlichen und geistigen Folgen eines mütterlichen Alkohol oder Nikotinabusus. Bereits vorgeburtlich kommt es hier zu Störungen der Bioenergetik mit Untergang von Mitochondrien und ganzer Zellverbände. So ist das „Alkoholembryopathie-Syndrom" mit schweren bis schwersten körperlichen Schäden und geistiger Behinderung verbunden. – Dieses Extrembeispiel macht aber dennoch deutlich, dass eine effektive Gesundheitsvorsorge bereits vor der Empfängnis einsetzen sollte.

Die Geburt markiert den Zeitpunkt, an dem der Mensch sichtbar ins Leben tritt. Die präpartal wirksamen vielseitigen antioxidativen Schutzmechanismen verschwinden ebenso plötzlich wie der rein physikalische Schutz durch die Bauchdecken der Mutter, die Fruchtblase und das Fruchtwasser. Mit dem ersten lebenswichtigen Schrei werden die Lungen mit Sauerstoff durchflutet, die individuelle Auseinandersetzung mit Sauerstoffradikalen und verschiedensten förderlichen und schädigenden Umwelteinflüssen beginnt.

Der Autor dieses Buches stellte auf der *Conference of the International Coenzyme Q_{10} Association* in Boston / USA eigene Daten zur Versorgung von Früh-, Risikofrüh- und gesunden Neugeborenen vor. Dabei zeigten sich signifikant erniedrigte Co-Enzym Q_{10}-Blutspiegel im Nabelschnurblut bei Risikokindern wie Notfallsectio oder Präeklampsie (auch: EPH-Gestose, Spätgestose oder Schwangerschaftsintoxikation) der Mutter.

In der Säuglings- und Kleinkinderzeit muss der menschliche Organismus seine eigene Energieversorgung aufbauen, zunächst mit Hilfe der gut verwertbaren Muttermilch (oder muttermilchangenäherten Formulanahrungen), dann mit zunehmend schwerer aufzubrechenden Nahrungsmitteln. Gleichzeitig wird das Immunsystem trainiert und Kinderkrankheiten und virale Infekte verschiedenster Art müssen abgewehrt werden. All dies sind energetische Herausforderungen, die mit Anflutung von Oxidativem Streß verbunden sind.

Die TCM erkennt diese Phase als Periode der physiologischen Schwäche des „Mittleren Erwärmers" oder Schwäche des oberen Verdauungssystems. Julian Scott (Akupunktur in der Behandlung von Kindern; Verlag für Ganzheitliche Medizin; Kötzing, 2003) schreibt: *„Das Verdauungssystem von Säuglingen arbeitet immer eng an der Grenze seines Leistungsvermögens und es bedarf nur wenig an zusätzlichem Streß, um überfordert zu sein."*. Bereits in den ersten Monaten können so durch verschiedene pathogene Faktoren in dem labilen bioenergetischen System Dysbalancen entstehen, die die Grundlage für chronische Folgeerkrankungen wie Immunschwäche, Asthma bronchiale, Neurodermitis oder anhaltende Durchfälle sein können.

Bereits im Säuglingsalter kann und sollte daher eine effektive Well-Aging Medizin einsetzen. In der Regel reichen einfache diätetische Maßnahmen aus, um das bioenergetische Gleichgewicht wieder herzustellen. Der obere Verdauungstrakt benötigt zur Unterstützung wärmende Nahrungsmittel mit süßlichem Geschmack: Fencheltee, Feigen, Datteln, Trauben, Weintrauben, Hirse, Reis, Mais um nur einige Beispiele zu nennen. Der berühmte chinesische Arzt Sun Si Miao (581-682 n.Chr.; Epoche der Tang-Dynastie) überlieferte die bis heute gültige Regel: *„Wenn man eine Krankheit behandelt, sollte zuerst eine Ernährungstherapie erfolgen."*. Schon zu Lebzeiten nannte das chinesische Volk den Außnahmearzt: „Yàowáng – König der Medizin"! – Die TCM baut den oberen Verdauungstrakt zusätzlich mit Wärmeakupunktur (Moxibustion) und bei Kindern mit völlig schmerzfreier Laser- oder Elektroakupunktur auf.

Die Mitochondriale Medizin stellt gleichfalls die Ernährung und die gezielte Gabe von Nahrungsoptimierungsmitteln in den Vordergrund. Der Autor hat bei bioenergetischen Schwächezuständen und im Vorfeld von Schutzimpfungen mit gutem Erfolg flüssiges Nanochinon bei Säuglingen und Kleinkindern eingesetzt. Auch andere Spurenelemente sind für das Bioenergetische Gleichgewicht in diesem Alter von großer Bedeutung. Uwe Gröber schreibt in seinem Buch (Mikronährstoffe – Beratungsempfehlungen für die Praxis; wbg; 2. Auflage 2006): *„Im Säuglingsalter ist auf eine ausreichende Versorgung mit Eisen, Iod, Selen, Zink, Ω-3-Fettsäuren und Vitamin E zu achten!"*.

In dem Abschnitt „Ernährung in Kindheit und Jugend" fährt der anerkannte Ernährungsberater Uwe Gröber anolog zu den oben genannten chinesischen Vorstellungen fort: *„Eine gesunde Ernährung in der Kindheit und Jugend ist der Schlüssel zur Vorbeugung ernährungsbedingter Krankheiten im Erwachsenenalter!"*

Die Jahre zwischen dem sechsten und zwölften Geburtstag gelten aus der Sicht der TCM als der gesündeste Lebensabschnitt: Die beiden Pole Yin und Yang stehen in aller Regel in einem harmonischen Gleichgewicht. – Die Beobachtungen der Kinder- und Jugendmedizin bestätigen: in diesem Alter erfolgen die wenigsten Arztbesuche.

In den „Fünf Wandlungsphasen" der TCM wird die Kindheit dem sogenannten Holzelement zugeordnet. Es ist wie in der Natur im Frühling: Wachstum, Biegsamkeit, Expansion sind die Kennzeichen dieser Lebensphase.

Mit Eintritt in die Pubertät kommt es zu erheblichen hormonellen Umstellungen und emotionalen Veränderungen, die TCM spricht vom „Haupttor des Lebens". Der schrittweise Übergang in das Erwachsensein wird vollzogen.

Sowohl die westliche Medizin als auch die TCM kennen im physiologischen Alterungsprozeß deutliche Unterschiede zwischen Männern und Frauen. Die mittleren Lebensjahre der Frau sind oft durch die Gefahr eines „Blutmangels" nach TCM oder „Eisenmangelanämie" nach westlicher Medizin gekennzeichnet. Die vorherrschende Pathologie bei Männern im mittleren Lebensalter (30 bis 55 Jahre) ist aus chinesischer Sicht die „Leber-Milz-Disharmonie" bis zum „Aufsteigenden Leber-Yang": schmerzhafte Verspannungen im Schulter- und Nackenbereich, Kopfschmerzen, Schwindel, Neigung zu Verkrampfungen, Druckgefühle im Oberbauch, Blähbauch, Irritierbarkeit und / oder impulsives Verhalten.

In der mittleren Lebensphase sollte die Ernährung weiterhin abwechslungs-
reich sein. Zu vermeiden sind einseitige Ernährung, Übermaß an Fleisch, Fett,
Rohkost, Milchprodukten und Kaffee.

Für ältere Menschen werden häufige kleine Mahlzeiten empfohlen, da das
„Verdauungsfeuer" des oberen Verdauungstraktes schwächer ist. Es gilt konsequent einem Bioenergetischen Defizit (TCM: Qi-Mangel) vorzubeugen. Fettige
und ölige Speisen mit großen Anforderungen an das Verdauungssystem sollten möglichst vermieden werden, angeraten sind demgegenüber gut gekochte
Nahrungsmittel wie die klassischen Eintöpfe oder Getreidebreie.

Aus der Sicht der Mitochondrialen Medizin müssen die immer weniger vor-
handenen Mitochondrien als Kraftwerke der Energieversorgung noch konsequenter geschützt und unterstützt werden. Folgende Antioxidantien werden
empfohlen: Co-Enzym Q_{10}, Vitamin C, Vitamin E, β-Carotin und Selen. Zur
Immunstimulation ist neben Vitamin C besonders Zink von großer Bedeutung. Knochenwirksame Mikronährstoffe sind: Calcium, Magnesium, Zink,
Vitamin D und Vitamin K. Zur Unterstützung des neuronalen Systems ist
eine ausreichende Versorgung mit B-Vitaminen, Biotin und Folsäure von
elementarer Bedeutung. Die wichtigsten herzwirksamen Mikronährstoffe
sind: Co-Enzym Q_{10}, L-Carnitin, Magnesium und Ω-3-Fettsäuren.

Der Verlust an intakten Mitochondrien und das Nachlassen der mitochondrialen Energiebildung führt zum Nachlassen von:

> Ausdauer (Muskelkraft)
> Konzentrationsfähigkeit
> Gedächtnis (Demenz / Alzheimer)
> Sehkraft (AMD)
> Riechvermögen
> Hörvermögen
> Knochenbelastbarkeit
> Hautelastizität
> Immunsystem.

Sind etwa **60 % der Mitochondrien** geschädigt, so treten die typischen Symptome einer chronischen Krankheit auf. Überschreitet ein Q_{10}-Defizit 25 %, so

kommt es zu morphologischen Mitochondrialen Veränderungen, zu empfindlichen Störungen und Funktionsverlusten verschiedener Körperfunktionen. Die Abnahme der intakten Mitochondrien kann als der zentrale Alterungsfaktor gewertet werden.

Co-Enzym Q_{10} steht als bioenergetisch wirksamer Radikalenfänger im Mittelpunkt vieler Präventionskonzepte. J.Yan aus dem Department of Aging Biology / University Graduate School of Medicine in Matsumoto / Japan berichtete im November 2007 auf der *Fifth Conference of the International Coenzyme Q_{10} Association* in Kobe / Japan über eine aufwendige Studie zu Alterungsprozessen von Mäusen. Auch wenn in dieser Studie die lebenslange Nahrunganreicherung mit Co-Enzym Q keinen Einfluss auf die Lebenserwartung hatte, so zeigte sich doch ein deutlich günstiger Effekt auf den Alterungsprozess bei den mittelalten Tieren.

M. Santos-González von der Universität Córdoba / Spanien und sein Forscherteam stellten gleichfalls im November 2007 auf der *Fifth Conference of the International Coenzyme Q_{10} Association* in Kobe / Japan einige Studien zu Co-Enzym Q_{10} und Alterungsprozessen vor. In verschiedenen Versuchsreihen konnten die Wissenschaftler eindrucksvoll und statistisch signifikant nachweisen, dass eine lebenslange Nahrungsoptimierung mit Co-Enzym Q_{10} und ungesättigten Fettsäuren im Tierversuch nicht nur die durchschnittliche, sondern auch die maximale Lebenserwartung verlängerte. Ebenso wichtig sind die Beobachtungen in Bezug auf „Lebensqualität"; denn die spanischen Gelehrten konnten nachweisen, dass auch der Schutz der Membranen gegenüber oxidativen Angriffen durch Sauerstoffradikale verbessert werden konnte. Aber die Wirkungen gingen sogar noch weiter. Auch andere antioxidative Schutzsysteme wurden durch die Co-Enzym Q_{10}-Gaben stabilisiert: die normalerweise im Alter nachlassende Aktivität der Glutathion abhängigen Radikalenfänger wurde deutlich verbessert. Auch altersabhängige Veränderungen der Bluteiweißstoffe (Serumalbumin↑; Vitamin-D binding protein↑) wurden positiv durch die lebenslange Gabe von Co-Enzym Q_{10} beeinflußt.

M. Santos-González kommt zu dem Schluss, dass Co-Enzym Q_{10} eine wichtige Rolle in vielen Bereichen einer Well-Aging Medizin spielen kann: Verlängerung der Lebenserwartung mit Abnahme von Oxidativem Streß, Verminderung von Kardiovaskulären Risiken, Verbesserung des Knochenstoffwechsels und Stärkung des Immunsystems.

 Dr. med. Michael Weber | Co-Enzym Q_{10}

Schlussbetrachtung

Co-Enzym Q_{10} ist eine Schlüsselsubstanz, die natürlich in jeder Zelle des menschlichen Körpers vorhanden ist, besonders dort wo sie am meisten gebraucht wird, in den Kraftwerken unseres Körpers, in den Mitochondrien.

Jede menschliche Zelle benötigt Co-Enzym Q_{10}: zur Energiegewinnung und zur Abwehr von aggressiven Suerstoffradikalen. Im „Antioxidativen Orchester" spielt Q_{10} mit einer Vielzahl anderer Substanzen zusammen, die uns vor Erkrankungen schützen. Die Schutzfunktionen beginnen bei Erkältungskrankheiten und reichen über chronisch-entzündliche Prozesse wie Rheuma oder Parkinson bis hin zum Schutz der Erbsubstanz vor Krebs.

Die letzten zwanzig Jahre haben die Medizin nicht nur die Entstehung von Erkrankungen besser verstehen lassen, sondern auch neue therapeutische Möglichkeiten aufgezeigt. Co-Enzym Q_{10} steht als körpereigener, ausgezeichnet verträglicher Wirkstoff bei einer Vielzahl von Erkrankungen zur Verfügung.

In den kommenden Jahrzehnten wird sich die Medizin weiter entwickeln, die Bedeutung mitochondrialer Erkrankungen wird zunehmend erforscht und erkannt werden. Co-Enzym Q_{10} wird in der Mitochondrialen Medizin eine zentrale Rolle spielen. Die Fortschritte in der Medizin und bewusste Lebensführung werden die Lebenserwartung weiter steigen lassen.

Die Medizin insgesamt muss sich öffnen und die Chancen einer „Integrativen Medizin" erkennen. Westliche Schulmedizin, Traditionelle Chinesische Medizin, Mitochondriale Medizin, Orthomolekulare Medizin und Naturheilverfahren einschließlich verschiedener Physiotherapien schließen einander nicht aus, sondern können sich gegenseitig zum Wohl der Gesundheit wirksam ergänzen.

Das Haus der Gesundheit braucht ein solides Fundament und stabile tragende Säulen, die den Menschen als „Ganzes" unterstützen. Neben den sich dramatisch ausweitenden Optionen in der Behandlung im Rahmen der Mitochondrialen Medizin, ist Co-Enzym Q_{10} aber vor allem auch ein ideales

Nahrungsergänzungsmittel, um Erkrankungen zu verhindern. Diese Prävention von Erkrankungen ermöglicht eine Lebensqualität bis ins hohe Alter.

Die Einnahme von Co-Enzym Q_{10} kann eine gesunde Lebensführung und eine gesunde Ernährung nicht ersetzen, ist aber eine tragende Säule unserer Gesundheit. Co-Enzym Q_{10} ist eine Schlüsselsubstanz für ein gesundes Leben.

6.   Wörterbuch der medizinischen Fachausdrücke

Adenosintriphosphat: s. ATP – Universeller Energieträger des Körpers

Adipositas: Fettleibigkeit. Krankhafte Fettdepots des Körpers, die zu einer Gewichtszunahme über die Norm hinaus führen. In den meisten Fällen ist die Ursache eine übermäßige Zufuhr von Nahrungsmitteln.

Adriamycin: Adriamycin ist ein Medikament, welches zur Behandlung bösartiger Tumoren eingesetzt wird. Beim Einsatz von Adriamycin entstehen Freie Radikale.

Alpha-Amidierung: Vitamin C-abhängige Stoffwechselreaktion.

Altersabhängige Makuladegeneration (AMD): Die altersabhängige Makuladegeneration ist eine Sehstörung, die durch zunehmende Beeinträchtigung des zentralen, also scharfen Sehens gekennzeichnet ist.

Alzheimer: Die Alzheimer Krankheit (auch: Morbus Alzheimer) ist gekennzeichnet durch den Verlust von Großhirnrinde und anderen Anteilen des Gehirns. Die Erkrankung wird oft zwischen dem 50. und 60. Lebensjahr diagnostiziert und ist zunächst gekennzeichnet durch einen Leistungsknick und unspezifische Orientierungs- und Gedächtnisstörungen. Die Erkrankung schreitet über Jahre langsam fort und führt zunehmend zur Einschränkung aller Großhirnfunktionen.

Anämie: Verminderung von roten Blutkörperchen und rotem Blutfarbstoff. Die Ursachen sind mannigfaltig und reichen von Eisenmangel über Eisenverwertungsstörungen bis zu Blutbildungsstörungen.

Antioxidantien: Substanzen, die in der Lage sind, aggressive freie Radikale abzufangen und so für den Körper weitgehend unschädlich zu machen.

Antioxidatives Orchester: soll das notwendige Zusammenspiel der Antioxidantien in der Abwehr von freien Radikalen umschreiben. Mangelzustände einzelner Substanzen sollten gezielt ersetzt werden.

Arteriosklerose: Veränderungen an der Gefäßwand durch Eiweiß-, Fett- und Kalkablagerungen. Die A. kann zu schweren Durchblutungsstörungen bis hin zu vollständigen Gefäßverschlüssen führen.

Arthritis: Gelenkentzündung. Bei rheumatoider Arthritis sind meist mehrere Gelenke betroffen.

Arthrose: „Gelenkverschleiß", der das altersübliche Maß übersteigt.

Ascorbinsäure: Vitamin C.

Asthma: Chronische Lungenerkrankung mit rezidivierender Engstellung der Atemwege.

ATP: Das AdenosinTriPhosphat (ATP) ist der universelle Energieträger des Körpers. Die Gewinnung und Bereitstellung von ATP erfolgt in den Mitochondrien. Die ausreichende Versorgung ist unter anderem abhängig vom Vorhandensein von Co-Enzym Q_{10}. Ohne ATP gäbe es weder Muskeltätigkeit noch Körperwärme, keine Sinneswahrnehmung noch Wachstum.

Atmungskette: Die Atmungskette dient der Gewinnung von Zellenergie. Über zahlreiche Zwischenschritte bzw. chemische Reaktionen erzeugt der Körper Energie. Co-Enzym Q_{10} spielt hierbei eine Schlüsselrolle. Die Atmungskette wird in der medizinischen Fachliteratur meist Endoxidation genannt.

Autoimmunerkrankungen: werden durch Antikörper hervorgerufen, die gegen körpereigene Zellen aktiv sind. Dies führt zu Zell- und Gewebe- sowie Organschädigung. Zu diesen Erkrankungen gehören unter anderem die rheumatoiden Gelenkveränderungen, einige Gefäßentzündungen und Schilddrüsenentzündungen.

Avitaminosen: Vitaminmangelerkrankungen, die durch mangelnde Zufuhr oder Aufnahme von Vitaminen hervorgerufen werden. Ein bekanntes Beispiel ist Skorbut bei schwerem Vitamin C (Ascorbinsäure)-Mangel.

Carotinoide: sind wie Co-Enzym Q_{10} und Vitamin E natürliche, fettlösliche Antioxidantien.

Cholesterin: Das Cholesterin (auch Cholesterol) ist ein in allen tierischen Zellen vorkommender, fettartiger, lebensnotwendiger Naturstoff.

Co-Enzym Q_{10}: s. Ubichinon

Chondroblasten: Chondroblasten sind hochentwickelte Zellen, die Knorpel bilden.

COPD: Chronische Lungenerkrankung (aus dem Englischen: Chronic Obstructive Pulmonary Disease)

CRP: C-reaktives Protein. Akuter Entzündungswert im Blut.

DNA: Desoxyribonukleinsäure (kurz DNA oder DNS). Die DNA ist der Träger der menschlichen Erbsubstanz.

Embryo: Auch der Keim oder der Keimling ist ein Lebewesen in der frühen Form der Entwicklung.

Endogen: Körpereigen. Gegenteil von exogen.

Endogene Biosynthese: Der körpereigene Aufbau von bestimmten Substanzen.

Endothel: Spezielle Zellen, die sämtliche Blutgefäße auskleiden.

Endoxidation: s. Atmungskette

Eosinophile: Untergruppe der weißen Blukörperchen. Wichtiger Allergiemarker. Besonders bei allergischen Erkrankungen wie Asthma, Neurodermitis oder Heuschnupfen regelmäßig erhöht.

Epithel: Das Epithel ist die Deckhaut der äußeren Körperoberfläche und der Hohlräume innerer Organe.

Erythrozyten: Rote Blutkörperchen.

Essentielle Stoffe: Essentielle Stoffe sind die chemischen Verbindungen und Elemente, die für einen Organismus lebensnotwendig sind und die er nicht selbst aus anderen Nährstoffen synthetisieren kann. Für den Menschen sind Mineralien, Spurenelemente, fast alle Vitamine, etliche Aminosäuren und einige mehrfach ungesättigte Fettsäuren essentiell.

Exogen: von außen kommend, von außen dem Körper zugeführt. Gegenteil von endogen.

Fermentation: spezielle Form der Gärung. Die F. kommt z.B. zur Gewinnung von Co-Enzym Q_{10} zum Einsatz.

Fertilität: Fruchtbarkeit.

Fette, gesättigte / ungesättigte: Fette sind eine Gruppe chemischer Verbindungen mit bestimmten Reaktionsmustern. Man unterscheidet gesättigte und ungesättigte Fettsäuren. Im Körper werden Fette in sogenannten Fettdepots eingelagert und haben dort unter anderem eine Wärmeschutzfunktion. Bei Hungerzuständen wird Depotfett aufgebraucht und dem Energiestoffwechsel zugeführt.

Fibrinogen: Das Fibrinogen ist ein Zuckereiweiß, das in der Leber gebildet und ins Blutplasma ausgeschüttet wird. Fibrinogen (Faktor I) wird bei der Blutgerinnung durch das Enzym Thrombin und Calcium in Fibrin umgewandelt, das für die Bildung des sekundären Thrombus verantwortlich ist. Außerdem ist es ein Kofaktor bei der Thrombozytenaggregation.

Fibroblasten: Die Fibroblasten sind verantwortlich für den Aufbau des Bindegewebes. – Zu den Produkten von Fibroblasten gehört hauptsächlich das Collagen.

   Dr. med. Michael Weber | Co-Enzym Q_{10}

Flavoenzyme: Gruppe von mehr als 70 Eiweiss-Substanzen, die bei Oxidations- und Reduktionsprozessen der Zellen eine Rolle spielen. Einige F. können verbrauchtes/oxidiertes Co-Enzym Q_{10} in seine aktive/reduzierte Form umwandeln.

Freie Radikale: Hochreaktive Substanzen, die körpereigen gebildet sein können oder von außen kommen. Endogen werden sie vor allem durch den Sauerstoffmetabolismus und als Folge der Fettverbrennung gebildet. Exogene Quellen sind radioaktive Strahlung, UV-Licht, Nikotin, Schwermetalle, Pestizide und andere Chemikalien, einige Medikamente u.v.a.m.. Freie Radikale können Kettenreaktionen auslösen und schließlich die Integrität einer Zelle zerstören.

Glaukom: Augenerkrankung, auch „Grüner Star". Das Glaukom ist eine der häufigsten Ursachen der Erblindung weltweit.

Glucocorticoide: Cortison ähnliche Substanzen.

Gluconeogenese: Die Gluconeogenese (latinisierte Schreibung der Glukoneogenese, eines Kompositums aus altgriechisch γλυκύς „süß", νέος „neu" und γένεσις „Erzeugung") ist eine Neusynthese von Glucose-Zucker aus organischen Nicht-Kohlenhydraten.

Glutathionperoxidase: Die Glutathionperoxidase ist ein wichtiger Radikalenfänger des menschlichen Körpers. Seine Wirksamkeit ist von einer ausreichenden Versorgung mit Selen abhängig.

Grauer Star: Trübung der Augenlinse. Die Ursachen für den Grauen Star sind sehr unterschiedlich, einige sind erblich bedingt oder angeboren.

Hämodialyse: Ersatz der Nierenfunktion durch künstliche Blutwäsche.

Huntington: Die Chorea Huntington (syn.: Morbus Huntington; erblicher Veitstanz) ist eine chronische Erkrankung des Nervensystems, die meist zwischen dem 30. und 40. Lebensjahr beginnt. Dabei kommt es zum allmählichen Verfall und schließlich zu schweren Veränderungen der Persönlichkeitsstruktur.

Hydrophil: wasserliebend, wasseranziehend.

Hydrophob: wasserabstoßend.

Hypercholesterinämie: Krankhafte Vermehrung von Cholesterin im Blut.

Hyperthyreose: Schilddrüsenüberfunktion mit Steigerung der Stoffwechselvorgänge.

ICD 10: Die Internationale statistische Klassifikation der Krankheiten und verwandter Gesundheitsprobleme (ICD, engl.: International Statistical Classification of Diseases and Related Health Problems) ist das wichtigste, weltweit anerkannte Diagnoseklassifikationssystem der Medizin. Es wird von der Weltgesundheitsorganisation (WHO) herausgegeben.

IgE: Immunglobulin E. Wichtiger Allergiemarker. Bei allergischen Erkrankungen wie Asthma, Neurodermitis oder Heuschnupfen regelmäßig erhöht.

Infantiler Skorbut: Schwerer Vitamin C-Mangel im Kindesalter.

Infertilität: Unfruchtbarkeit. Kommt bei Frauen und Männern vor.

Interferon: Interferone sind Zuckereiweißstoffe, die eine wichtige Funktion im Abwehrsystem besitzen. Sie können Viren abwehren und das Zellwachstum hemmen.

Kardiomyopathie: Herzmuskelschwäche.

Katalase: Wichtiges Enzym in der Abwehr von Freien Radikalen.

Katarakt: Grauer Star; Umschreibung aller Formen von Linsentrübung des Auges. Man unterscheidet unter anderem die K. im höheren Lebensalter (Altersstar) und die angeborenen K. (z.B. bei Rötelnerkrankung der Mutter während der Schwangerschaft).

Keshan-Krankheit: Die Keshan-Krankheit ist eine Erkrankung des Herzmuskels (Kardiomyopathie), die vor allem in selenarmen Gegenden auftritt.

KHK: Die „Koronare-Herz-Krankheit" ist eine Verengung der Herzkranzgefäße.

Lebernekrose: Untergang von Lebergewebe.

Leukämie: Die Leukämie ist eine zum Teil massive Vermehrung der weißen Blutkörperchen bei bösartigen Erkrankungen. Im Kindesalter finden sich überwiegend akut verlaufende Formen mit zu meist guten Heilungschancen durch eine entsprechende Chemotherapie. Im Erwachsenenalter überwiegen die chronischen Verlaufsformen.

Leukotriene: Leukotriene sind Gewebehormone, die bei Entzündungsreaktionen eine wichtige Rolle spielen.

Leukozyten: Die Leukozyten sind die weißen Blutkörperchen. Sie werden vom Knochenmark, der Milz und den Lymphknoten gebildet. Nach ihrer Funktion und ihrem Aussehen kann man verschiedene Gruppen unterscheiden. Bei bestimmten Erkrankungen kommt es zu typischen Veränderungen in der Zahl der Leukozyten (-> *Leukozytose*).

Leukozytose: Vermehrung der Zahl von weißen Blutkörperchen. Eine Leukozytose tritt meist bei bakteriellen Infektionskrankheiten auf.

Lipide: Fette. Die Lipide sind biologisch sehr bedeutsame Moleküle, die vor allem im Bereich der Zellwände als wasserabweisende Membranen eine Bedeutung haben. Es gibt drei Hauptgruppen: Neutralfette, Phospholipide und Steroide.

Liponsäure: Auch: α-Liponsäure (ALA) oder Thioctsäure. ALA ist ein Naturstoff, der als Coenzym in Mensch, Tier und Pflanze vorkommt. Ihre Salze heißen Lipoate.

Lipophil: fettliebend.

Lymphatisches System: Das Lymphatische System spielt in der Abwehr von Infekten eine wichige Rolle.

Lysosom: Das Lysosom ist ein in den meisten menschlichen und tierischen Körperzellen vorhandenes winzig kleines Zellorganell (Durchmesser von nur 0,1–1 μm).

Malondialdehyd: MAD. Labordiagnostischer Marker für die Lipidperoxidation.

Melanom: bösartiger Hauttumor.

Metabolismus: Stoffwechselvorgänge.

Membran: Die Membranen sind ein Teil der Zellen und grenzen die Zelle als Multifunktionshülle gegen ihre Umgebung ab. Die Zellmembranen sind auch für den aktiven und passiven Transport von Stoffwechselprodukten und Spurenelementen verantwortlich. In den fettreichen Zellmembranen findet sich immer Co-Enzym Q_{10}.

Mitochondrien: Die Mitochondrien sind als Orte der Energieerzeugung gewissermaßen die „Kraftwerke" der Zellen. Hier wird der zentrale Energiestoff des Körpers, das ATP, gebildet. In den Mitochondrien, wo ständig ein Energieumsatz stattfindet, liegt Co-Enzym Q_{10} in sehr hoher Konzentration vor.

Monosubstanzen: In der modernen Medikamentenforschung bevorzugt man überwiegend den Einsatz von Präparaten, die nur einen Wirkstoff (= Monosubstanz) enthalten.

Motilität: Beweglichkeit.

Moxibustion: Spezielle Therapieform innerhalb der TCM. Oft „Wärme-akupunktur" genannt. Zum Einsatz kommt ein spezielles beifußverwandtes Gewächs: Artemesia vulgaris.

Multiple Sklerose / MS: Chronische Erkrankung des Nervensystems.

Muskelatrophie: Muskelschwund. Man unterscheidet den durch mangelhafte Beanspruchung entstehenden Muskelschwund von dem durch Störung des Nervensystems bedingten Verlust von Muskelmasse.

Muskeldystrophie: Störung im Aufbau und in der Funktion von Muskula-tur.

Myelin: Myelin ist eine lipidreiche Biomembran, welche die langen Ausläufer der Nervenzellen spiralförmig umgibt und elektrisch isoliert.

Myopathie: Muskelerkrankungen werden als Myopathien (gr. „Muskellei-den") bezeichnet. In aller Regel ist dabei die quergestreifte Skelettmuskulatur gemeint. Leitsymptom aller Myopathien ist eine Schwäche der Muskulatur.

Nekrose: Untergang von Zellgewebe.

Neuroblastom: Bösartiger Tumor des Nervensystems.

Neurodermitis: Die Neurodermitis ist eine Hautkrankheit, die in der Regel mit starkem Juckreiz einhergeht. Häufig ist die Neurodermitis mit allergischen Erkrankungen wie Asthma verbunden.

Niacinamid: Vitamin B 3.

NO: Stickstoffmonoxid

Osteoblasten: Hochspezialisierte Zellen, die für den Knochenaufbau verantwortlich sind.

Oxidation(biologisch): Die Oxidation ist eine chemische Reaktion, die für das Leben unabdingbar ist. Der Sauerstoffmetabolismus durch Oxidationsvorgänge liefert die Energie für die Stoffwechselvorgänge der Zelle. Die Produktion von freien Radikalen ist dabei ein (normalerweise gut kontrollierter) Nebeneffekt.

Oxidative Phosphorylierung: Die Oxidative Phosphorylierung dient der Bereitstellung von energiereichen Substanzen und wird auch Atmungskette oder Endoxidation genannt.

Oxidativer Streß: Ungleichgewicht zwischen freien Radikalen und Radikalenabwehr, zwischen Pro-Oxidantien und Anti-Oxidantien.

Pantothensäure: Vitamin B5.

Parkinson: Schüttellähmung. Chronische Erkrankung des Nervensystems mit fortschreitendem Untergang von Nervengewebe.

Parodontitis: Zahnfleischentzündung

Pathogenese: Krankheitsentstehung

Phagocyten: Die Phagocyten sind Zellen, die in der Lage sind, Erreger und Fremdkörperchen sich einzuverleiben und dadurch unschädlich zu machen.

Phänotyp: Der Phänotyp oder das Erscheinungsbild ist die Summe aller Merkmale eines Individuums.

 Dr. med. Michael Weber | Co-Enzym Q_{10}

Präeklampsie: Die Präeklampsie (auch: EPH-Gestose, Spätgestose oder Schwangerschaftsintoxikation) bezeichnet eine hypertensive Erkrankung in der Schwangerschaft (Schwangerschaftshypertonie).

Prooxidantien: Gegenspieler der Radikalenfänger.

Prostaglandine: Die Prostaglandine spielen eine wichtige Rolle bei Entzündungsreaktionen im Körper.

Prostatakarzinom: Einer der häufigsten und bösartigsten Tumoren des Mannes, der von dem Drüsengewebe der Vorsteherdrüse ausgeht.

Psoriasis: Die Psoriasis oder Schuppenflechte ist eine weitverbreitete Hauterkrankung mit chrakteristischer Schuppung der Haut. Häufig sind auch die Nägel und die Gelenke mitbetroffen.

Radikale: s. Freie Radikale.

Radikalenfänger: Antioxidantien, s. dort.

Redoxsystem: Reaktionsmuster einer Vielzahl chemischer Abläufe mit Aufnahme und Abgabe von geladenen Teilchen. Redoxsysteme sind das Grundprinzip der Energiebereitstellung durch die Atmungskette.

Retardiert / Retard: Die moderne Pharmakologie hat für bestimmte Wirkstoffe Verzögerungsmechanismen entwickelt, die eine langanhaltende und gleich bleibende Bereitstellung der Substanzen ermöglicht. So liegen beispielsweise für Vitamin C moderne retardierte Präparate vor, die eine ausreichende Versorgung des Körpers über viele Stunden ermöglichen.

Retinol: Vitamin A.

Rhabdomyolyse: Auflösung von Muskelfasern. Dazu gehören die Skelettmuskulatur sowie Herzmuskulatur und Zwerchfell.

Riboflavin: Vitamin B2.

ROS: Im amerikanischen häufig eingesetztes Kürzel für „Reaktive Sauerstoffspezies".

Sauerstoffradikale: Aggressive Substanzen, die alle Bestandteile einer Zelle angreifen und funktionsuntüchtig machen können.

Schuppenflechte: Psoriasis, s. dort.

Selen: Lebenswichtiges Spurenelement, welches als Bestandteil einer Reihe von Botenstoffen des Körpers unerlässlich ist.

Selenenzyme: Bestimmte Katalysatoren des Stoffwechsels sind abhängig von einer ausreichenden Versorgung des Organismus mit Selen.

SOD: Die SOD (Superoxiddismutase) ist ein wichtiger Faktor in der Abwehr von Freien Radikalen. Verschiedene Studien haben gezeigt, dass die Verabreichung von SOD einige Krankheiten günstig beeinflussen kann.

Statine: Hochwirksame Medikamente, die die körpereigene Cholesterinproduktion teilweise hemmen. Beeinträchtigen auch die körpereigene Q_{10}-Produktion.

Stickstoffmonoxid(„NO"): NO ist ein überaus aggressives, gasförmiges Sauerstoffradikal, es ist schleimhautreizend, karzinogen und durch die Bildung von Methämoglobin toxisch.

Stickstoffperoxid („NO2"): NO2 entsteht bei Berührung von Stickstoffoxid mit Luft.

Systemisch: Einsatz von Medikamenten oder anderen Substanzen mit Wirkungen im ganzen Körper. Vergleiche dagegen -> „topisch".

TCM: Traditionelle Chinesische Medizin.

Thiamin: Vitamin B1.

Thrombozyten: Blutplättchen.

Tocopherole: In der Natur kommen acht Substanzen mit Vitamin E-Aktivität vor. Jede der Substanzen hat ein anderes Biopotential. Der Hauptvertreter ist das Alpha-Tocopherol. – Darüber hinaus gibt es synthetische(künstliche) Tocopherole. Tocopherole zählen zu den fettlöslichen Antioxidantien. Durch Co-Enzym Q_{10} und Vitamin C kann verbrauchtes Vitamin E wieder aktiviert werden.

Topisch: Örtlich. Bei Hauterkrankungen werden beispielsweise einige Medikamente als Salben auf den betroffenen Bezirken (=topisch) eingesetzt.

Ubichinon: Co-Enzym Q_{10}. U. ist in allen Zellen vorhanden, das heißt „ubiquitär". Co-Enzym Q_{10} ist ein zentraler Grundbaustein der Atmungskette und somit für die Energieversorgung der menschlichen Zelle lebensnotwendig. Gleichzeitig besitzt U. eine Schlüsselfunktion als fettlösliches Antioxidans in allen menschlichen Membranen. Das Ubichinon ist die membranstabilisierende Form, das Ubichinol die reduzierte / antioxidative Form.

Vitamin A: Retinol. Vitamin A wird in der Leber aus verschiedenen Karotenoidarten hergestellt.

Vitamin B-Gruppe: Vitamin B ist nicht ein einzelnes Vitamin, sondern eine Gruppe von Vitaminen, die – abgesehen von Vitamin B 12 – wasserlöslich sind, d.h., sie werden relativ schnell wieder ausgeschieden. Folglich sollten sie mehrmals täglich zugeführt werden. Sie gelten allgemein als Nervennahrung.

Vitamin B1: Thiamin. Vitamin B 1 findet sich hauptsächlich in der Herz- und Skelettmuskulatur. Ein krankhafter Mangel an Thiamin (und Protein) ist bekannt unter dem Namen Beri-Beri-Krankheit.

Vitamin B 2: Riboflavin. Vitamin B 2-Mangel ist in Deutschland weit verbreitet. Vitamin B 2 spielt eine wichtige Rolle in der Energiebereitstellung aus Kohlenhydraten und Fett.

Vitamin B 3: Niacinamid. Niacin schützt die Nerven, repariert geschädigte Erbinformationen, ist am Sauerstoffhaushalt beteiligt und fördert die Gallensynthese. Für Raucher ist die entgegengesetzte Wirkung zum Nikotin interessant: Niacin erweitert die Gefäße. Diese Wirkung führt gelegentlich zum „Flush" (Rötung der Haut, Wärmegefühl, Prickeln nach Einnahme von Vitamin B 3).

Vitamin B 5: Pantothensäure. Auch Panthenol oder Kalziumpantothenat.

Vitamin B 6: Pyridoxin.

Vitamin B 12: Cobalamin

Vitamin C: Ascorbinsäure.

Vitamin E: Tocopherole.

Vitamin K: Phyllochinone. Fettlösliches Vitamin. Vitamin K hat großen Einfluß auf die Blutgerinnung, weshalb jeder, der unter gerinnungshemmenden Medikamenten steht, Vitamin K mit Vorsicht und nur unter Rücksprache mit dem Arzt anwenden sollte.

WHO: World Health Organization. Die Weltgesundheitsorganisation ist eine Sonderorganisation der Vereinten Nationen mit Sitz in Genf (Schweiz). Sie wurde am 7. April 1948 gegründet und zählt 193 Mitgliedstaaten. Sie ist die Koordinationsbehörde der Vereinten Nationen für das internationale öffentliche Gesundheitswesen.

   Dr. med. Michael Weber | Co-Enzym Q_{10}

Zelle: Die Zelle ist die kleinste lebens- und teilungsfähige Einheit im Tier- und Pflanzenreich. Aus vielen ähnlich aufgebauten Zellen sind die verschiedenen Gewebe und Organe aufgebaut.

Zytostatika: Substanzen, die das Wachstum und / oder die Vermehrung von Zellen hemmen bzw. verhindern. Zytostatika werden in der Behandlung von bösartigen Tumoren eingesetzt.

7. Literaturhinweise

Cadenas, Enrique und **Packer**, Lester
Handbook of Antioxidants
Marcel Dekker, Inc.; Mew York, Basel, Hong Kong 1996

Dobos, Gustav
Die Kräfte der Selbstheilung aktivieren!
Verlag Zabert Sandmann GmbH; München 2008

Englert, Stefan
Grosses Handbuch der Chinesischen Phytotherapie, Akupunktur und Diätetik
Verlag für Ganzheitliche Medizin, Kötzting, 2002

Gröber, Uwe
Mikronährstoffe; Beratungsempfehlungen für die Praxis
2. Auflage; wbg; Wissenschaftliche Verlagsgesellschaft mbH Stuttgart 2006

Kastner, Jörg
Propädeutik der Chinesischen Diätetik
2. Auflage; Hippokrates; Stuttgart 2003

Kuklinski, Bodo
Das HWS-Trauma
Aurum Verlag; Bielefeld 2006

     Dr. med. Michael Weber | Co-Enzym Q_{10}